M. Tavares de Sousa, L. Kreysa

50 Fälle Gynäkologie und Geburtshilfe

Manuela Tavares de Sousa, Lisa Kreysa

50 Fälle Gynäkologie und Geburtshilfe

Aus Klinik und Praxis

2. Auflage

Autorinnen der 1. Auflage: Sophia Wachner und Yvonne Fahmüller

ELSEVIER

Elsevier GmbH, Hackerbrücke 6, 80335 München, Deutschland
Wir freuen uns über Ihr Feedback und Ihre Anregungen an kundendienst@elsevier.com

ISBN 978-3-437-42712-1
eISBN 978-3-437-06108-0

Wichtiger Hinweis für den Benutzer
Die medizinischen Wissenschaften unterliegen einem sehr schnellen Wissenszuwachs. Der stetige Wandel von Methoden, Wirkstoffen und Erkenntnissen ist allen an diesem Werk Beteiligten bewusst. Sowohl der Verlag als auch die Autorinnen und Autoren und alle, die an der Entstehung dieses Werkes beteiligt waren, haben große Sorgfalt darauf verwandt, dass die Angaben zu Methoden, Anweisungen, Produkten, Anwendungen oder Konzepten dem aktuellen Wissenstand zum Zeitpunkt der Fertigstellung des Werkes entsprechen.
Der Verlag kann jedoch keine Gewähr für Angaben zu Dosierung und Applikationsformen übernehmen. Es sollte stets eine unabhängige und sorgfältige Überprüfung von Diagnosen und Arzneimitteldosierungen sowie möglicher Kontraindikationen erfolgen. Jede Dosierung oder Applikation liegt in der Verantwortung der Anwenderin oder des Anwenders. Die Elsevier GmbH, die Autorinnen und Autoren und alle, die an der Entstehung des Werkes mitgewirkt haben, können keinerlei Haftung in Bezug auf jegliche Verletzung und/oder Schäden an Personen oder Eigentum, im Rahmen von Produkthaftung, Fahrlässigkeit oder anderweitig übernehmen.

Für die Vollständigkeit und Auswahl der aufgeführten Medikamente übernimmt der Verlag keine Gewähr.
Geschützte Warennamen (Warenzeichen) werden in der Regel besonders kenntlich gemacht (®). Aus dem Fehlen eines solchen Hinweises kann jedoch nicht automatisch geschlossen werden, dass es sich um einen freien Warennamen handelt.

Bibliografische Information der Deutschen Nationalbibliothek
Die Deutsche Nationalbibliothek verzeichnet diese Publikation in der Deutschen Nationalbibliografie; detaillierte bibliografische Daten sind im Internet über https://www.dnb.de abrufbar.

21 22 23 24 25 5 4 3 2 1

In ihren Veröffentlichungen verfolgt die Elsevier GmbH das Ziel, genderneutrale Formulierungen für Personengruppen zu verwenden. Um jedoch den Textfluss nicht zu stören sowie die gestalterische Freiheit nicht einzuschränken, wurden bisweilen Kompromisse eingegangen. Selbstverständlich sind **immer alle Geschlechter** gemeint.

Planung: Inga Schickerling
Projektmanagement: Sabine Hennhöfer
Redaktion: Dr. Nikola Schmidt, Berlin
Herstellung: Hildegard Graf, Germering
Satz: Thomson Digital, Noida/Indien
Druck und Bindung: Drukarnia Dimograf Sp. z o. o., Bielsko-Biała/Polen
Umschlagkonzept und Gestaltung: Stefan Hilden, München, www.hildendesign.de
Umschlagabbildungen: Sprechblase und Spritze (© Hildendesign unter Verwendung von Shutterstock.com), Gebärmutter (© pking4th - stock.adobe.com), Fötus (© Spieszdesign), Ultraschall (© colourbox.com)
Umschlagherstellung: SpieszDesign, Neu-Ulm

Aktuelle Informationen finden Sie im Internet unter **www.elsevier.de**.

Vorwort

Dieses Buch zu schreiben, ist ein Geschenk an uns selbst.

Wir haben uns kennengelernt, als die eine im Praktischen Jahr und die andere mitten in der Weiterbildung war. Wir haben uns gegenseitig wachsen sehen. Manchmal schnell. Manchmal langsam. Insgesamt sind wir in der genau richtigen Zeit Fachärztinnen und Oberärztinnen geworden. Viele Nächte haben wir gemeinsam Erinnerungen geschaffen und noch viele weitere hätten folgen können. Die private Entwicklung führte allerdings dazu, dass wir nun in unterschiedlichen Städten leben. Es war daher ein großes Geschenk, sich gemeinsam mit der Fertigstellung dieses Buches zu befassen. Zeitweise fühlte es sich wieder an, als würden wir doch noch täglich zusammenarbeiten.

Dieses Buch zu schreiben, brachte uns viele Geschenke.

Dieses Buch zu schreiben ermöglichte es uns, in dem teils überfüllten klinischen Alltag einen Schritt zurückzutreten und mit Abstand inhaltlich zu arbeiten, alle neuen Leitlinien zu sortieren und sie in die Fälle einzubinden. Wir durften hierdurch ein neues Arbeitsfeld kennenlernen und danken der Redaktion sehr für die exzellente Betreuung. Durch das Auseinandersetzen mit den Fällen wurde uns bewusst, dass wir als Frauen die Berufsbezeichnung in weiblicher Form nutzen wollen statt wie bisher in generischem Maskulin. Wir danken dem Verlag, der dies unterstützt, und möchten explizit alle Geschlechter einladen, sich durch unsere Augen in die Geburtshilfe und Gynäkologie zu begeben.

Dieses Buch zu schreiben, ist ein Geschenk an euch.

Die Weiterentwicklung der Studierenden lag uns immer am Herzen und wir haben während unserer gemeinsamen Arbeit viel Zeit in der Lehrorganisation verbracht, um die Struktur unseres Faches im Medizinstudium zu verbessern. Wir haben so häufig davon gesprochen, wie schön es wäre, auch das inhaltlich Gelernte weiterzugeben. Und dann ergab sich die Möglichkeit, dieses Buch zu schreiben. Wir haben recht schnell die Chance gesehen, für euch, liebe Studierende, ein praktisch orientiertes Fallbuch zu erstellen. Wir sind gedanklich zu den Fällen gegangen, die wir selbst erlebt haben, haben diese ganz praktisch strukturiert und einige Tipps und Tricks aus unserem Alltag eingebaut.

Das Wissen ist das einzige Gut, das sich vermehrt, wenn man es teilt.
Marie Freifrau Ebner von Eschenbach

In diesem Sinne sind wir ganz gespannt auf eure Rückmeldungen und wünschen euch viel Spaß bei der Bearbeitung der Fälle.

Eure
Lisa und Manuela

Dr. med. Manuela Tavares de Sousa
Fachärztin für Frauenheilkunde und Geburtshilfe, Spezielle Geburtshilfe und Perinatalmedizin
Universitätsklinikum Hamburg-Eppendorf
Klinik für Geburtshilfe und Pränatalmedizin
Martinistraße 52
20246 Hamburg

Dr. med. Lisa Kreysa
Fachärztin für Gynäkologie und Geburtshilfe
Klinik für Frauenheilkunde und Geburtshilfe
Bürgerhospital
Nibelungenallee 37–41
60318 Frankfurt am Main

Abbildungsnachweis

Der Verweis auf die jeweilige Abbildungsquelle befindet sich bei allen Abbildungen im Werk am Ende des Legendentextes in eckigen Klammern. Alle nicht besonders gekennzeichneten Grafiken und Abbildungen © Elsevier GmbH, München.

[A400]	Reihe Pflege konkret, Elsevier/Urban & Fischer.
[E655]	Hockenberry M J, Wilson D: Wong's Nursing Care of Infants and Children. Elsevier/Mosby, 8. Aufl. 2006.
[F875-003]	Bishop EH: Pelvic Scoring for Elecitve Induction. Obstetrics & Gynecology, 1964; 24(2): 266–268.
[G247]	Black M, Ambros-Rudolph C, Lynch P, Edwards L et al.: Obstetric and Gynecologic Dermatology. Elsevier/Mosby, 3. Aufl. 2008.
[G923]	Uhl B: Gynäkologie und Geburtshilfe Compact. Thieme, 6. Aufl. 2017.
[G924]	Brierley J, Gospodarowicz M, Wittekind C (eds.): TNM classification of malignant tumours. John Wiley & Sons, 8. Aufl. 2017.
[L106]	Henriette Rintelen, Velbert.
[L138]	Martha Kosthorst, Borken.
[L141]	Stefan Elsberger, Planegg.
[L157]	Susanne Adler, Lübeck.
[L190]	Gerda Raichle, Ulm.
[L231]	Stefan Dangl, München.
[L234]	Helmut Holtermann, Dannenberg.
[M436]	Prof. Dr. med. Reinhard Hackenberg, SLK-Kliniken, Heilbronn.
[M438]	Prof. Dr. med. Marion Kiechle, München.
[M441]	Prof. Dr. med. Eiko Petersen, Freiburg.
[M452]	Prof. Dr. med. Daniel Surbek, Bern.
[M453]	Dr. med. Axel Valet, Dillenburg.
[O697]	Peter Glosemeyer, Universitätsklinkum Hamburg-Eppendorf.
[O698]	Prof. Dr. med. Linn Wölber, Universitätsklinikum Hamburg-Eppendorf.
[O699]	Dr. med. Sarah Gumpert, Universitätsklinikum Hamburg-Eppendorf.
[O700]	Madita Voß, Universitätsklinkum Hamburg-Eppendorf.
[P569]	Dr. Gerolf Schweintzger, Leoben (Österreich).
[P802]	Dr. med. Manuela Tavares, Hamburg.
[P803]	Sophia Poppe, München.
[R309]	Drake R L, Vogl A W, Mitchell A, Paulsen F (Hrsg.): Gray's Anatomie für Studenten. Elsevier/Urban & Fischer, 1. Aufl. 2007.
[R417]	Timor-Tritsch I, Goldstein S: Ultraschalldiagnostik in der Gynäkologie. Elsevier/Urban & Fischer, 1. Aufl. 2008.
[R418]	Kainer F: Sonografie-Atlas Geburtsmedizin/Gynäkologie. Elsevier/Urban & Fischer, 1. Aufl. 2020.
[R419]	Küppers V, Bender HG: Blickdiagnostik Vulva. Elsevier/Urban & Fischer, 1. Aufl. 2002.
[T156]	Prof. Dr. med. Franz Bahlmann, Bürgerhospital Frankfurt am Main.
[W1146]	International Federation of Gynecology and Obstetrics.
[W1147]	American College of Radiology.
[W244-001]	Berliner AIDS-Hilfe e.V.

Abkürzungen

A., Aa.	Arteria, Arteriae
AC	Amniozentese
ACM	A. cerebri media
AIS	Amnioninfektionssyndrom
AK	Antikörper
AMH	Anti-Müller-Hormon
AMTSL	*active management of third stage of labor*
AP	Austreibungsperiode
APGAR	Punktesystem zur Beurteilung Neugeborener
AU	A. umbilicalis
av/af	antevertiert/anteflektiert
AZ	Allgemeinzustand
BB	Blutbild
BE	Base Excess
BEL	Beckenendlage
BET	brusterhaltende Therapie
BIRADS	Breast Imaging Reporting and Data System
BMI	Body-Mass-Index
bpm	beats per minute
Ca	Karzinom
cART	kombinierte antiretrovirale Therapie
cffDNA	zellfreie fetale DNA
CIN	zervikale intraepitheliale Neoplasie
CPR	zerebroplazentare Ratio
CRS	kongenitales Röteln-Syndrom
CTG	Kardiotokografie
CV	Zervikalkanal
CVS	Chorionzottenbiopsie
DCIS	duktales Carcinoma in situ
DHEA(S)	Dehydroepiandrosteron(sulfat)
DV	Ductus venosus
EP	Eröffnungsperiode
ET	errechneter Termin
ETS	Ersttrimesterscreening
EUG	Extrauteringravidität
EZ	Ernährungszustand
FIGO	Féderation Internationale de Gynécologie et d'Obstétrique
FSH	Follikel-stimulierendes Hormon
G-CSF	*granulocyte-colony stimulating factor*
GDM	Gestationsdiabetes mellitus
GOT	Glutamat-Oxalacetat-Transaminase
GPT	Glutamat-Pyruvat-Transaminase
GTD	Gestationsbedingte Trophoblast-Erkrankung (disease)
GV	Geschlechtsverkehr
Hb (F) (A)	Hämoglobin (fetal) (adult)
HCG	humanes Choriongonadotropin
HELLP	*haemolysis, elevated liver enzymes, low platelets*
HF	Herzfrequenz
HIV	Humanes Immunodefizienzvirus
HOMA-IR	*homeostasis model assessment-insulin resistance*
HPV	Humanes Papilloma-Virus
HR	Hormonrezeptor
HT	Hormontherapie
I	interspinal
i.v.	intravenös
Ig	Immunglobulin
IGeL	Individuelle Gesundheitsleistung
IUD	*intrauterine device*
IUGR	*intrauterine growth restriction*
IUP	Intrauterin-Pessar
KOK	kombinierte orale Kontrazeption
Lc	Leukozyten
LCIS	lobuläres Carcinoma in situ
LGA	*large for gestational age*
LH	luteinisierendes Hormon
Lig., Ligg.	Ligamentum, Ligamenta
LNE	Lymphonodektomie
MBU	Mikroblutuntersuchung
MM	Muttermund
mmHG	Millimeter Quecksilbersäule
MMR	Masen Mumps Röteln
MoM	Multiple of the Median
NIH	National Institute of Health
NSV	Nabelschnurvorfall
NT	Nackentransparenz
oGTT	oraler Glukosetoleranztest
(P)PROM	*(preterm)Pre-labour rupture of the membranes*
Palp	Palpation
PAP	zytologischer Abstrich nach Papanicolaou
PAPP-A	*pregnancy-associated plasma protein* A
PCOS	polyzystisches Ovar-Syndrom
PDA	Periduralanästhesie; persistierender Ductus arteriosus
PE	Präeklampsie
PEP	Postexpositionsprophylaxe
pH	Maß für die Stärke der sauren bzw. basischen Wirkung einer Flüssigkeit

PID	*pelvic inflammatory disease*
PlGF	*placental Growth Factor*
PND	Pränataldiagnostik
PPH	postpartale Hämorrhagie
PRG	Patientinrechtegesetz
QL	Querlage
r-ASRM	*revised classification of the American Society of Reproductive Medicine*
RDS	*respiratory distress syndrome*
RR	Riva Rocci für Blutdruck
SG	Schätzgewicht
SGA	*small for gestational age*
SHBG	sexualhormonbindendes Globulin
SL	Schädellage
slft	*soluble fms-like tyrosine kinase* 1
SNL	Sentinel-Lymphknoten
SNRI	Serotonin/Noradrenalin-Reuptake-Inhibitoren
SO_2	Sauerstoffsättigung
SSL	Scheitel-Steiß-Länge
SSW	Schwangerschaftswoche
STD	*sexually transmitted disease*
StGB	Strafgesetzbuch
STIKO	Ständige Impfkommission
Tc	Thrombozyten
TVUS	transvaginale Ultraschalluntersuchung
UVDR	Urethraverschlussdruck
V., Vv.	Vena, Venae
V.a.	Verdacht auf
vHHL	vordere Hinterhauptslage
VIB	vulväre intraepitheliale Neoplasie
V_{max}	maximale Geschwindigkeit
WHO	World Health Organisation

Inhaltsverzeichnis

Inhaltsverzeichnis nach Krankheitsbildern

Inhaltsverzeichnis nach Schwerpunkten

Kommunikation im ärztlichen Alltag

Kontrazeption

Notfälle in der Gynäkologie

Präkanzerosen

Schwangerenbetreuung

Schwangerschaftskomplikationen

Hätte ich mich bloß vernünftiger verhalten

Lisa Kreysa

Anamnese

In Ihrer Praxis stellt sich die 28-jährige Frau N. vor. Die junge Patientin ist in deutlich reduziertem Allgemeinzustand. Sie berichtet, dass sie vor fünf Tagen aus Thailand zurückgekommen sei. Dort habe sie den Studienabschluss mit einigen Freundinnen gefeiert. Schon kurz vor der Abreise habe sie einen grünlichen Fluor bemerkt, sich aber nichts dabei gedacht. In den letzten Tagen habe sich ihr Zustand zunehmend verschlechtert. Sie habe erhöhte Temperaturen bis 38 °C, der gesamte Unterbauch tue ihr weh und Schmerzen beim Wasserlassen habe sie auch. Die Vorsorgeuntersuchungen seien bisher immer unauffällig gewesen. Sie verhüte mit der Pille. Kurz bevor Sie mit der Untersuchung anfangen wollen, bricht Frau N. in Tränen aus und sagt, sie mache sich riesige Sorgen, weil sie in Thailand einen Mann kennengelernt habe und mit ihm ungeschützten Geschlechtsverkehr nach einer Party gehabt habe. Sie wisse gar nichts von ihm, außer, dass er aus Mexiko komme und Pablo heiße. Im Internet habe sie gelesen, dass eine frische HIV-Infektion auch mit Fieber und Abgeschlagenheit einhergehen könnte.

Untersuchungsbefund

Körperliche Untersuchung: junge Patientin in gemindertem Allgemein- und normalem Ernährungszustand.
Spekulumeinstellung: äußeres Genitale unauffällig. Introitus gerötet. Reichlich putrider, grünlicher Fluor. Portio ebenfalls gerötet. Abstriche aus Zervix und hinterem Scheidengewölbe werden entnommen.
Bimanuelle Palpation: ausgeprägter Portioschiebe- und Uteruskantenschmerz. Keine Resistenzen im kleinen Becken palpabel. Parametrien frei. Inguinale Lymphknoten vergrößert und druckdolent.
Transvaginale Sonografie (TVUS): Uterus antevertiert/anteflektiert: 7 × 6 × 7 cm groß, Endometrium schmal. Ovarien bds. unauffällig. Keine freie Flüssigkeit im Douglas.

1. **Frau N. hat Angst vor einer sexuell übertragbaren Erkrankung. Könnte sie damit Ihrer Meinung nach recht haben? Ist HIV tatsächlich wahrscheinlich bzw. was ist Ihre Verdachtsdiagnose?**

2. **Frau N. ist ganz perplex. „HIV ist doch die einzig relevante Geschlechtskrankheit, oder? Über andere habe ich mir noch nie Gedanken gemacht." Welche sexuell übertragbaren Erkrankungen sollte man noch kennen?**

3. **Sie gehen von einer Gonorrhö aus. Wie lässt sich die Infektion nachweisen? Welche Formen werden unterschieden?**

4. **„Gibt es eine Behandlungsmöglichkeit für mich und bleibe ich für immer Überträgerin dieser Erkrankung?" Was antworten Sie Frau N.? Über welche potenziellen Folgen der Erkrankung sollten Sie aufklären? Über welche weiteren Maßnahmen sollten Sie informieren?**

5. **„Im Internet habe ich gelesen, dass man eine Prophylaxe bekommen kann, um nicht an HIV zu erkranken. Kann ich diese bekommen?" Können Sie Frau N. eine PEP (Postexpositionsprophylaxe) empfehlen?**

1. Verdachtsdiagnose

Die Untersuchungsbefunde deuten auf eine Infektion der Genitalorgane hin. Der **putride Fluor** spricht für eine **Zervizitis**, der **Uteruskantenschmerz** für eine **Endometritis** und der **Portioschiebeschmerz** für eine **Adnexitis.** Insgesamt sprechen die Untersuchungsbefunde für eine Entzündung des kleinen Beckens, eine **Pelvic Inflammatory Disease (PID)**. Eine solche Infektion kann auch unabhängig von sexuellem Kontakt auftreten, die Anamnese der Patientin verstärkt aber den Verdacht, dass sie durch sexuell übertragbare Bakterien ausgelöst wurde. Infrage kommen z. B. **Chlamydien oder Gonokokken.**

Die Angst der Patientin vor einer HIV-Infektion ist verständlich, die Symptome passen allerdings nicht dazu. Die Neuinfektion mit dem HI-Virus verläuft zunächst in der Regel asymptomatisch, wenn überhaupt, treten milde Allgemeinsymptome wie Abgeschlagenheit und Gliederschmerzen auf (➤ Fall 42). Eine Pelvic Inflammatory Disease wird nicht ausgelöst.

Trotzdem sollten Sie behutsam mit der Patientin umgehen und ihre Ängste ernst nehmen. Die junge Frau ist durch ihr unvernünftiges Verhalten sehr belastet und auch wenn die Symptomatik nicht für eine HIV-Infektion spricht, kann diese natürlich so einfach nicht ausgeschlossen werden. Da der Mann zudem weitestgehend unbekannt ist, verstärkt das die Sorge der Patientin noch mehr.

MERKE

Viele Menschen haben bei ungeschütztem Geschlechtsverkehr Angst vor einer HIV-Infektion, aber auch viele andere Erkrankungen können sexuell übertragen werden und schwerwiegende Folgen haben.

2. Sexuell übertragbare Erkrankungen (STD)

Zu den sexuell übertragbaren Erkrankungen zählen:

- Syphilis (*Treponema pallidum*)
- HIV (HIV 1 und 2)
- Gonorrhö (*Neisseria gonorrhoeae*)
- Ulcus molle (*Haemophilus ducreyi*)
- Lymphogranuloma venerum (*Chlamydia trachomatis*)
- Trichomonaden (*Trichomonas vaginalis*)
- Herpes genitalis (Herpes simplex Typ II)
- Chlamydien (*Chlamydia trachomatis*)
- Mykoplasmen (*Mycoplasma hominis, Ureaplasma urealyticum*)
- Hepatitis B und C
- HPV-Infektion

MERKE

Der häufigste bakterielle Erreger einer STD sind Chlamydien, aber auch die Gonorrhö stellt weltweit ein großes Problem dar mit jährlich 60 Millionen Neuerkrankten.

3. Gonorrhö

Korrekterweise haben Sie in Ihrer Untersuchung Abstriche entnommen. Sie können einen der Abstriche direkt in der Praxis auf einen Objektträger ausstreichen und mit **Methylenblau** anfärben. Unter dem Mikroskop können Sie im Falle einer Gonorrhö **gramnegative Diplokokken** nachweisen. Dies ist allerdings für eine sichere Diagnose noch nicht ausreichend, da es auch apathogene Neisserien gibt. Nur der **kulturelle Nachweis** von *Neisseria gonorrhoeae* ist für die Diagnosestellung zulässig. Auf das Ergebnis der kulturellen Anzucht müssen Sie 2–3 Tage warten. Alternativ kann auch eine PCR zum Nachweis durchgeführt werden.

Bei der Gonorrhö unterscheidet man eine untere und eine obere Form. Beide Formen wurden von Frau N.. beschrieben:

- Die **untere Gonorrhö** betrifft in **90 %** die **Zervix.** Die Patientinnen bemerken einen **grünlichen Fluor**, Schmerzen bestehen kaum. Ist die **Urethra mitbetroffen,** können **Dysurie** oder **Pollakisurie** auftreten.
- Die **obere Gonorrhö** beschreibt die Ausbreitung auf die inneren Geschlechtsorgane mit **Endometritis, Adnexitis** und **Pelvoperitonitis.** Bei einer **hämatogenen Aussaat** kann es im weiteren Verlauf zu einer **Gonokokkensepsis** kommen.

MERKE

Nur der kulturelle Nachweis von *Neisseria gonorrhoeae* ist beweisend für eine Infektion.

4. Therapie und Prognose

Sie können Frau N. beruhigen. Natürlich ist eine Therapie für sie möglich und sie kann komplett von der Erkrankung geheilt werden, was bedeutet, dass sie nicht Überträgerin bleibt.

Die Therapie besteht aus einer Einmalgabe von **Ceftriaxon 1 g i. m.** Da es häufig **Co-Infektionen** mit **Chlamydia trachomatis** gibt, sollte die Therapie um Azithromycin **1× 2 g oral** ergänzt werden. Im Anschluss werden Kontrollabstriche am 5. und 10. Tag nach der Therapie durchgeführt. Sind beide Abstriche negativ, gilt die Patientin als geheilt.

Die Aussichten sind also gut, was die Akutsituation angeht, trotzdem müssen Sie Frau N. darüber aufklären, dass die ausgeprägte Infektion im kleinen Becken zu Verklebungen im Bereich der Tuben führen und eine **Sterilität** bewirken kann. Durch solche Verklebungen und Verwachsungen ist auch das Risiko für eine extrauterine Schwangerschaft erhöht. Sollte sie zukünftig Probleme bei der Erfüllung ihres Kinderwunsches haben, sollte unbedingt die Durchgängigkeit der Tuben überprüft werden. Entscheidend bei der Behandlung jeder sexuell übertragbaren Erkrankung ist die **Mitbehandlung des Partners.** Im vorliegenden Fall ist das natürlich schwierig. Sie können die Patientin darauf hinweisen, dass sich normalerweise der Partner ebenfalls in ärztliche Behandlung begeben sollte. Zu guter Letzt sollten Sie ihr noch einen Test auf *Treponema pallidum* empfehlen, um eine parallele Syphilisinfektion auszuschließen. Der **Erregernachweis** ist aber **erst ca. 5–6 Wochen post infectionem möglich,** sodass mit dieser serologischen Untersuchung noch abgewartet werden kann.

5. PEP

Unter der **Postexpositionsprophylaxe** versteht man die Gabe von Medikamenten, um Menschen vor einer Infektion zu schützen, die mit einem Erreger in Kontakt gekommen sind. Die Prophylaxe sollte im besten Fall **innerhalb von 24 h** nach der Exposition durchgeführt werden. Sind **mehr als 72 h** vergangen, wird die PEP **nicht mehr empfohlen.** Im Falle von Frau N. ist es für die Prophylaxe also bereits zu spät. Wäre sie direkt nach dem ungeschützten Geschlechtsverkehr in ärztlicher Behandlung gewesen, hätte man sie über die PEP eindringlich beraten müssen.

Laut Leitlinie wird bei ungeschütztem heterosexuellen Geschlechtsverkehr die PEP angeboten, wenn ein erhöhtes Risiko besteht (z. B. i. v.-Drogenkonsum, Bisexualität des Partners oder Herkunft aus einer HIV-Hochprävalenzregion). Liegen diese Risikofaktoren nicht vor, sollte die PEP nicht angeboten werden. Bei Frau N. ist die Situation insofern anders, als dass keine weiteren Informationen über den Partner bekannt sind. Eine Prophylaxe hätte in diesem Ausnahmefall angeboten werden können. Eine umfangreiche Aufklärung über die Nebenwirkungen der PEP hätte natürlich erfolgen müssen.

Um eine HIV-Infektion auszuschließen, könnte Frau N. jetzt einen HIV-Test durchführen lassen, um eine bereits bestehende Infektion auszuschließen. Eine Neuinfektion kann erst nach 6 Wochen nachgewiesen werden. Ist dieser Test negativ, kann eine weitere Kontrolle nach 6 Monaten erfolgen.

MERKE

Eine **Postexpositionsprophylaxe** sollte so schnell wie möglich nach der Exposition begonnen werden, im besten Fall innerhalb von 24 h. Sind mehr als 72 h vergangen, wird sie nicht mehr empfohlen.

ZUSAMMENFASSUNG

Die Infektion mit sexuell übertragbaren Erkrankungen stellt weltweit ein großes Problem dar. Allein mit *Neisseria gonorrhoeae* infizieren sich jährlich um die 60 Millionen Menschen. Die Erkrankung kann symptomarm verlaufen mit lediglich putridem Fluor (untere Gonorrhö), aber auch schwerwiegend im Sinne einer Endometritis, Adnexitis und Pelvoperitonitis (obere Gonorrhö), die im Maximalfall sogar einen septischen Verlauf nehmen kann.

Es ist essenziell, das Bewusstsein der Bevölkerung für diese Erkrankungen schon möglichst früh (Besuch in Schulen etc.) zu schärfen und über die adäquate Verhütung aufzuklären. Im Beratungsgespräch sollte ein Rahmen geschaffen werden, in dem sich Patientinnen trauen, über diese schambehafteten Themen zu sprechen und Hilfe anzunehmen. Verurteilungen und Vorwürfe über unachtsames Verhalten helfen in diesen Situationen nicht weiter.

WAS WÄRE, WENN ...

- ... die Patientin bei Diagnosestellung schwanger gewesen wäre?
  - Die Therapie mit Ceftriaxon kann auch in der Schwangerschaft erfolgen. Auch Azithromycin kann nach aktuellen Studien bei strenger Indikationsstellung eingesetzt werden. Im späten zweiten Trimenon sollte erneut eine Gonokokken-Kultur angelegt werden. Die Credé-Prophylaxe mit Silbernitrat-Augentropfen zur Vorbeugung einer gonorrhoischen Augeninfektion (Gonoblennorrhö) muss nicht in jedem Fall erfolgen, sondern nur bei manifester Erkrankung.

2

Ich habe Schmerzen im rechten Oberbauch

Manuela Tavares de Sousa

Anamnese

Am Abend Ihres Dienstes stellt sich Frau C. mit Schmerzen vor. Die 34-jährige Patientin erwartet ihr erstes Kind und ist in der 36+2 SSW. Frau C. hat nun seit dem Vortag kontinuierlich zunehmende Oberbauchschmerzen, die vor allem im rechten Oberbauch lokalisiert sind. Sie berichtet über leichte Übelkeit. Ihr Ehemann habe wohl auch etwas Schlechtes gegessen vor 2 Tagen und fühle sich ebenfalls schlecht. Sie mache sich Sorgen um das Kind. Es sei ein absolutes Wunschkind. Die Schwangerschaft sei bisher ohne Komplikationen verlaufen.

Untersuchungsbefund

Körperliche Untersuchung: Abdomen weich mit Druckdolenz im rechten Oberbauch, Punctum maximum Medioklavikularlinie, Uterus ohne Anhalt auf Wehentätigkeit.

Vaginale Untersuchung: Portio erhalten, sakral, mittelweich, MM geschlossen, VT abschiebbar auf BE, keine Blutung, kein Fruchtwasserabgang.

Sonografie: Schädellage, fetales Schätzgewicht an der 14. Perzentile, Hinterwandplazenta, Fruchtwasserdepots und Doppler der A. umbilicalis unauffällig.

Kardiotokogramm (CTG): Basalfrequenz von 140 bpm, undulatorische Oszillation, sporadische Akzelerationen und keine Dezelerationen. Keine Wehentätigkeit.

1. **Die Patientin ist nach Ihrer Untersuchung beruhigt. Ihrem Kind geht es gut. Sie möchte jetzt nach Hause. An welche Verdachtsdiagnose denken Sie? Was antworten Sie der Patientin? Welche Untersuchung schließen Sie an?**
2. **Die Thrombozyten liegen bei 105.000/µl, sonst unauffällige Befunde. Welche Differenzialdiagnosen wägen Sie ab?**
3. **Sie nehmen Frau C. auf und ordnen eine Laborkontrolle nach 6 h an. Nun zeigen sich Thrombozyten von 60.000/µl, die Transaminasen sind im dreistelligen Bereich, das Haptoglobin stark erniedrigt. Sie gibt verstärkte Schmerzen an. Was tun Sie?**
4. **Auch nach der Geburt kümmern Sie sich gut um die Patientin. Auf was achten Sie besonders? Welche Komplikationen können jetzt auftreten?**
5. **Die Patientin berichtet nun über starke Kopfschmerzen und Augenflimmern. Der Blutdruck ist 191/125 mmHg. Wie gehen Sie vor?**
6. **Nennen Sie weitere hypertensive Erkrankungen in der Schwangerschaft.**

1. Verdachtsdiagnose und Diagnostik

Das klinische Bild mit Oberbauchschmerzen im 3. Trimenon kann für ein **HELLP-Syndrom** sprechen. HELLP steht als englisches Akronym für **H**emolysis, **E**levated **L**iver Enzymes und **L**ow **P**latelets. Ein HELLP-Syndrom kann aufgrund einer Leberkapseldehnung rechtsseitige Oberbauchschmerzen verursachen. Oft werden diese Beschwerden von Übelkeit und Erbrechen und einem allgemeinen Krankheitsgefühl begleitet. Das HELLP-Syndrom kann ohne weitere Symptomatik (bis 0,8% aller Schwangerschaften) oder im Rahmen einer Präeklampsie (10–20 % aller Schwangeren mit einer PE) auftreten.

Sie versichern Frau C., dass auch Sie die Patientin gerne in das häusliche Umfeld entlassen würden. Ohne den Ausschluss Ihrer Verdachtsdiagnose können Sie Frau C. allerdings noch nicht entlassen. Sie betonen, dass erfreulicherweise mit dem Baby alles in Ordnung ist und sie jetzt noch weitere Untersuchungen anschließen, um dies auch für die Mutter zu bestätigen. Sie sagen der Patientin, dass Sie sich mit der betreuenden Hebamme besprechen, die noch weitere Untersuchungen durchführen werde. Sie sprechen der Patientin Mut zu: „Bestimmt wird alles gut sein."

Sie gehen zur Hebamme und erläutern Ihre Verdachtsdiagnose. Um diese auszuschließen, bitten Sie um folgende Untersuchungen:

- **Laboruntersuchung:** Ein sog. HELLP-Labor besteht aus einem kleinen Blutbild, einer Gerinnung und Biochemie zum Nachweis der Trias aus der Kombination folgender veränderter Parameter: erhöhte Transaminasen (GOT, GPT), Thrombozytopenie (< 100.000/μl), Haptoglobinabfall (als sensitivster Marker einer Hämolyse). In einigen Fällen zeigt sich eine CRP-Erhöhung. Dies ist nicht als Infektionsgeschehen zu werten.
- Um eine begleitende Präeklampsie auszuschließen, bitten Sie um eine **Blutdruckmessung** und um die Durchführung eines **Urintests.**

Der Blutdruck befindet sich mit 143/83 mmHg in der Norm, der Urintest zeigt keine Proteinurie. Die Thrombozyten liegen mit 105.000/μl knapp oberhalb der Norm. Weitere für das HELLP-Syndrom typische Laborparameter sind unauffällig.

Sie erläutern der Patientin Ihre Befunde. Initial sollte bei diskreter Laborveränderung alle 6–8 h eine laborchemische Kontrolle erfolgen. Eine stationäre Aufnahme ist daher indiziert und Sie empfehlen dies der Patientin.

MERKE

In der zweiten Schwangerschaftshälfte soll bei rechtsseitigen Oberbauchschmerzen immer ein HELLP-Syndrom ausgeschlossen werden. Die Beschwerden können vor der Manifestation aller laborchemischen Parameter auftreten.

2. Differenzialdiagnosen

Bei einer Thrombozytopenie oder erhöhten Leberwerten sollten in der Schwangerschaft **differenzialdiagnostisch** in Betracht gezogen werden:

- **Gestationsthrombopenie:** 70–80 % der isoliert auftretenden Thrombozytopenien in der Schwangerschaft sind auf eine Hämodilution und erhöhten Umsatz der Thrombozyten in der Schwangerschaft zurückzuführen. Dies verläuft asymptomatisch und ohne erhöhtes Blutungsrisiko für Mutter oder Kind. Davon zu unterscheiden ist die **Autoimmunthrombopenie,** die durch Thrombozyten-Antikörper transplazentar auch eine kindliche Thrombozytopenie verursachen kann.
- Die thrombotischen Mikroangiopathien wie das **atypische hämolytisch-urämische Syndrom (aHUS)** und die **thrombotisch-thrombozytopenische Purpura (TTP)** gehen ebenfalls mit einer Hämolyse und Thrombopenie einher und die Schwangerschaft begünstigt deren Auftreten. Während beim aHUS das akute Nierenversagen im Vordergrund steht, ist dies bei der TTP die neurologische Symptomatik. Eine unkontrollierte Komplementaktivierung führt beim aHUS zu einem Endothelschaden mit erhöhtem Thrombozytenverbrauch. Bei der TTP führt eine verminderte ADAMTS13-Aktivität zu einer erhöhten Thrombozytenaggregation. Beide Erkrankungen zeigen vermehrt Fragmentozyten im Blutausstrich.
- **Akute Schwangerschaftsfettleber:** eine sehr seltene akute Erkrankung mit fulminantem Leberversagen, typischerweise im 3. Trimenon. Beginnt mit Übelkeit, Erbrechen, Oberbauchschmerzen sowie Fieber und Krankheitsgefühl. Sie ist in ca. 50 % der Fälle ebenfalls mit einer Proteinurie oder Hypertonie assoziiert. Laborchemisch typisch sind neben erhöhten Transaminasen eine Leukozytose, Hypoglykämie und Hyperurikämie.

- **Schwangerschaftscholestase:** reversible intrahepatische Cholestase. Die Inzidenz steigt mit dem Gestationsalter, Hauptsymptome sind Pruritus vor allem der Handinnenflächen und Fußsohlen. Laborchemisch bestehen meist erhöhte Leberwerte (Transaminasen) sowie erhöhte Gallensäuren.
- Es muss auch an schwangerschaftsunabhängige Krankheiten mit epigastrischen Schmerzen wie an eine **Gallenkolik,** akute Virushepatitis, einen gastrointestinalen Infekt, Myokardinfarkt oder an einen gastroösophagealen **Reflux** gedacht werden.

MERKE

Aufgrund der sehr ähnlichen Symptome ist es oft schwer, die Differenzialdiagnosen beim klinischen Bild eines HELLP-Syndroms zu unterscheiden. Schalten Sie bei Unklarheiten frühzeitig Teams anderer Fachbereiche wie Nephrologie und Hämatologie in Ihre Diagnosesicherung mit ein. Ebenso kann eine Lebersonografie mögliche Ursachen ausschließen.

3. Therapie

Bei Entwicklung der typischen **Trias Thrombopenie, Transaminasenerhöhung und Hämolyse** im Sinne eines HELLP-Syndroms gibt es aktuell keine Evidenz für eine therapeutische Intervention. In diesen Fällen ist die einzige kausale Therapie die **Entbindung.**

Frau C. befindet sich in der 37. SSW und ihre Laborwerte haben sich deutlich verschlechtert. Sie gibt stärkere Schmerzen an. Sie besprechen den Fall mit Ihrer Oberärztin und Sie beide sehen keine andere Möglichkeit, als nun die Sectio zu indizieren. In Begleitung der zuständigen Hebamme gehen Sie zur Patientin. Sie erläutern ausführlich die aktuelle Situation und die Indikation zur Sectio. Bei Thrombozyten von aktuell 60.000/µl wäre noch eine rückenmarksnahe Betäubung durchführbar. Sie erklären in Ruhe, dass ein abwartendes Verhalten in dieser Situation mit mehr Risiken verbunden sein kann. Schließlich ist Frau C. mit dem Vorgehen einverstanden. Die Patientin möchte weder das Kind noch sich selbst gefährden.

Sie rufen das OP-Team und kurze Zeit später ist die kleine Tochter bereits auf der Brust der Mutter, während Sie noch weiteroperieren. Frau C. freut sich nun sehr, alles ist gut ausgegangen.

4. Postpartale Komplikationen

Der Verlauf eines HELLP-Syndroms ist unkalkulierbar und zuverlässige prädikative Marker fehlen. Postpartal sollte regelhaft eine **engmaschige Überwachung** durchgeführt werden. Mütterliche Komplikationen beinhalten unter anderem zerebrale Blutungen, akute Niereninsuffizienz, Lungenödem, Leberhämatom und eine dissimilierte intravasale Gerinnung. Eine der schwersten Komplikationen ist die Leberruptur mit einer hohen maternalen Letalität. Im weiteren Verlauf kann es zu einer **überschießenden Thrombozytose** kommen, die eine **Thromboseprophylaxe** erforderlich macht.

5. Prodromi einer Eklampsie und Prophylaxe

Nach einer Sectio sollten Sie beginnende Schmerzen bei noch wirkender Spinalnarkose ausschließen. Diese können mit einer schweren Hypertonie einhergehen. Sie tasten auf den Bauch und fragen nach Beschwerden, die die Patientin verneint. Die Kopfschmerzen seien so stark, dass sie es kaum aushalte.

Bei zentralnervösen Beschwerden im Rahmen einer hypertensiven Schwangerschaftserkrankung sollte zur Prophylaxe und Therapie einer Eklampsie **Magnesiumsulfat i. v.** für 48 h verabreicht werden. Wegen großer Überschneidung der Symptomatik mit intrazerebralen Blutungen oder ischämischen Geschehen sollte eine postpartal auftretende neurologische Symptomatik immer interdisziplinär abgeklärt und ggf. eine Bildgebung durchgeführt werden.

Begleitend wird bei anhaltender schwerer Hypertonie eine **antihypertensive Therapie** begonnen. Zur initialen i. v.-Akutbehandlung sind aktuell in Deutschland Urapidil, Nifedipin und Dihydralazin zugelassen.

Sie erklären Frau C. die Maßnahmen, dabei legen Sie einen zweiten Zugang und bitten die Hebamme, die Infusionen bereitzustellen. Sie achten dabei darauf, dass die Tochter weiterhin bei Frau C. auf der Brust verbleiben kann.

MERKE

Ein Drittel aller Eklampsien (tonisch-klinische Krampfanfälle ohne neurologische Ursache) tritt postpartal auf. Auch das HELLP-Syndrom manifestiert sich in 7–30 % erst postpartal. Gerade in dieser Phase nach der Geburt sind Sie als Ärztin gefragt, die Mutter-Kind-Bindung zu fördern. Unterstützen Sie den zeitnahen Kontakt. Fördern Sie die Stillbeziehung.

6. Hypertensive Schwangerschaftserkrankungen
Neben der Eklampsie und dem HELLP-Syndrom werden weitere hypertensive Schwangerschaftserkrankungen unterschieden:

- **Chronische Hypertonie:** präkonzeptionell oder im ersten Trimester diagnostizierte Hypertonie
- **Gestationshypertonie:** im Verlauf der Schwangerschaft neu auftretende Blutdruckwerte ≥ 140/90 mm Hg ohne weitere Befunde
- **Gestationsproteinurie:** im Verlauf der Schwangerschaft neu auftretende Proteinurie ≥ 300 mg/d oder Protein-Kreatinin-Quotient ≥ 30 mg/mmol ohne weitere Befunde
- **Präeklampsie:** jede (auch vorher bestehende) Hypertonie ≥ 140/90 mm Hg mit einer neu auftretenden Organmanifestation oder intrauterinen Wachstumsrestriktion

ZUSAMMENFASSUNG

Das HELLP-Syndrom zählt zu den schwangerschaftsassoziierten Lebererkrankungen. Alle rechtsseitigen Oberbauchschmerzen sollten abgeklärt werden. Diagnostiziert wird es über die Trias aus Hämolyse, Transaminasenanstieg und Thrombozytopenie. Nicht zuletzt durch seinen unkalkulierbaren Verlauf ist das HELLP-Syndrom eine lebensbedrohliche Erkrankung. Die einzige kausale Therapie ist die Entbindung.

WAS WÄRE, WENN ...?

- ... die Patientin zu dem Zeitpunkt der Aufnahme 28+4 SSW gewesen wäre? Wie würde die Behandlung aussehen?
  - Das HELLP-Syndrom tritt typischerweise in Schüben auf, sodass ein abwartendes Verhalten in einer frühen Schwangerschaftswoche zur Vermeidung einer Frühgeburt unter engmaschiger Überwachung von Mutter und Kind gerechtfertigt ist.
- ... die Patientin in der 28+4 SSW gewesen wäre? Was würden Sie anordnen?
  - Eine Entbindung sollte bei maternaler oder fetaler Gefährdung immer indiziert werden. Da die Erkrankungen unvorhergesehen verlaufen können, würden Sie eine Lungenreifebehandlung indizieren.

3

Plötzlich passen mir meine Hosen nicht mehr

Lisa Kreysa

Anamnese

In Ihrer Praxis stellt sich die 65-jährige besorgte Frau W. vor. Sie kennen die Patientin seit vielen Jahren, sie war immer agil, sportlich und fit. Nun berichtet sie, sich seit mehreren Monaten abgeschlagen und schwach zu fühlen. Sie könne kaum etwas essen und sei deswegen im Gesicht und an den Extremitäten auffällig dünn geworden, nur der Bauch werde immer dicker.

Untersuchungsbefund

Spekulumeinstellung: Vulva, Vagina, Portio glatt, MM geschlossen. Unauffälliger Fluor. Keine Blutung ex CK.

Bimanuelle Palpation: Abdomen gespannt. Kein Peritonismus. Kein lokalisierter Druckschmerz. Uterus anteflektiert, fixiert, nicht frei beweglich. Derbe Resistenz im Douglas und in der linken Adnexloge tastbar.

TVUS: Uterus av/af: 8,4 × 5 × 4,8 cm. Endometrium schmal. A.e. vom linken Adnex ausgehend zeigt sich eine ca. 8 × 7 cm große zystisch-solide, septierte Raumforderung, die den gesamten Douglas-Raum ausfüllt und stark perfundiert ist.

TAS: reichlich Aszites im gesamten Abdomen. Keine Pleuraergüsse.

1. **Nach der Untersuchung sieht Frau W. Sie besorgt an. Was sagen Sie der Patientin und wie gehen Sie weiter vor?**

2. **Frau W. ist ganz aufgelöst. Sie sagt, sie habe doch immer gesund gelebt, nie geraucht, nur sporadisch Alkohol getrunken und keine Hormone eingenommen. Sie sei immer gesund gewesen, nur der unerfüllte Kinderwunsch habe sie belastet. Was können Sie Frau W. zu Risikofaktoren und zur Pathogenese erklären?**

3. **Ihre Patientin soll in der Ovar-Sprechstunde der Uniklinik vorgestellt werden. Wie übergeben Sie die Patientin an das dortige Team? Sie haben Frau W. versprochen, sie am nächsten Tag anzurufen und ihr das Ergebnis der Blutentnahme mitzuteilen. Welches Ergebnis erwarten Sie? Was sagen Sie Frau W. bezüglich des Tumormarkers?**

4. **Die Ergebnisse der Umgebungsdiagnostik liegen nun vor. Welches Prozedere bespricht man mit Frau W. in der Klinik? Was ist der Unterschied zwischen einer Staging-Laparotomie und einem Debulking? Welche anderen Fachdisziplinen sollten präoperativ informiert werden? Welche „Hilfestellung" könnte man der Patientin noch anbieten?**

5. **Frau W. fragt, ob die Therapie nach der Operation abgeschlossen ist. Was antworten Sie ihr, bezogen auf die verschiedenen Stadien der Erkrankung? Wie schätzen Sie die Prognose der Patientin ein? Gibt es die Möglichkeit einer Erhaltungstherapie?**

1. Besprechung des Untersuchungsbefunds

Frau W. blickt Sie ängstlich an. Sie hat Sie während der gesamten Untersuchung eingehend beobachtet und wahrgenommen, dass Ihnen etwas aufgefallen ist, was Sie beunruhigt hat. Sie bitten Frau W., sich noch einmal Ihnen gegenüber an den Schreibtisch zu setzen. Sie nehmen ebenfalls Platz und wenden sich der Patientin zu.

Bevor Sie anfangen zu sprechen, halten Sie einen Moment inne, um Ihre Gedanken zu sammeln. Anschließend erklären Sie Ihrer Patientin, dass Sie in der Untersuchung eine Raumforderung im kleinen Becken festgestellt haben, die die Bauchumfangszunahme erklären könne und die höchstwahrscheinlich auch zur Produktion von reichlich Bauchwasser geführt habe. Frau W. hört Ihnen aufmerksam zu. Sie erläutern ihr, dass es sowohl gutartige als auch bösartige Erkrankungen der Eierstöcke gibt, die zu ähnlichen Symptome führen können.

Benigne Ovarialtumoren:

- Epitheliale Tumoren (Zystadenom, z. B. serös, muzinös, endometroid, klarzellig. Brenner-Tumor)
- Keimzelltumoren: Dermoidzysten, Struma ovarii
- Ovarialfibrom (Meigs-Syndrom möglich)
- Keimstrangtumoren: Theka-, Granulosazelltumor

Maligne Ovarialtumoren:

- Epitheliale Tumoren (Zystadenokarzinom, z.B. serös, muzinös, endometroid, klarzellig, maligner Brenner-Tumor)
- Borderline-Tumor
- Undifferenziertes Ovarialkarzinom
- Maligne Keimstrangtumoren

Anhand des Ultraschallbefunds kann noch keine definitive Diagnose gestellt werden. Sie sagen der Patientin aber, dass der inhomogene, zystisch-solide Befund mit der ausgeprägten Septierung und Perfusion suspekt ist. Die weitere Abklärung des Befunds ist somit der wichtigste nächste Schritt.

Frau W.s Augen füllen sich mit Tränen. Sie wenden sich Ihrer Patientin zu und erklären, dass es eine ganz normale Reaktion ist zu weinen, aber dass die Diagnose auch noch nicht definitiv feststeht und dass es, sollte es sich tatsächlich um eine bösartige Erkrankung handeln, mittlerweile gute Behandlungsmöglichkeiten gibt.

Sie besprechen mit Frau W., zunächst den Tumormarker CA-125 abzunehmen und eine CT Thorax und Abdomen zur Umgebungsdiagnostik anzumelden. Anschließend wollen Sie sie in der Ovar-Sprechstunde der hiesigen Universitätsklinik vorstellen. Sie raten Frau W., zu diesem Termin eine Begleitung mitzubringen.

MERKE

Für Gespräche, in denen man **schlechte Nachrichten** überbringt, sollte man sich Zeit nehmen und ungestört sein. Versuchen Sie, die Situation in möglichst einfachen Worten zu erklären, und geben Sie der Patientin die Möglichkeit, Nachfragen zu stellen. Versuchen Sie, wenn möglich, den Begriff „Krebs" zu vermeiden. Sobald dieses Wort ausgesprochen ist, wird die Patientin keine weiteren Informationen aufnehmen können.

2. Risikofaktoren und Früherkennung

Das Ovarialkarzinom ist die sechsthäufigste Krebserkrankung der Frau, in Deutschland erkranken pro Jahr 10.000 Frauen daran, meist zwischen dem 50. und 60. Lebensjahr. Obligate Präkanzerosen gibt es nicht. Lediglich die **Endometriose** ist mit einem erhöhten Risiko für das Auftreten von endometroiden oder klarzelligen Ovarialkarzinomen vergesellschaftet. Weitere Risikofaktoren sind **Infertilität, Nulliparität, frühe Menarche, späte Menopause, Adipositas, PCOS, keine orale Kontrazeption, Entwicklung aus einem Borderline-Tumor und eine genetische Prädisposition.** Im Rahmen der genetischen Mutationen sind v. a. die Tumorsupressorgene **BRCA1/2** hervorzuheben, aber auch Mutationen in anderen Hochrisikogenen spielen eine Rolle (z. B. CHEK2, RAD51C/D; TP53 etc.).

In die **AGO-TR1-Studie** wurden 523 Patientinnen mit primärem oder rezidiviertem Ovarialkarzinom eingeschlossen und auf eine genetische Mutation getestet. Es zeigte sich über alle Subgruppen eine Rate an BRCA1/2-Mutationen von **20,8 %** und an Mutationen über alle Risikogene von **25,8 %.**

Der häufigste histologische Typ ist das **high-grade-seröse** Ovarialkarzinom. Es entsteht in der Regel aus dem **Tubenepithel.**

Eine effektive Früherkennung gibt es nicht. Frühe Veränderungen in Tube und Ovar lassen sich sonografisch nicht darstellen, sodass das Ovarialkarzinom in den meisten Fällen erst im fortgeschrittenen Stadium festgestellt wird, wenn es klinische Symptome macht.

MERKE
Bei Feststellung eines Ovarialkarzinoms sollte bis zum 80. Lebensjahr eine genetische Testung erfolgen, unabhängig von der Familienanamnese.

3. Überweisung der Patientin

Sie rufen Ihre ehemalige Kollegin in der Uniklinik an und übergeben Ihre Patientin: „65-jährige Frau mit großer zystisch-solider Raumforderung, a. e. vom Ovar ausgehend mit reichlich Aszites. Keine Vorerkrankungen, keine Kinder, leere Familienanamnese." Sie berichten weiterhin, dass sie bereits Tumormarker abgenommen und eine CT-Untersuchung von Thorax und Abdomen für übermorgen terminiert haben. Frau W. erhält einen Termin für Anfang der nächsten Woche.

Wie besprochen, melden Sie sich am nächsten Tag telefonisch bei Frau W. Sie teilen ihr zunächst den Termin in der Klinik mit und fragen sie, wie es ihr geht. Sie berichtet, dass sie sich von dem ersten Schock erholt habe und nun bereit für die nächsten Schritte sei. Anschließend fragt sie nach den Blutergebnissen. Sie erklären, dass **CA-125** der wichtigste Tumormarker beim Ovarialkarzinom ist, dass er aber sowohl bei benignen Erkrankungen erhöht als auch bei malignen Befunden normwertig sein kann. Er dient also weder zum Screening noch zur Differenzialdiagnose oder zum Abschätzen der Prognose. Er korreliert lediglich häufig mit dem Verlauf der Erkrankung. Das heißt, er fällt nach OP und Chemotherapie ab und steigt beim Auftreten eines Rezidivs wieder an. Hier liegt der CA-125-Wert bei 65 U/ml.

4. Vorstellung in der Klinik

Zum Termin in der Klinik erscheint die Patientin gemeinsam mit ihrem Ehemann. Sie ist gefasst, aber aufgeregt. Die Bilder des CT Thorax/Abdomen sind bereits eingelesen und der Fall ist in der Tumorkonferenz besprochen worden.

Die Ärztin erklärt, dass der erste Schritt der Therapie eine ausgedehnte, abdominelle Operation ist. Essenziell für die korrekte chirurgische Therapie ist, dass die gesamte Bauchhöhle eingesehen werden kann. Es erfolgt daher eine Längslaparotomie vom Xiphoid bis zur Symphyse.

Sowohl bei der Staging-Laparotomie als auch beim Tumordebulking erfolgen zunächst die Entnahme einer **Spülzytologie** und die histologische Sicherung per Schnellschnitt. Ist das Ovarialkarzinom bestätigt, finden im Rahmen der **Staging-Laparotomie immer** die **radikale Hysterektomie und Adnektomie beidseits,** die **Omentektomie** (mindestens infrakolisch, besser infragastrisch), **Peritoneal-PEs** (Beckenperitoneum, parakolische Rinnen, unter der Leber, Zwerchfellkuppeln beidseits) und die **Appendektomie** statt. Bei **frühen Ovarialkarzinomen** (FIGO-Stadium I–IIA) sollten zudem die **pelvine und paraaortale systematische Lymphonodektomie (LNE)** erfolgen.

Beim **fortgeschrittenen Ovarialkarzinom (FIGO IIB–IIIC)** hat sich die Erkrankung bereits auf weitere Organe im kleinen Becken oder sogar in der gesamten Bauchhöhle ausgebreitet. In diesem Fall wird eine **Debulking-OP** durchgeführt, d. h., alles, was tumorbefallen ist, wird entfernt. Dies kann beispielsweise auch mit einer Darm- oder Leberteilresektion einhergehen (hierüber muss aufgeklärt werden, auch über die Anlage eines Anus praeter!). Das Ziel der Operation und prognoseentscheidend ist die **makroskopische Tumorfreiheit** bzw. das Erzielen eines möglichst kleinen **Tumorrests (< 1 cm). Cave:** Beim fortgeschrittenen Ovarialkarzinom erfolgt keine systematische pelvine und paraaortale Lymphonodektomie. In der LION-Studie hat sich hierfür kein Vorteil im Overall-Survival gezeigt. Lediglich auffällige Lymphknoten werden entfernt.

Frau W. ist nach den umfangreichen Informationen ganz still geworden. Die Ärztin versucht zu beruhigen, indem sie erklärt, dass diese Operation in ihrer Klinik sehr häufig durchgeführt wird und es sich um ein Zentrum handelt, in dem ein erfahrenes und eingespieltes multidisziplinäres Team aus Gynäkologie, Anästhesie, Allgemeinchirurgie, Urologie, Intensivmedizin etc. bereitsteht, das sich bereits präoperativ absprechen wird. Zudem ist eine psychologische Anbindung während des stationären Aufenthalts möglich.

5. Adjuvante Therapie und Prognose

Die Therapie des Ovarialkarzinoms stützt sich auf zwei Pfeiler: zum einen auf die Operation und zum anderen auf die adjuvante Chemotherapie.

Lediglich bei Stadium IA, G1 findet keine adjuvante Chemotherapie statt. Bei IA, G2 oder IB, G1/2 erfolgt die adjuvante Chemotherapie mit 6 Zyklen Carboplatin mono. Ab Stadium IA, G3 bis Stadium IV wird die

Chemotherapie als Kombination aus **Carboplatin und Paclitaxel** über 6 Zyklen durchgeführt. Beim fortgeschrittenen Ovarialkarzinom ab Stadium IIIB wird zusätzlich der **Hämangiogenesehemmer Bevacizumab** hinzugenommen. Wichtig ist hier, dass dies erst ab dem zweiten Zyklus erfolgen darf, da die intraabdominale Wundheilung abgeschlossen sein muss. Die Therapie mit Bevacizumab wird über die Chemotherapie hinaus für insgesamt 15 Monate fortgesetzt (im Sinne einer Erhaltungstherapie).

Das frühe Ovarialkarzinom (IA–IIA) hat mit einer 5-Jahres-Überlebensrate von 60–90 % eine relative gute Prognose. Leider werden 75 % der Ovarialkarzinome erst in einem fortgeschrittenen Stadium entdeckt. Die 5-Jahres-Überlebensrate liegt hier bei 25–40 %.

MERKE

Bei leitliniengerechter Therapie des fortgeschrittenen Ovarialkarzinoms leben 60 % der Patientinnen noch nach 4 Jahren.

ZUSAMMENFASSUNG

10.000 Frauen erkranken pro Jahr in Deutschland an einem Ovarialkarzinom. Leider wird die Diagnose häufig erst in einem fortgeschrittenen Stadium gestellt. Entscheidend ist die leitliniengerechte Therapie, im Sinne der Tumorfreiheit nach erfolgter Operation und der sich anschließenden Kombinationschemotherapie.

WAS WÄRE, WENN ...

- ... bei der Patientin eine genetische Mutation im BRCA1/2-Gen vorliegen würde?
  - Durch den Nachweis der Mutation ergeben sich weitere Therapieoptionen. In der Rezidivsituation hat sich beim platinsensitiven, BRCA1/2-positiven, high-grade-serösen Ovarialkarzinom ein signifikanter Vorteil in Bezug auf das progressionsfreie Überleben nach Erhaltungstherapie mit dem PARP-Inhibitor Olaparib gezeigt. Gleiche Ergebnisse haben sich aktuell in der Solo-1-Studie ergeben, die eine Erhaltungstherapie mit Olaparib nach Erstdiagnose und erfolgreicher Chemotherapie untersucht hat. Aktuell laufen weitere Studien (PAOLA-1 und AGO OVAR 20), die diesen Effekt bei Patientinnen ohne Nachweis einer BRCA1/2-Mutation untersuchen.

4

Ich blute – in der Spätschwangerschaft

Manuela Tavares de Sousa

Anamnese

Sie sind im Kreißsaal-Nachtdienst und die Hebamme reicht Ihnen das Telefon weiter. Die Rettungszentrale ist dran, die Ihnen eine Patientin mit Blutung und Bauchschmerzen ankündigt. Sie sei in der 33. SSW und bekomme ihr drittes Kind. Die Patientin ist bereits bei Ihnen angemeldet.

Während Sie auf die Patientin warten, schauen Sie in die Akte: Frau R. hat zwei Kaiserschnitte hinter sich, beide sekundär, und ist 4 Wochen vor dem errechneten Termin. Des Weiteren ist die Anamnese unauffällig.

Bei Eintreffen der Rettungsliege wird Frau R. unmittelbar in das Untersuchungszimmer gebracht. Die Patientin ist ansprechbar, aber schreit panisch mit starken, stechenden Schmerzen.

Untersuchungsbefunde

Klinische Untersuchung: RR 85/60 mmHg, Puls 115 bpm, SO_2 98 %. Abdomen mit verblasster Sectionarbe, druckdolent. Uterus verformt.

Grob orientierende abdominelle Sonografie: Einling mit positiver Herzaktion, Querlage, Plazenta an der Hinterwand, innerer Muttermund frei. Freie Flüssigkeit im gesamten Abdomen. Insgesamt eingeschränkte Beurteilbarkeit wegen starker Schmerzen.

Vaginale Spekulum- und Tastuntersuchung: unterregelstarke, hellrote Blutung ex CK, Portio verstrichen, weich, MM 2 cm geöffnet.

Kardiotokogramm (CTG): Basalfrequenz von 105 bpm, silente Oszillation.

1. **Durch welche Information stellen Sie Ihre Verdachtsdiagnose? Welche anderen Risikofaktoren kennen Sie? Wen würden Sie informieren? Wie würde die Übergabe aussehen?**
2. **Welche Differenzialdiagnosen wägen Sie ab? Wie sehen dort die Leitbefunde aus?**
3. **Wie sieht Ihre Untersuchung aus, wenn die Plazenta sonografisch vor dem inneren MM liegt? Welche Formen der Placenta praevia kennen Sie und wie wäre der Geburtsmodus?**
4. **Welche Risiken würden für eine vorzeitige Plazentalösung sprechen? Wie ist die Klinik?**
5. **Was sind die wichtigsten Maßnahmen, die Sie bei Frau R. ergreifen? Was tun Sie nach der Geburt?**
6. **Nennen Sie Komplikationen, die bei einer starken Blutung auftreten können.**

1. Verdachtsdiagnose, Risikofaktoren, weiteres Vorgehen und Übergabe

Frau R. ist hypoton und der Puls ist mit 115 bpm hoch. Die Blutung ist unterregelstark und hell. Sonografisch sehen Sie freie Flüssigkeit im Abdomen. Sie wissen, dass frisches Blut nicht sofort als Koagel zu erkennen ist und sich sonografisch in dieser Form zeigt. Zusätzlich zeigt der Fetus eine auffällige Herzfrequenz. Sie erkennen sofort, dass es sich um einen **absoluten Notfall für Mutter und Kind** handelt.

Ihnen fällt auf, dass Frau R. bereits zwei Kaiserschnitte in der Vorgeschichte hat und der Uterus verformt ist. Ihre Verdachtsdiagnose bei freier Flüssigkeit im Abdomen ist daher die **Uterusruptur.** Dies ist eine Indikation zur sofortigen Entbindung per Sectio. Andere Risikofaktoren für eine Uterusruptur sind **hohe Multiparität, protrahierter Geburtsverlauf, Wehendystokie, Trauma, abnormale Kindslage (hier Quer-) und andere Uterusoperationen (z.B. Myomenukleation).**

Übergabe eines Notfalls

Sie informieren und übergeben spezifische Inhalte an das Kollegium:

- **OP-Team:** Notsectio! Entbindung innerhalb von 10 min. Bitte alle kommen!
- **Anästhesie:** Notsectio bei Uterusruptur. Blutkonserven werden bestellt.
- **Neonatologie:** Notsectio in der 33. Woche. Bisher keine Lungenreife durchgeführt.

MERKE

- Bei einer Uterusruptur handelt es sich um einen absoluten Notfall, Mutter und Kind sind gefährdet. Die Blutung ist eher intraabdominal und kann äußerlich als nur leichte Blutung imponieren. Es herrschen Symptome einer Hypovolämie. Der Fetus kann bereits in der Bauchhöhle liegen.
- Bei dem Ausrufen einer Notsectio ist besonders darauf zu achten, dass jede Information kurz und knapp angepasst wird. Als Geburtshelferin müssen Sie die Interessen aller Disziplinen im Blick haben.

2. Differenzialdiagnosen

In der **Spätschwangerschaft,** wie sie hier bei Frau R. vorliegt, gibt es neben der Uterusruptur noch weitere Differenzialdiagnosen der vaginalen Blutung:

- Bei Blutungen unter regelmäßiger Wehentätigkeit kann es zu einer **Eröffnungsblutung** kommen. Dies ist die häufigste Ursache und zeigt keine auffälligen kindlichen Herztöne.
- **Insertio velamentosa:** Die Nabelschnur inseriert an den Eihäuten statt an der Plazentaoberfläche. Bei einem Blasensprung kann es zu einer Blutung aus den kindlichen Gefäßen kommen. Es zeigt sich eine schmerzlose Blutung mit pathologischem CTG nach Blasensprung, der in diesem Falle nicht vorliegt.
- **Placenta praevia:** Die Plazenta liegt über dem inneren Muttermund. Dies war bei Frau R. sonografisch ausgeschlossen worden – der innere Muttermund war frei. Typisch wäre eine hellrote Blutung bei weichem, schmerzlosem Abdomen.
- **Vorzeitige Plazentaablösung (Ablatio placentae):** Die Plazenta löst sich noch vor der Geburt. Dies ist gekennzeichnet durch starke Schmerzen bei hartem, druckdolentem Uterus. Die Blutung nach außen variiert. Aufgrund der ähnlichen Symptome wäre dies in dem Falle von Frau R. die beste Differenzialdiagnose.
- Durch das Vorliegen von zwei Kaiserschnitten in der Vorgeschichte erscheint die **Uterusruptur** am wahrscheinlichsten.

3. Diagnostik und Formen der Placenta praevia

Wäre die Plazenta vor dem inneren Muttermund und der Verdacht auf eine Placenta praevia gestellt, sollte nicht vaginal untersucht werden, da sich durch die manuelle Manipulation die Blutung verstärken kann.

Die Plazenta kann über den gesamten Muttermund liegen (Placenta praevia totalis) oder diesem nur anteilig überliegen (Placenta praevia marginalis, ➤ Abb. 4.1). Bei diesen Formen ist immer eine Sectio durchzuführen. Bei einer tief sitzenden Plazenta (bis zu 2 cm an den inneren Muttermund reichend, diesen aber nicht bedeckend) kann eine vaginale Entbindung in Kenntnis eines erhöhten Blutungsrisikos angestrebt werden.

4. Risikofaktoren

Die Ätiologie der vorzeitigen Plazentaablösung ist noch nicht vollständig geklärt. Auffällig ist jedoch, dass sie häufig zusammen mit anderen Erkrankungen auftritt, die auf eine gestörte Implantation der Plazenta zurückgehen. Beispiele dafür sind die **hypertensiven Schwangerschaftserkrankungen** (➤ Fall 2) und die **Plazentainsuffizienz.**

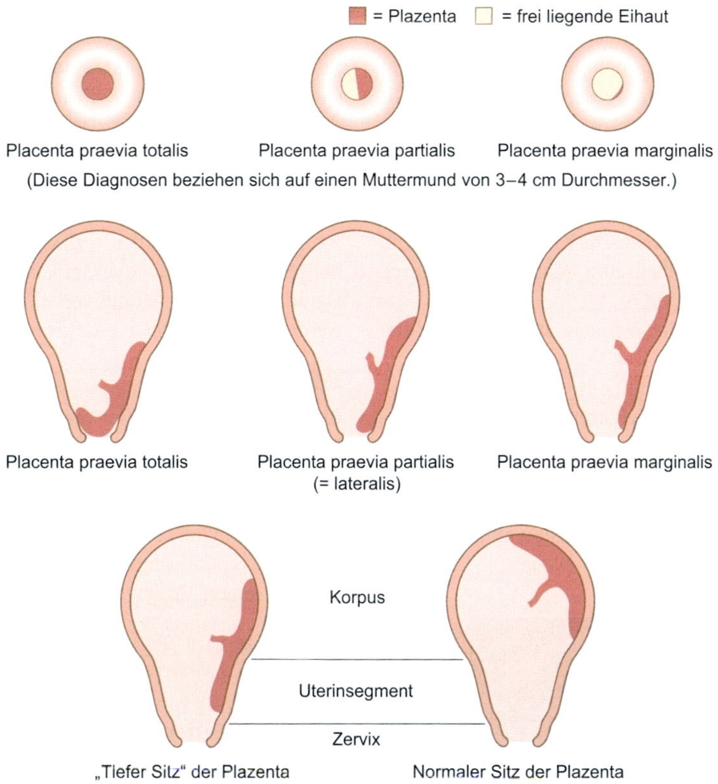

Abb. 4.1 Die verschiedenen Formen der Placenta praevia [L234]

Auch die Zuführung von vasokonstringierenden Substanzen, wie **Kokain** und **Nikotin,** führen zu Reifungsstörungen der Plazenta mit erhöhtem Risiko einer Plazentalösung.
Je nach Ablösungsort kann die Blutungsstärke bei einer Plazentalösung nach außen variieren. Ist die Ablösung zentral, bildet sich ein retroplazentares Hämatom, welches möglicherweise nicht nach außen blutet. Liegt die Plazentalösung hingegen an der seitlichen Plazentahaftfläche, kann es zu einer vaginalen Blutung aus dem venösen mütterlichen Kreislauf kommen. Der starke Blutverlust kann bei Mutter und Kind zu einer lebensbedrohlichen Situation führen.

MERKE

Eine vaginale Blutung kann für Mutter und/oder Kind lebensbedrohlich sein. Bei akuten Symptomen bei einem reifen Kind muss sofort operativ entbunden werden.

5. Therapie einer Blutung in der späten Schwangerschaft

Die Patientin ist hypoton und das CTG ist pathologisch. Obwohl es sich um eine Schwangerschaft in der 33. Woche ohne Lungenreifeinduktion handelt, muss eine **Notsectio** durchgeführt werden, um die Lebensgefahr von Mutter und Kind zu senken.
Sie haben bereits die entsprechenden Fachdisziplinen über den Fall informiert und eine Indikation zur Entbindung gestellt. Zügig klären Sie die Patientin über die Situation auf, während Sie zwei periphere Zugänge legen. Bei einer verstärkten Blutung und Ihrem Verdacht einer Ruptur der ehemaligen Sectionarbe denken Sie neben dem üblichen Labor auch daran, die Blutgruppe zu bestimmen und Blutkonserven zu bestellen.

Frau R. weint und fragt, ob das alles sein müsse. Trotz der stressigen Situation finden Sie eine Minute, die Patientin bei der Hand zu nehmen. Sie reden ihr gut zu, dass alles gut ausgehen werde, während Sie mit ihr in den OP fahren.
Dort angekommen, wartet bereits das OP-Team. Nach einer kurzen Übergabe des Namens, Geburtsdatums und der Sectioindikation beginnt die Anästhesie mit der Einleitung einer Vollnarkose. Die Kinderärztinnen sind auch bereits im OP-Nebenraum. Nach Freigabe durch diese beginnen Sie die OP.
Bei Frau R. bestätigt sich intraoperativ die Verdachtsdiagnose (➤ Abb. 4.2). Das Neugeborene ist schlapp und wird unmittelbar von den Neonatologen versorgt. Bei einem Hb von 8 g/dl bekommt es direkt eine Bluttransfusion und wird aufgrund der Frühgeburtlichkeit auf die Kinderstation gebracht. Frau R. hat intraoperativ bei stabiler Blutung einen Hb von 7 g/dl, der Kreislauf ist stabil, sodass Sie keine Transfusion anordnen. Die weitere Operation verläuft unkompliziert.

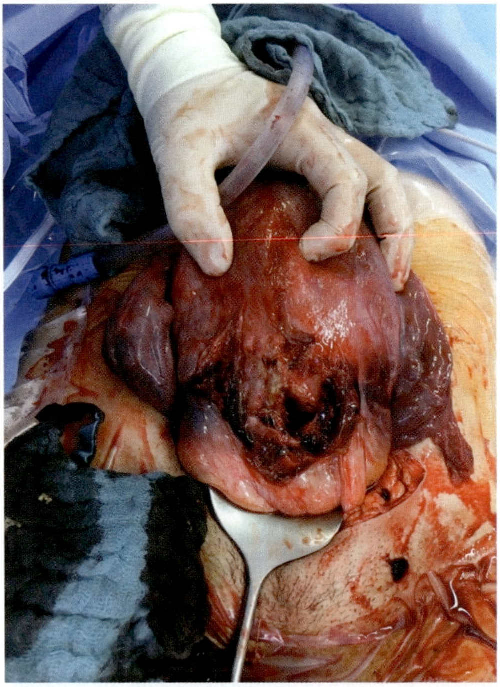

Abb. 4.2 Intraoperativer Situs Uterusruptur [O697]

Nachdem Frau R. wieder wach ist, wird sie in den Kreißsaal gebracht. Ihr Mann ist inzwischen mit dem privaten Pkw angereist. Auch er steht unter Schock. Sie haben Glück, denn aktuell ist weiter im Kreißsaal nichts zu tun. Sie nehmen sich für das Paar Zeit und erläutern den Befund und die Notwendigkeit einer Operation. Alle, auch Sie selbst, atmen auf. Es ist alles nochmal gut gegangen.
Nach guten zwei Wochen verlässt die Mutter mit ihrer neugeborenen Tochter die Klinik und bringt Ihnen zum Dank einen Blumenstrauß vorbei. Diesen Nachtdienst werden Sie beide wohl nie vergessen.

6. Komplikationen einer verstärkten Blutung
Mögliche Komplikationen sind ein **Volumenmangelschock** sowie eine **disseminierte intravasale Gerinnung (DIC)** der Mutter durch den immensen Blutverlust. Dabei handelt es sich um eine Komplikation, die viele intensivmedizinische Maßnahmen erfordert und mit einer hohen Letalität vergesellschaftet sein kann.

ZUSAMMENFASSUNG

Blutungen in der späten Schwangerschaft können einen absoluten Notfall für Mutter und Kind darstellen. Wichtigste **Differenzialdiagnosen** sind die Eröffnungsblutung, die Uterusruptur, die Placenta praevia, die Insertio velamentosa und die Plazentalösung. Bei akuten Symptomen muss sofort eine **operative Entbindung** angestrebt werden, um sowohl das Leben des Kindes als auch das der Mutter zu retten.

WAS WÄRE, WENN ...

- ... die Patientin mit Wehen ohne Ruptur im Zustand nach einmaliger Sectio gekommen wäre?
  – Die vaginale Geburt ist nach einer Sectio in der Vorgeschichte mit einem Uterusrupturrisiko von 0,8 % vergesellschaftet. Nach ausführlicher Erläuterung ist dies unter engmaschiger Überwachung keine Kontraindikation für eine vaginale Entbindung.

5

Ich taste einen Knoten in meiner Brust

Lisa Kreysa

Anamnese

In Ihrer Sprechstunde im Brustzentrum der Klinik stellt sich die 73-jährige Frau W. vor. Zufällig habe sie vor 2 Monaten erstmals eine Verhärtung in der linken Brust getastet. Umgehend wollte sie sich bei ihrer Fachärztin vorstellen, aber es habe fast 4 Wochen gedauert, bis sie einen Termin bekommen habe. Die Frauenärztin habe sie nun direkt hierher überwiesen. In der Zwischenzeit sei der Befund nicht merklich größer geworden, sodass Frau W. kaum besorgt ist. Außerdem sei sie bis zu ihrem 69. Lebensjahr immer zuverlässig bei der Mammografie gewesen. Auffälligkeiten habe es nicht gegeben. Bei ausgeprägtem Uterus myomatosus mit Hb-relevanten Meno-/Metrorrhagien hat Frau W. mit 55 Jahren eine Hysterektomie mit Adnektomie beidseits erhalten.

Untersuchungsbefund

Körperliche Untersuchung: Frau W. setzt sich vor Sie auf die Untersuchungsliege. Sie lassen sie zunächst die Arme über den Kopf heben und dann in die Seiten stemmen. Beide Mammae sind gut beweglich. Über dem linken oberen äußeren Quadranten erahnt man eine Plateaubildung sowie eine kleine Einziehung bei 10–11 Uhr.

Bimanuelle Palpation: Sie tasten zunächst die supraklavikulären und anschließend die parasternalen Lymphbahnen ab, die sich unauffällig darstellen. Anschließend palpieren Sie bimanuell beide Mammae: rechtsseitig unauffälliger Befund. Linksseitig tastet man bei 10–11 Uhr eine derbe, schwer verschiebliche, ca. 1,5 × 1,2 cm große Struktur mit unregelmäßiger Oberfläche. Keine Druckdolenz. Die axillären Lymphknoten sind palpatorisch beidseits unauffällig.

1. **Welche Verdachtsdiagnose besprechen Sie mit Frau W. und wie sehen die weiteren diagnostischen Schritte aus? Was verstehen Sie unter der ACR- und BI-RADS-Klassifikation?**

2. **Stellen Sie sich vor, bei Frau W.s Tumor handele es sich um ein inflammatorisches Mammakarzinom und die axillären Lymphknoten wären in der klinischen Untersuchung suspekt. Woran müssen Sie zusätzlich denken?**

3. **Frau W. hat große Angst vor dem Ergebnis der Stanzbiopsie, da sie sich vor einer Chemotherapie fürchtet. Erläutern Sie Ihrer Patientin, wie sich die Therapie in Bezug auf die verschiedenen histopathologischen Subtypen verändert.**

4. **Der histologische Befund der Biopsie lautet: invasiv-duktales Karzinom, Hormonrezeptor-positiv (ER 8/PR12), Her2-neu-negativ, Ki67: 5 %. Welche Therapie empfehlen Sie Ihrer Patientin? Was müssen Sie bei einer brusterhaltenden Therapie bedenken? Frau W. möchte auf der sicheren Seite sein und fragt direkt nach der bilateralen Mastektomie. Können Sie dies in der vorliegenden Situation empfehlen?**

5. **Man geht mittlerweile davon aus, dass es sich bei einem Mammakarzinom immer um eine systemische Erkrankung handelt. Was bedeutet dies für Frau W. und Mammakarzinom-Patientinnen allgemein?**

1. Verdachtsdiagnose, Diagnostik, Klassifikation

Nach der Untersuchung setzt sich Frau W. wieder zu Ihnen. Sie erklären, dass man nach der klinischen Untersuchung noch keine sichere Diagnose stellen kann, dass ein solcher Befund aber in jedem Fall weiter abgeklärt werden muss.

Diagnostik

Für Frau W. bedeutet dies, dass sich heute noch eine **Sonografie der Mammae und der Lymphabflusswege (1),** anschließend eine **Mammografie (2)** und höchstwahrscheinlich auch eine **Stanzbiopsie (3)** des Befundes anschließen werden. Frau W. ist verwundert und nun auch besorgt, war sie doch davon ausgegangen, dass es sich um nichts „Schlimmes" handeln würde. „Warum muss denn direkt eine Probe entnommen werden?" Sie erklären, dass eine Bildgebung nie zu 100 % sicher ist und die Biopsie notwendig ist, um definitiv zu wissen, um was es sich handelt, und um dann die richtige Therapie einleiten zu können.
Sie begleiten Frau W. zur Mammadiagnostik. Sie werden sie nach den Untersuchungen noch einmal wiedersehen.

Untersuchungsbefunde

1. **Mammasonografie:** Die rechte Mamma stellt sich unauffällig dar. Linksseitig bei ca. 11 Uhr zeigt sich ein **längs-ovaler** Herdbefund (Längsachse ist größer als die Querachse) mit **unscharfer Wandbegrenzung, inhomogenem Echogenitätsmuster** und **Spiculae** (radiäre Ausläufer in das umgebende Gewebe) sowie **dorsaler Schallauslöschung** (➤ Abb. 5.1). Der Befund ist zudem **nicht komprimierbar.** Die axillären Lymphknoten sind beidseits unauffällig.
2. **Mammografie:** beidseits Involutionsbrust (entsprechend ACR I). Linksseitig Bestätigung des Befunds; links oben außen: asymmetrischer Herdbefund mit unscharfer Begrenzung sowie sternförmige Verdichtungen mit Spiculae („Krebsfüßchen"). BI-RADS 5. ➤ Abb. 5.2

Klassifikation

➤ Tab. 5.1, ➤ Tab. 5.2

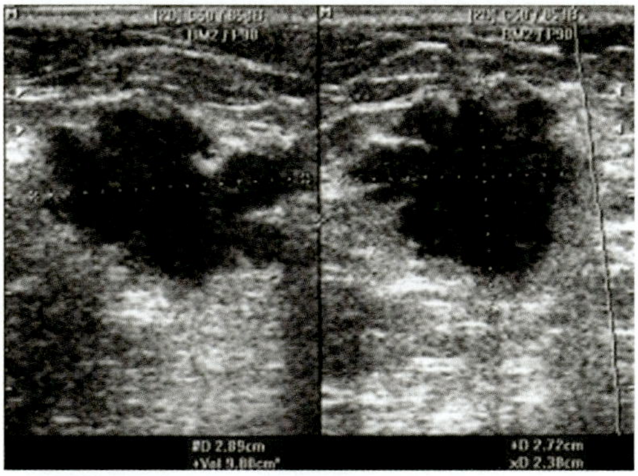

Abb. 5.1 Mammasonografie der Patientin [M453]

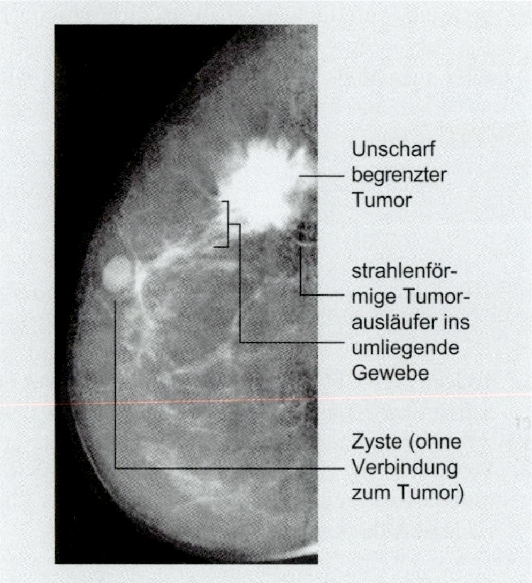

Abb. 5.2 Beispiel eines Mammakarzinoms in der Mammografie [M436]

Tab. 5.1 Beurteilung der Mammografie nach dem American College of Radiology (ACR) [W1147]

I	< 25 % Drüsengewebe, überwiegend lipomatös (Involutionsbrust)
II	Fibroglanduläres Gewebe 25–50 % (Teilinvolution)
III	Fibroglanduläres Gewebe 51–75 % (dichter Drüsenkörper)
IV	Fibroglanduläres Gewebe > 75 % (sehr dichter Drüsenkörper)

Tab. 5.2 Beurteilung der Mammografie nach BI-RADS [W1147]

0	Diagnostik unvollständig
1	Unauffälliger Befund
2	Sicher gutartiger Befund
3	Eher gutartiger Befund. Kontrolle in 6 Monaten.
4	Unklarer, eher gutartiger Befund. Kontrolle → bioptische Abklärung.
5	Dringend malignitätsverdächtig → histologische Bestätigung
6	Histologisch gesichertes Mammakarzinom

MERKE

Auch hinter sonografisch homogenen Befunden können sich Malignome verbergen, sodass v. a. bei Größenprogredienz immer auch zu einer bioptischen Abklärung geraten werden sollte, um keinen malignen Befund zu übersehen.

2. Fortgeschrittenes Mammakarzinom

Ist das Mammakarzinom lokal-fortgeschritten, das heißt ab einer Tumorgröße > 2 cm oder Infiltration der Haut oder Brustwand (bei jeder Tumorgröße), oder sind axilläre Lymphknoten befallen, muss neben der bioptischen Sicherung des Herdbefundes auch ein **komplettes Staging** erfolgen, da die Wahrscheinlichkeit einer hämatogenen Aussaat mit Fernmetastasen deutlich erhöht ist. In diesem Fall erhält die Patientin

1. eine **Skelettszintigrafie,** um ossäre Metastasen auszuschließen.
2. eine **CT Thorax und Abdomen** (alternativ Röntgen-Thorax und Oberbauchsonografie) zum Ausschluss von v. a. Lungen- und Lebermetastasen.

MERKE

Bei lokal-fortgeschrittenem oder nodal-positivem Mammakarzinom muss vor Festlegung des Therapieregimes ein Staging durchgeführt werden. Eine cCT zum Ausschluss von Hirnmetastasen wird **nicht** standardmäßig durchgeführt.

3. Therapieansätze

Nach Abschluss der Untersuchungen in der Radiologie kehrt Frau W. zu Ihnen zurück. Mittlerweile ist sie sehr belastet und aufgeregt. Sie setzen sich mit Frau W. in Ihr Besprechungszimmer und erklären, dass das Mammakarzinom die häufigste Krebserkrankung der Frau ist und das Lebenszeitrisiko bei etwa 12 % liegt. In den meisten Fällen ist die Heilungsrate > 90 %. Trotzdem ist Brustkrebs aber nicht gleich Brustkrebs und Therapieregime sowie Heilungsrate hängen von dem histologischen Typ ab:

Die **häufigste Form** ist das **Hormonrezeptor-positive, Her-2-neu-negativ**e Mammakarzinom. Bei einem primären Mammakarzinom dieser Art strebt man zunächst eine operative Therapie an (brusterhaltend, wenn möglich) und anschließend eine Radiatio (bei Brusterhalt) sowie anschließend eine endokrine Erhaltungstherapie. Eine Chemotherapie ist hier meist nicht notwendig.

Anders sieht es bei aggressiveren Karzinomen aus:

Bei **Her-2-Positivität** oder **triple-negativen Tumoren** (sowohl Hormonrezeptor- als auch Her-2-negativ) muss in den allermeisten Fällen eine Chemotherapie erfolgen. Das Schema lautet normalerweise wie folgt: **4× Epirubicin + Cyclophosphamid (im Abstand von 2 oder 3 Wochen), gefolgt von 12× Paclitaxel (wöchentlich).** Im Falle einer Her-2-Positivität wird das Schema durch eine zielgerichtete Therapie (anti-Her-2) ergänzt, i. S. von **Trastuzumab** und **Pertuzumab.**

Bei Frau W. ist eher davon auszugehen, dass es sich um eine weniger aggressive Form handelt, sodass die Chancen, dass sich eine Chemotherapie umgehen lässt und eine Heilung erzielt werden kann, sehr gut stehen. Ihre Patientin ist nach dem Gespräch beruhigter.

MERKE

Muss bei einem primären Mammakarzinom eine Chemotherapie erfolgen, sollte diese möglichst neoadjuvant durchgeführt werden. Vor Beginn der Chemotherapie muss der Tumor clipmarkiert werden. Die Wirksamkeit der Chemotherapie kann dann an der Verkleinerung des Tumors sichtbar gemacht werden.

4. Therapieplan

Drei Tage später ist Frau W. zur Besprechung der Befunde wieder bei ihnen. Das Ergebnis der pathologischen Untersuchung liegt nun vor und wie erwartet handelt es sich zwar um ein Mammakarzinom, allerdings ein, wie bereits erläutert, gut behandelbares.

Bei kleinem Tumor und relativ großem Brustvolumen schlagen Sie Ihrer Patientin eine **brusterhaltende Therapie (BET)** vor mit anschließender **Radiatio** der Brust (die Bestrahlung **muss** nach jeder brusterhaltenden Operation erfolgen) sowie eine **adjuvante endokrine** Therapie mit einem Aromatasehemmer, da die Patientin postmenopausal ist. Zudem erläutern Sie der Patientin die **Sentinellymphonodektomie.** Hierbei wird der Wächterlymphknoten im Rahmen der OP mit entfernt, um nachzuweisen, dass die Lymphknoten tatsächlich tumorfrei sind. Dieser Lymphknoten erhält als Erstes die aus der Brust drainierte Lymphflüssigkeit und ist daher auch mit größter Wahrscheinlichkeit bei einer Metastasierung betroffen. Der Sentinel wird am Tag vor der Operation radioaktiv markiert und kann intraoperativ mittels einer γ-Sonde aufgespürt werden.

Frau W. hat sich in den letzten Tagen umfangreich belesen und fragt nach der bilateralen Mastektomie. Sie erklären, dass die BET mit anschließender Radiatio gleichwertig mit der Mastektomie ist und eine Mastektomie nur durchgeführt werden sollte, wenn eine BET nicht möglich ist, z. B. bei Multizentrizität, inflammatorischem Mammakarzinom, bei einem im Verhältnis zu großem Tumor für eine zu kleine Brust oder wenn eine adjuvante Radiatio nicht durchgeführt werden kann. Das Risiko für einen Befall der kontralateralen Brust ist in der vorliegenden Situation ebenfalls als gering einzuschätzen, sodass keine Indikation für eine kontralaterale Mastektomie besteht.

Frau W. versteht die Argumentation und willigt in die BET mit Sentinellymphonodektomie ein, die 1 Woche später unkompliziert erfolgt.

Aktuell laufen Studien, in denen die Notwendigkeit der SNL-Lymphonodektomie untersucht wird. Bei primärem Mammakarzinom mit klinisch unauffälligem LK-Status wird die Patientin entweder in die Gruppe mit LNE oder ohne SNL-LNE randomisiert.

5. Systemische Erkrankung

Man geht davon aus, dass es bei primären Mammakarzinomen schon früh zu einer hämatogenen **Aussaat der Tumorzellen** kommt und es sich somit um eine systemische Erkrankung handelt, die einer systemischen Therapie bedarf. Ziel ist es daher, eine **Erhaltungstherapie** durchzuführen, um diese zirkulierenden Tumorzellen abzufangen und das Risiko für eine Metastasierung möglichst gering zu halten. Im Falle von Hormonrezeptor-positiven Tumoren handelt es sich um eine endokrine Erhaltungstherapie mit einem Antiöstrogen (prämenopausal) oder einem Aromatasehemmer (postmenopausal). Auch bei Karzinomen, die einer Chemotherapie bedürfen, die aber trotzdem HR-positiv sind, erfolgt nach Abschluss der Chemotherapie eine endokrine Erhaltung. Bei Her-2-neu-positiven Karzinomen erfolgt die Erhaltungstherapie zielgerichtet mit Trastuzumab und Pertuzumab. Diese Substanzen werden für insgesamt 1 Jahr nach Ende der Chemotherapie gegeben.

MERKE

Das Mammakarzinom gilt als primär systemische Erkrankung, sodass auch immer eine systemische Therapie erfolgen sollte, in Form einer endokrinen oder zielgerichteten Therapie. Gerade beim triple-negativen Mammakarzinom ist dies aufgrund des negativen Rezeptorstatus allerdings sehr schwierig.

ZUSAMMENFASSUNG

Das Mammakarzinom ist die häufigste maligne Erkrankung der Frau. Das Lebenszeitrisiko liegt bei 12 %. Therapieregime und Heilungsraten sind stark abhängig vom histopathologischen Subtyp. Bei dem häufigsten Subtyp, dem HR-positiven Her-2-negativen Mammakarzinom, erfolgt die primär operative Therapie mit anschließender Radiatio und endokriner Erhaltungstherapie.

WAS WÄRE, WENN ...

- ... bei Frau W. die axillären Lymphknoten auffällig gewesen wären und sie deshalb ein Staging erhalten hätte, in dem sich hepatische Metastasen zeigen?
  - In diesem Fall würde es sich um eine primär metastasierte Erkrankung handeln. Die operative Therapie würde hier keine Rolle mehr spielen. Die Patientin würde direkt systemisch behandelt werden, je nach Remissionsdruck direkt mit einer Chemotherapie oder evtl. auch zunächst mit einer endokrinen Therapie, wenn die Metastasierung gering und die Patientin therapienaiv wäre.

6

Sie sind meine letzte Hoffnung

Lisa Kreysa

Anamnese

In der Ambulanz Ihrer Klinik stellt sich die 32-jährige Frau S. vor. Die Patientin ist verzweifelt. Seit über 15 Jahren habe sie zyklusabhängige Unterbauchschmerzen. Zu Beginn seien die Schmerzen nicht so stark gewesen und sie habe geglaubt, sie seien während der Periode normal. Seit ungefähr 7 Jahren seien die Schmerzen aber kaum noch auszuhalten. Zudem habe sie seit etwa 6 Monaten auch rektale Blutungen während der Periode bemerkt. Schmerzen beim Wasserlassen und auch beim Stuhlgang bestünden sowieso immer. Sie sei schon oft in Behandlung gewesen, habe mehrfach die Gynäkologin gewechselt, aber niemand habe ihr bisher helfen können. Häufig habe sie gehört, sie habe zu viel Stress und dadurch die Beschwerden. Eigentlich wollte sie sich nicht noch einmal an jemand anderen wenden, aber die Beschwerden belasteten zunehmend auch ihre Beziehung. Der Geschlechtsverkehr sei extrem unangenehm und der Kinderwunsch seit über drei Jahren unerfüllt. „Sie sind meine letzte Hoffnung", sagt sie abschließend.

Untersuchungsbefund

Körperliche Untersuchung: junge sportliche Patientin in gemindertem AZ und schlankem EZ.
Spekulumeinstellung: Vulva glatt, Einstellung der Vagina bis zur Fornix posterior. Hier zeigen sich einzelne, etwas 0,5 cm durchmessende, bläulich-schwarze Knötchen. Portio mit T1-Zone, unauffällig. Normaler Fluor. Keine Blutung ex CK. pH: 4,0.
Bimanuelle Palpation: Uterus antevertiert/anteflektiert, wirkt fixiert. Kleine „Knötchen" im Douglas tastbar.
Rektale Palpation: Dem Rektum anliegend tasten sich ebenfalls kleine knotige Strukturen.
Transvaginale Sonografie: Uterus 8 × 7 × 8 cm, Endometrium schmal, das rechte Ovar ist unauffällig, links zeigt sich eine glatt berandete 2 × 3 cm große Zyste mit heterogener Echogenität („Schneegestöber").

1. **Welche Verdachtsdiagnose besprechen Sie mit Frau S., basierend auf Ihren Untersuchungsbefunden? Welche weiteren Untersuchungen sind aufgrund der ausgeprägten Systematik sinnvoll?**
2. **Erklären Sie Frau S., welche Theorien es zur Entstehung der Endometriose gibt. Wie wird die Endometriose eingeteilt (ENZIAN/r-ASRM)?**
3. **Frau S. kann nicht glauben, dass Sie so schnell eine Diagnose stellen konnten. „Sind Sie wirklich sicher?", fragt sie. Wie können Sie die Verdachtsdiagnose sichern?**
4. **Welche Therapiemöglichkeiten gibt es allgemein? Welche Therapie empfehlen Sie Ihrer Patientin? Müssen Sie hierfür andere Fachabteilungen involvieren?**
5. **„Und warum werde ich nicht schwanger? Wird mein Kinderwunsch auch weiterhin unerfüllt bleiben?" Wie beantworten Sie diese Fragen?**

1. Verdachtsdiagnose und weitere Diagnostik

Frau S. tut Ihnen sehr leid. Sie ist nicht Ihre erste Patientin, die eine so lange Leidensgeschichte mitbringt. Die beschriebene Symptomatik der **zyklusabhängigen Unterbauchschmerzen,** die zunehmende Intensität, die **perimenstruell** auftretenden **rektalen Blutungen,** die **Dysurie, die Dyschezie** und die **Sterilität** sowie die Befunde, die Sie bisher in Ihrer Untersuchung erhoben haben, wie die **Knötchen,** die Sie im **hinteren Scheidengewölbe (Fornix posterior)** gesehen und im **Douglas** und **rektovaginal** getastet haben sowie der **fixierte Uterus** und der **Adnexbefund links** führen für Sie ganz eindeutig zur Verdachtsdiagnose einer **ausgedehnten** und am ehesten **tief-infiltrierenden Endometriose.**

Endometriose bezeichnet das Auftreten von Gewebeverbänden außerhalb des Cavum uteri, die histologisch und funktionell dem Endometrium ähneln (➤ Abb. 6.1). Dysurie, Dyschezie und rektale Blutungen deuten auf eine Mitbeteiligung anderer Organsysteme, also des Urogenitaltrakts und des Darms, hin. Zunächst sollte eine **Abdomensonografie** erfolgen, um einen Harnstau auszuschließen (Beteiligung der Ureteren) und im Verlauf eine **Endosonografie** und **Rektoskopie** zur Klärung der peranalen Blutung sowie eine **Zystoskopie** zur Beurteilung einer Blasenbeteiligung.

MERKE

Entscheidend sind die dezidierte **Anamneseerhebung** und die gründliche **gynäkologische Untersuchung.** Das hintere Scheidengewölbe **(Fornix posterior)** muss mit eingesehen werden, um eine vaginale Beteiligung festzustellen. Auch die rektale Palpation sollte immer erfolgen. Je nach Symptomatik muss die Diagnostik ausgedehnt werden.

2. Entstehungstheorie und Einteilung

Entstehungstheorien

1. **Retrograde Menstruation:** durch uterine Dys- oder Hyperperistaltik. Versprengtes Endometriumgewebe wird normalerweise von Makrophagen resorbiert, ist diese Immunreaktion gestört, entstehen Endometrioseherde.
2. **Metaplasie-Theorie:** Reifes Gewebe wird durch Irritationen in Zölomepithel umgewandelt. Hieraus entwickelt sich endometroides Gewebe.

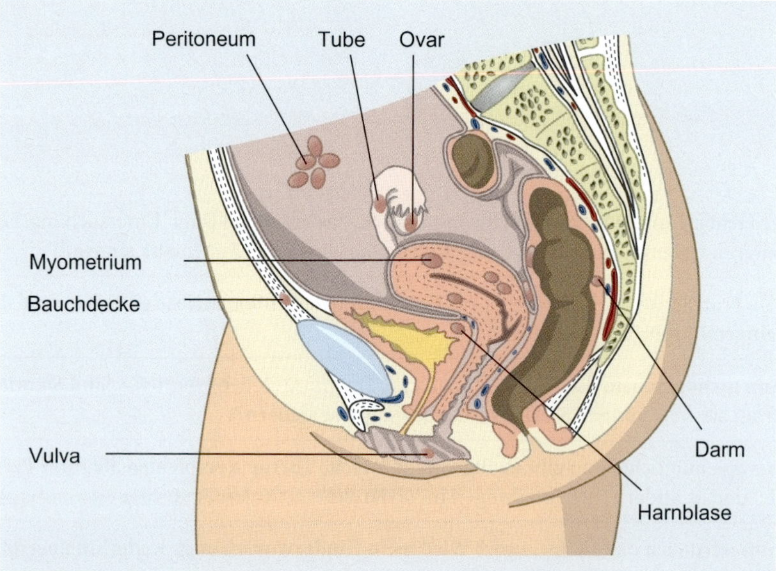

Abb. 6.1 Mögliche Lokalisationen der Endometrioseherde [L138]

3. **Immunologische Veränderung:** durch vermehrtes Vorkommen von Makrophagen und Wachstumsfaktoren im Peritonealsekret.

Einteilung der Endometriose

1. **r-ASRM** (Revised Classification of the American Society of Reproductive Medicine):
   - Für die Größe und Ausdehnung der Herde an Ovar, Tuben und im Douglas-Raum sowie für Adhäsionen und Tubendurchgängigkeit werden Punkte vergeben.
   - Einteilung in Stadium I–IV
2. **ENZIAN-Klassifikation:**
   - Beschreibung der tief-infiltrierenden Endometriose bei Befall des Bindegewebes und angrenzender Organe (A = Douglas, Vagina, B = Lig. sacrouterinum, Lig. cardinale, C = Darm, Rektum, Rektosigmoid, F= Fernmanifestation)
   - Je nach Ausdehnung und Größe der Herde werden ebenfalls Punktwerte vergeben.
   - Einteilung in Stadium I–IV

MERKE

Die Ausdehnung der Endometriose korreliert nicht unbedingt mit der Intensität der Schmerzen.

3. Weitere Untersuchungen

Sie erklären Frau S., dass Sie sich aufgrund der erhobenen Befunde und der Anamnese sehr sicher sind, dass es sich tatsächlich um eine Endometriose handelt. Die bereits zuvor erwähnten zusätzlichen Untersuchungen wie Rektoskopie und Zystoskopie können weitere Hinweise geben. Eine definitive Klärung kann aber nur durch eine **diagnostische Laparoskopie** erfolgen. Diese kann durch eine Hysteroskopie und Chromopertubation ergänzt werden. Bei der Chromopertubation wird die Durchgängigkeit der Tuben überprüft. Dies macht in diesem Fall sicherlich Sinn, da die Patientin auch einen unerfüllten Kinderwunsch angibt.

MERKE

Der Goldstandard zur Diagnose der Endometriose ist die diagnostische Laparoskopie, die bei Bedarf durch eine Hysteroskopie und Chromopertubation ergänzt werden kann.

4. Therapie

Frau S. ist perplex aufgrund der Fülle der Informationen, die sie in der kurzen Zeit erhalten hat. Auf der einen Seite ist sie natürlich glücklich, dass sie endlich Antworten und Hilfe erhält, auf der anderen Seite ist sie wütend, dass es so lange gedauert hat, bis sie eine Diagnose erhalten hat, und ihre gravierenden Symptome über Jahre abgetan wurden. Sie sagen Frau S., dass Sie ihre gemischten Gefühle gut verstehen können, aber dass man jetzt nach vorne blicken solle. „Welche Therapieoptionen gibt es denn für mich?", fragt sie Sie schließlich.

Operative Therapie

Der **Goldstandard zur Symptomkontrolle** ist die operative Therapie. Nach Möglichkeit sollten, so wenig invasiv wie möglich, **laparoskopisch** alle Herde entfernt werden. Ist die Familienplanung noch nicht abgeschlossen, muss unbedingt darauf geachtet werden, dass die ovarielle Reserve erhalten bleibt. Gerade bei tief infiltrierender Endometriose mit Blasen-, Darm- oder vaginaler Beteiligung handelt es sich um **große Operationen,** die ein hohes Nebenwirkungspotenzial mit sich bringen. Solche Operationen sollten unbedingt in **Endometriose-Zentren** durchgeführt werden.

Medikamentöse Therapie

- **Kombinierte orale Kontrazeptiva:** ein Therapieversuch über 6 Monate ist möglich, wenn die Anamnese positiv für einen Endometriose ist, laparoskopisch aber keine Korrelate nachweisbar sind.
- **Gestagene (2 mg Dienogest [Visanne®]):** Pille, die zur Behandlung der Endometriose zugelassen ist, explizit aber nicht zur Empfängnisverhütung, obwohl die Dosis des Gestagens hierfür ebenfalls ausreichend wäre (Aufklärung der Patientin wichtig!). Ein **Therapieversuch** über **1 Jahr** ist möglich. Nach 6 Monaten sollten die erste Kontrolle und eine Reevaluation erfolgen. **Cave:** umfangreiche **Nebenwirkungen: Libidoverlust, Gewichtszunahme, Depressionen!**
- **GnRH-Analoga (z. B. Zoladex®):** Therapiedauer maximal **6 Monate. Cave: Verlust** der **Knochendichte, Symptome eines Östrogenmangels!**

Bei Frau S. kommt eine medikamentöse Therapie aufgrund der ausgeprägten Symptomatik und des Kinderwunsches nicht infrage. In der diagnostischen

Laparoskopie bestätigt sich ein ausgeprägter abdominaler Befall. Zusätzlich ließ sich ein Befall des Lig. sacrouterinum darstellen sowie in der Zystoskopie ein Befall der Blasenwand und in der Rektoskopie ein Befall des Rektums nachweisen, neben dem bereits nachgewiesenen Befall der Vagina und des Endometriums am linken Ovar (s. initiale Untersuchung).

Sie müssen die Patientin nun auf eine umfangreiche Operation vorbereiten:

- Entfernung aller sichtbaren Herde intraabdominal
- Entfernung des Endometrioms am linken Ovar
- Eröffnen der Scheide von abdominal und Resektion der Herde
- Retroperitoneale Präparation des Uterus und Entfernung des Lig. sacrouterinum
- Teilresektion der Blasenwand
- Rektumteilresektion

Explizit müssen Sie die Patientin über die mögliche Anlage eines Anus praeter aufklären. Präoperativ sollte je ein Team der Urologie und der Allgemeinchirurgie informiert werden, damit sie intraoperativ hinzugezogen werden können.

5. Sterilität

Die Entstehung der Sterilität durch die Endometriose ist multifaktoriell. Zum einen sind die Tuben durch Adhäsionen häufig nicht frei beweglich, außerdem ist das intrauterine Milieu verändert und es werden reichlich Entzündungsmediatoren wie IL-1 und TNF-α ausgeschüttet. Insgesamt entsteht eine **fertilitätsunfreundliche Umgebung.**

Bei einer nur milde ausgeprägten Endometriose kann nach erfolgter Operation für 6–12 Zyklen abgewartet werden, ob spontan eine Schwangerschaft eintritt. Sollte dies nicht der Fall sein, kann anschließend mit einer Stimulation bzw. In-vitro-Fertilisation begonnen werden. Bei sehr ausgeprägter, tief-infiltrierender Endometriose sollte nicht so lange abgewartet werden, da der spontane Schwangerschaftseintritt unwahrscheinlich ist. Die Patientin sollte sich in einem Kinderwunschzentrum beraten lassen.

MERKE

Der Goldstandard zur Symptomkontrolle ist die komplette operative Resektion aller Herde, was häufig eine sehr umfangreiche Operation notwendig macht. Eine spontan eintretende Schwangerschaft ist nach einer solchen erfolgreichen Operation trotzdem unwahrscheinlich, sodass die Patientin frühzeitig in einem Kinderwunschzentrum vorgestellt werden sollte.

ZUSAMMENFASSUNG

Obwohl die Endometriose nach Myomen die **zweithäufigste benigne gynäkologische Erkrankung** ist und zwischen **4–12 %** aller Frauen zwischen dem 20. LJ und der Menopause davon betroffen sind, wird die **Diagnose durchschnittlich erst 10 Jahre nach** dem Auftreten der **ersten Symptome** gestellt. Entscheidend sind die gründliche Anamnese und gynäkologische Untersuchung. Den endgültigen Beweis liefert im Anschluss die diagnostische Laparoskopie. Therapeutisch besteht der Goldstandard in der operativen Resektion aller Herde, was unter Umständen eine sehr ausgedehnte Operation bedeutet. Auch medikamentöse Therapieversuche sind möglich, die allerdings zeitlich begrenzt seien sollten aufgrund ausgeprägter Nebenwirkungsprofile.

WAS WÄRE, WENN ...

- ... die Patientin eine operative Therapie ablehnen würde?
  - Aufgrund der ausgeprägten Symptomatik kann der Patientin nicht zu einer rein medikamentösen Therapie geraten werden. Wenn sie die operative Sanierung allerdings ablehnt, bleibt keine andere Möglichkeit als der Therapieversuch mit einem oralen Kontrazeptivum oder der Visanne®. In jedem Fall muss die Patientin auch darauf hingewiesen werden, dass die Fertilität durch diese Therapie nicht positiv beeinflusst werden wird.

7

Ich traue mich kaum noch raus

Lisa Kreysa

Anamnese

In Ihrer Sprechstunde stellt sich Ihre langjährige Patientin Frau F. vor. Sie ist mittlerweile 68 Jahre alt, wirkt aber deutlich jünger und ist bisher immer gesund gewesen. Heute stellt sie sich erstmals außerplanmäßig vor. Sie berichtet, dass sie seit einigen Monaten Urin verliere. Anfangs habe sie es nicht so ernst genommen, aber nun komme es immer häufiger vor, vor allem beim Treppensteigen, Husten oder Lachen. Eine Dysurie habe sie nicht bemerkt. Frau F. hat drei Kinder spontan geboren, alle drei waren recht schwer mit 3.900, 4.000 und 4.200 g.

Untersuchungsbefund

Körperliche Untersuchung: schlanke, sportliche Patientin in gutem Allgemeinzustand.
Spekulumeinstellung: Vulva unauffällig, leichte vaginale Atrophie, ansonsten ist die Vagina glatt. Mäßige Zystozele, Portio sakral, unauffällig. Wenig Fluor vaginalis.
Bimanuelle Palpation: Uterus antevertiert/anteflektiert, normal groß, kein Portioschiebeschmerz, kein Uteruskantenschmerz, Parametrien frei.

1. **Um welche Form der Inkontinenz handelt es sich am ehesten bei Frau F.? Welches sind die häufigsten Formen?**

2. **„Aber wie kommt es jetzt plötzlich zu den Beschwerden? Ich habe doch nichts verändert." Was können Sie Frau F. zur Pathophysiologie der Inkontinenz sagen?**

3. **Welche Therapie bieten Sie Frau F. in der vorliegenden Situation an? Welche weiteren Untersuchungen sollten durchgeführt werden? Gehören auch urodynamische Messungen dazu?**

4. **Welche urogynäkologischen Untersuchungen kennen Sie? Was ist der Sinn der Urodynamik?**

5. **Sie bestellen Frau F. nach 6 Wochen konservativer Therapie wieder ein. Leider haben die Maßnahmen keinen Erfolg gebracht. Wie gehen Sie weiter vor?**

1. Verdachtsdiagnose

Die von Frau F. beschriebene Symptomatik spricht für eine Belastungs- oder Stressinkontinenz.

Die **Belastungsinkontinenz** kann in drei Grade eingeteilt werden:

- **Grad 1:** Urinabgang beim Husten, Lachen oder Niesen
- **Grad 2:** Urinabgang beim Laufen und Treppensteigen
- **Grad 3:** Urinabgang im Stehen (**Cave:** nicht im Liegen!)

95 % aller Inkontinenzen sind Stress- oder Dranginkontinenzen, d. h., bei fast allen Frauen, die sich bei Ihnen mit Inkontinenzbeschwerden vorstellen, können Sie in der Regel davon ausgehen, dass es sich um die eine oder die andere Form handelt. Während der **Stressinkontinenz** ein mechanisches Problem zugrunde liegt, kann die **Dranginkontinenz** sensorisch oder motorisch bedingt sein. Bei der **sensorischen Form** wird der Füllungszustand der Blase zu früh gemeldet, bei der **motorischen Form** kommt es zu einer unwillkürlichen Detrusoraktivität und damit zum **imperativen Harndrang.**

Weitere Inkontinenzformen:

- **Neurogene Blase:** bedingt durch Nervenschädigung, z. B. durch Querschnittslähmung, diabetische Neuropathie oder Multiple Sklerose. Die Symptomatik entspricht der Dranginkontinenz, mit dem Unterschied, dass sich hier Restharn bildet.
- **Überlaufblase:** bedingt durch eine infravesikale Obstruktion. Die Kapazität der Blase wird überschritten und sie läuft über. Restharnbildung.
- **Extraurethrale Inkontinenz:** bedingt durch Fisteln.
- **Neuropathische Blase:** bedingt meist durch zerebrale Einschränkungen. Unwillkürlicher, stressbedingter Urinabgang. Die Miktion kann nicht unterbrochen werden.
- **Supraspinale Reflexinkontinenz:** Der Intellekt ist für die Erhaltung der Kontinenz nicht ausreichend, z. B. bei Demenz.
- **Physiologische Inkontinenz:** bei Kindern < 5 Jahren.

MERKE

95 % aller Inkontinenzen sind Stress- oder Dranginkontinenzen.

2. Pathophysiologie

Zwar hat Frau F. bislang noch keine Beschwerden gehabt, trotzdem weist sie einige Risikofaktoren auf, die zu einer Belastungsinkontinenz führen können.

Inkontinenz ist eine multifaktorielle Erkrankung. Um diese zu begreifen, muss man zunächst das Kontinenzorgan, die Blase, verstehen. Die Harnblase hat keinen Sphinkter (Schließmuskel). Scherkräfte, Widerlager der Muskulatur des Beckenbodens und der Turgor (Wanddruck) des Gewebes und der Gefäße sind essenziell für die Aufrechterhaltung der Kontinenz. Verschiedene Faktoren können dazu führen, dass das o. g. System nicht mehr ausreichend funktioniert:

- **Gestörte Drucktransmission:** Durch **Schwäche des Beckenbodens** erreicht der intraabdominelle Druck zwar die Blase, aber nicht in gleichem Maße die Urethra. Somit kommt es zum Urinverlust.
- **Gestörter Urethraverschlussdruck:** Der Urethraverschluss wird durch verschiedene Faktoren beeinflusst, fast alle sind **östrogenabhängig: muskuläre Okklusion, Turgor der Urethra und des submukösen Gefäßplexus,** Transmissionsdruck auf die proximale Urethra (s. o.).
- **Schwäche der vorderen Vaginalwand:** Die vordere Vaginalwand dient als Widerlager für die Urethra. Steigt der Druck an, wird die Harnröhre auf die Unterlage gepresst und so abgedrückt (kein Urinverlust). Lässt die Elastizität der Unterlage nach, funktioniert das Widerlager nicht mehr und man verliert Urin. Diese Elastizität ist ebenfalls **östrogenabhängig.**
- **Schwäche des paraurethralen Bandapparats:** Die paraurethralen Bänder (Ligg. sacrouterina und Ligg. pubourethralia) straffen sich bei intraabdomineller Druckerhöhung, dadurch wird die Urethra abgedrückt. Sind die Bänder schlaff, funktioniert dies nicht mehr.
- **Urethraltonus:** Ist der Tonus der glatten und quergestreiften Muskulatur der Urethra reduziert, kann die Kontinenz kompromittiert sein (auch **östrogenabhängig!**).

Frau F. ist 68 Jahre alt. Die Östrogenproduktion ist in diesem Alter deutlich reduziert. Die Atrophie der Vaginalschleimhaut deutet ebenfalls auf einen Östrogenmangel hin. Zudem hat sie drei große Kinder geboren, was den Beckenboden stark beansprucht hat. Die Zystozele zeigt die Beckenbodenschwäche an.

MERKE

Voraussetzungen für die Kontinenz sind ein funktionierender Bandapparat, Beckenboden und Gewebsturgor. Gibt es hier Einschränkungen, führt dies zur Belastungsinkontinenz.

3. Weitere Untersuchungen und Therapie

Frau F. hat erst vor kurzem Symptome bemerkt und sich zügig in der Praxis vorgestellt, was für die Einleitung der weiteren Therapie sehr günstig ist. Die Symptomatik deutet auf eine Belastungsinkontinenz Grad II hin. Da bislang noch keine Therapie initiiert wurde, kann man zunächst eine konservative Intervention probieren. Hierfür ist keine urodynamische Messung notwendig. Bevor man mit den Maßnahmen beginnt, sollten allerdings ein Harnwegsinfekt und eine Restharnproblematik ausgeschlossen werden.

Konservative Maßnahmen:

- **Östrogenisierung** des Urothels, Gefäßplexus, der Vagina und der Beckenbodenmuskulatur. Am besten durch topische Östrogene.
- **Anpassen der Trinkmenge**
- **Beckenbodentraining:** mit Unterstützung einer speziell ausgebildeten Physiotherapeutin. Vor Beginn des Trainings muss vaginal untersucht werden, um Schwachstellen zu erkennen. Ggf. mit Biofeedback.
- **Miktionsprotokoll und Blasentraining**
- **Medikamente:**
  - Bei **Belastungsinkontinenz: Duloxetin** (SNRI). Stärkere Aktivierung des N. pudendus und der sympathischen Wirkung am Blasenhals → stärkerer Urethralverschluss. NW: Übelkeit, Schlaflosigkeit, trockener Mund.
  - Bei **Dranginkontinenz: Anticholinergika (z. B. Vesikur®)**. Hemmung des M3-Rezeptors → Entspannung der glatten Muskulatur. NW: Schlafstörungen, Gedächtnisstörungen und Verwirrtheitszustände.

MERKE

Inkontinenz ist ein sehr schambehaftetes Thema. Viele Frauen gehen mit ihren Beschwerden erst zum Arzt, wenn diese schon lange bestehen und der Leidensdruck zu groß wird. Leider ist es dann häufig für einen konservativen Therapieversuch zu spät.

4. Urodynamische Messung

Leiten Sie bei einer Patientin eine konservative Inkontinenztherapie ein, sollten Sie den Erfolg spätestens nach 6 Wochen evaluieren. Stellt sich in dieser Zeit keine Verbesserung der Symptomatik ein, sollten weitere urogynäkologische Untersuchungen und eine urodynamische Messung durchgeführt werden.

Urogenitale Sonografie

Die Blase wird mit 300 ml Flüssigkeit gefüllt (normale Blasenkapazität). Die Untersuchung kann anschließend als Perineal- oder Introitussonografie erfolgen. Der zystourethrale Übergang wird in vier Funktionszuständen untersucht: in Ruhe, beim Pressen, beim Husten und bei angespannter Beckenbodenmuskulatur. Feststellen kann man eine Trichterbildung der proximalen Urethra (was zu Harndrang führt), Lage und Mobilität der Urethra und Mobilität des Blasenbodens (Zystozele, Deszensus etc.).

Urodynamische Messung

Ziel der Untersuchung ist es, eine Belastungs- von einer Dranginkontinenz zu unterscheiden. Bei einer Belastungsinkontinenz kommt eine operative Therapie infrage, bei Dranginkontinenz sollte eine medikamentöse Therapie erfolgen.

Zystomanometrie (Messung des intravesikalen Drucks):

- Langsames Auffüllen der Blase bis zur maximalen Kapazität von 300–350 ml
- Erster Harndrang wird normalerweise ab 100 ml angegeben. Wird dieser bereits weit unter einem Füllvolumen von 100 ml bemerkt → V. a. sensorische Drangkomponente.
- Harndrang deutlich < 300 ml → V. a. milde sensorische Drangkomponente
- Unwillkürliche Detrusorkontraktionen und intravesikaler Druckanstieg → V. a. motorische Drangkomponente

Profilometrie:

- Katheter mit zwei Messkammern misst den Druckanstieg in Urethra und Blase.
- Messung im Stehen und Liegen
- **Ruheprofil:** Der Urethraverschlussdruck (UVDR) wird in Relation zum Blasenruhedruck dargestellt. → Normaler UVDR max. 100-Alter
- **Stressdruckprofil:** Differenz zwischen Druckanstieg in Blase und Urethra unter Stress (UVDS)

→ Normal UVDS > 20 cmH_2O
→ Stressinkontinenz Grad I: UVDS 0–20 cmH_2O
→ Stressinkontinenz Grad II: UVDS < 0 cmH_2O

5. Weitere Optionen

Leider hat die konservative Therapie bei Frau F. nicht den gewünschten Erfolg gebracht. Es gibt aber weitere Optionen, die Sie mit Ihrer Patientin besprechen können. Bei Frau F. liegt eine Zystozele vor, sodass ein **Pessar** zur Korrektur eingesetzt werden könnte. Die unterschiedlichen Pessare, z. B. Schalen-, Ring- oder Würfelpessare, haben das gleiche Wirkprinzip: Sie sitzen den Levatoren auf und drücken den Deszensus nach oben. Hierdurch kann die Inkontinenz verbessert werden. Meist wird ein **Würfelpessar** gewählt, das individuell angepasst werden muss. Die Patientin setzt dieses Pessar morgens selbst ein und nimmt es abends wieder heraus, sodass keine Ulzera entstehen (wichtig: auf ausreichende **Östrogenisierung** achten!). Sollte **auch dies keinen Erfolg bringen, kommt eine operative Korrektur infrage.** Ziel der Inkontinenz-OP ist es, die **Vagina im Bereich des zystourethralen Übergangs zu stabilisieren (Kolposuspension)**. Bei Druckerhöhung wird die Urethra in der Folge wieder auf einen „festen Untergrund" gedrückt und verschließt sich. Früher war der Goldstandard dieses OP-Verfahrens die **Burch-Operation.** Dabei wurden die Fäden an den Cooper-Ligamenten fixiert und die Scheide so gespannt. Mittlerweile wurde der Eingriff von einem anderen Verfahren abgelöst, nämlich der Einlage von Bändern (TVT – *tension-free vaginal tape*). Die Bänder werden möglichst spannungsfrei unter die Urethra platziert und dienen als Widerlager. Sinnvoll ist der Eingriff nur, wenn ausschließlich eine Belastungsinkontinenz und kein Deszensus vorliegt.

Mit Frau F. besprechen Sie zunächst die Anwendung eines Würfelpessars, in 6 Wochen wollen Sie reevaluieren. Die konservativen Maßnahmen laufen weiter.

MERKE

Liegen parallel ein Deszensus und eine Belastungsinkontinenz vor, sollte ein zweiseitiges operatives Vorgehen gewählt werden. Zunächst erfolgt die Behebung des Deszensus und nach 2–3 Monaten die Inkontinenz-OP, da man erst dann weiß, wie die Bänder an die neuen anatomischen Verhältnisse angepasst werden müssen.

ZUSAMMENFASSUNG

Jede dritte Frau leidet an Inkontinenz-Beschwerden. In 95 % der Fälle handelt es sich um eine Belastungs- oder Dranginkontinenz. Sind Restharn und Harnwegsinfekt ausgeschlossen, kann zunächst ein konservativer Therapieversuch unternommen werden. Bringt dieser nicht den gewünschten Erfolg, sollte im Anschluss eine urodynamische Messung durchgeführt werden. Handelt es sich um eine Belastungsinkontinenz, sind operative Korrekturen möglich (Burch, TVT). Bei einer Dranginkontinenz kommt eher eine medikamentöse Therapie mit Anticholinergika infrage. Liegt neben der Belastungsinkontinenz auch ein Deszensus vor, sollte ein zweizeitiges, operatives Vorgehen gewählt werden.

WAS WÄRE, WENN …

- … Frau F. nach einer Korrektur durch ein TVT keinen Spontanurin lassen könnte?
  - Kurzfristig nach der Operation kann es durch Schwellung zu einem vorübergehenden Harnverhalt kommen, der in der Regel nach kurzer Zeit aber wieder rückläufig ist. Es ist aber auch möglich, dass es durch das TVT zu einer Überkorrektur und somit zu einer Drangsymptomatik oder auch einem dauerhaften Harnverhalt kommt. In solchen Fällen muss eine Revisions-OP erfolgen.

8

Ist alles okay mit meinem Kind?

Manuela Tavares de Sousa

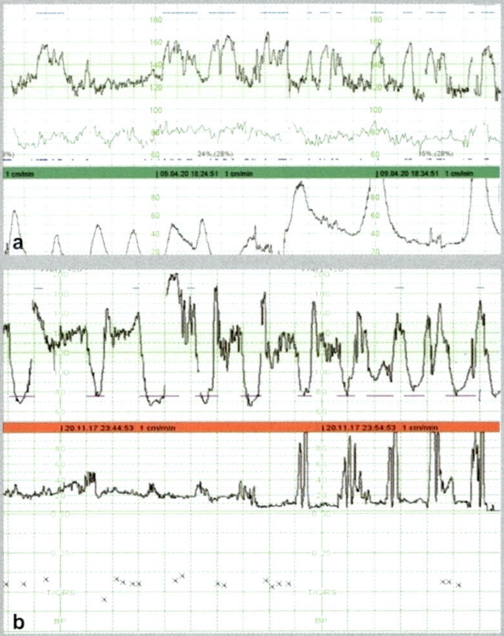

[A400]

Anamnese

Die 30-jährige Frau P. wird gerade in den Kreißsaal aufgenommen, als Ihre Schicht beginnt. Sie bekommt ihr erstes Kind und ist vier Tage vor dem errechneten Termin. Sie berichtet über regelmäßige Wehen seit 5 h und wünscht sich im Verlauf eine Wassergeburt. Aktuell kann sie die Schmerzen gut bewältigen.

Untersuchungsbefund

Vaginale Untersuchung: Die Portio ist zentriert, weich, verstrichen, der Muttermund ist 5 cm geöffnet, die Fruchtblase steht, das Köpfchen ist fest am Beckeneingang tastbar.
Abdominale Sonografie: Kind in I. Schädellage, sonografisches Schätzgewicht 3.200 g, unauffällige Hinterwandplazenta und unauffälliges Fruchtwasser, fetale Doppler unauffällig.

1. **Es soll nun ein CTG geschrieben werden. Was ist ein CTG? Worauf wird bei der Anlage eines CTGs geachtet?**

2. **Nach welchen Kriterien wird ein CTG analysiert?**

3. **Wie beschreiben Sie das CTG und welche abschließende Beurteilung würden Sie aussprechen (➤ Bild)? Welche Konsequenzen leiten Sie ab?**

4. **Welche Konsequenzen werden aus einem suspekten oder pathologischen CTG gezogen?**

5. **Einige Stunden später sehen Sie ein anderes CTG. Die Fruchtblase ist bereits gesprungen, der Muttermund ist 8 cm offen. Wie beschreiben Sie das CTG (➤ Bild)? Welche Konsequenz ziehen Sie? Das CTG lässt sich extern schlecht ableiten. Was schlagen Sie vor?**

6. **Wie sind die Sensitivität und Spezifität des CTGs? Welche Limitation hat die Methode?**

1. Anlage eines CTGs

CTG ist die Abkürzung für **Kardiotokografie** (Cardio = Herz, Tokos = Wehen, Graph = Abbildung). Zwei separate Knöpfe werden auf den Bauch der Schwangeren platziert. Über einen Dopplerultraschall-Sensor wird die fetale Herzfrequenz in beats per minute (bpm) registriert. Per Dynamometer misst der andere Sensor die myometrale Spannung und zeigt damit Kontraktionen an. Meist werden die Kindsbewegungen ebenso dargestellt (kineto-CTG). Die fetalen Herztöne werden simultan mit der Wehentätigkeit über mindestens 30 min auf einem Papierstreifen in einer Durchlaufgeschwindigkeit von 1 cm/min aufgezeichnet. Neue Geräte dokumentieren zeitgleich den maternalen Puls. Bei Anlage des CTGs überprüfen Sie, ob der Name der Patientin und das Datum der Untersuchung korrekt eingetragen sind.

Durch die Größe des schwangeren Uterus kann es zu einem **Vena-cava-Kompressionssyndrom** kommen. Die Patientin wird über Übelkeit und Schwindel klagen. Durch eine plazentare Minderperfusion kann ein auffälliges CTG entstehen. Um dies zu vermeiden, sollte das CTG in Seitenlage (bevorzugt linksseitig), halb sitzend oder in aufrechter Position geschrieben werden. Sollte die Patientin während der Herztonregistrierung herumlaufen wollen, kann eine **Telemetrie** verwendet werden. Dies ist ein CTG-System, welches über kabellose Sensoren die Daten übermittelt.

MERKE

Das CTG kann in jeder Position abgeleitet werden. Zur Vermeidung eines Vena-cava-Kompressionssyndroms sollte es nicht im Liegen auf dem Rücken, sondern bevorzugt in aufrechter Position geschrieben werden.

2. Analyse des CTGs

Für die Analyse eines CTGs werden grundlegende Eigenschaften der Herztonregistrierung (Basalfrequenz, Variabilität, Akzelerationen, Dezelerationen und Kontraktionen) systematisch betrachtet.

- **Basalfrequenz** (mittlere Frequenz über mindestens 10 min in Abwesenheit von Akzelerationen und Dezelerationen): liegt zwischen **110 und 160 bpm.**
  - Kurzfristige Frequenzschwankungen, auch als **Variabilität** bezeichnet (Amplitude der Herzfrequenz über 1 min): liegt zwischen **5 und 25 bpm.**
    - **Reduziert:** < 5 bpm für > 50 min in der Baseline oder für > 3 min in einer Dezeleration
    - **Saltatorisch:** > 25 bpm für > 30 min
  - Mittelfristige Frequenzschwankungen (abrupter Anstieg oder Abfall der fetalen Herzfrequenz (HF) um > 15 bpm für > 15 s, aber < 10 min)
    - **Akzelerationen:** physiologischer HF-Anstieg
    - **Dezelerationen:** Herztonabfall, werden weiter unterschieden in:
      - **Frühe Dezeleration** (ehemals Dip I): Der Tiefpunkt des HF- Abfalls fällt auf das Maximum der Wehe.
      - **Späte Dezeleration** (ehemals Dip II): Tiefpunkt des HF-Abfalls zeigt sich > 30 s nach dem Maximum der Wehe.
      - **Variable Dezelerationen:** Tiefpunkt des HF-Abfalls zeigt sich unabhängig von der Wehe.
      - **Prolongierte Dezeleration:** Herztonabfall > 3 min, aber < 10 min
  - Langfristige Frequenzschwankungen:
    - **Tachykardie:** Frequenzen > 160 bpm für > 10 min
    - **Bradykardie:** Frequenz < 110 bpm für >10 min
  - **Sinusoidales Muster:** wellenförmige Basalfrequenz, an eine Sinuswelle erinnernd, mit einer Amplitude von 5–15 bpm ohne Akzelerationen über 30 min
- **Wehentätigkeit** (meist 45–120 s anhaltende uterine Aktivität)
  - **Tachysystolie:** > 5 Kontraktionen in 10 min

Mit zunehmendem Gestationsalter nimmt die Herzfrequenz ab (der Parasympathikus wird später gebildet) und die Variabilität nimmt zu. Auch die Akzelerationen werden länger und zeigen eine höhere Amplitude.

3. CTG-Beurteilung

Zur Beurteilung des CTGs wird der **FIGO-Score** genutzt. Dabei wird das CTG nach der Basalfrequenz, der Variabilität und vorliegenden Dezelerationen analysiert. Das CTG wird abschließend in eine der drei Kategorien (normal, suspekt oder pathologisch) klassifiziert (➤ Tab. 8.1).

Tab. 8.1 Beurteilung des CTGs nach FIGO-Score [W1146]

	Normal	Suspekt	Pathologisch
Baseline	110–160 bpm		< 100 bpm
Variabilität	5–25 bpm	Mindestens eine Auffälligkeit, die aber nicht pathologisch ist	> 50 min reduziert, > 30 min erhöht oder sinusoidal > 30 min
Dezelerationen	Keine		Wiederholte oder verlängerte Dezelerationen > 30 min oder > 20 min, wenn mit reduzierter Variabilität oder eine verlängerte Dezeleration > 5 min
Interpretation	Keine Hypoxie/ Azidose	Niedrige Wahrscheinlichkeit für Hypoxie/ Azidose	
Vorgehen	Keine Intervention notwendig	Reversible Ursachen ändern, zusätzliche Methoden, um die Oxygenierung zu beurteilen	Sofortige Handlung, zusätzliche Evaluationen. Falls nicht möglich: Entbindung.

Das CTG von Frau P. würden Sie wie folgt dokumentieren: BL 145 bpm, unauffällige Variabilität, keine Dezelerationen, Wehentätigkeit alle 6 min, FIGO N.
Bei konstant unauffälliger Basalfrequenz und guter Variabilität ist das Risiko des Fetus, eine Hypoxie und/ oder Azidose zu entwickeln, gering. Es muss keinerlei weitere Maßnahme erfolgen. Sie bieten der Patientin Unterstützung an und fragen nach ihren Bedürfnissen. Die Patientin kann frei wählen, was sie jetzt tun möchte.

4. Suspektes/pathologisches CTG

Bei einem CTG, welches nach FIGO als suspekt eingestuft ist, liegt ein geringes Risiko für eine fetale Hypoxie/ Azidose vor.
Bei einem nach FIGO eingestuften **pathologischen CTG** besteht ein hohes Risiko für eine fetale Hypoxie/ Azidose. Zusätzliche Untersuchungen zur Evaluation des kindlichen Wohlbefindens sollten herangezogen werden. Sollte dies nicht möglich sein, sollte eine zeitnahe Entbindung erfolgen. Bei akuten Situationen wie Nabelschnurvorfall, Uterusruptur oder Plazentalösung sollte unmittelbar entbunden werden.
Viele Faktoren können die kindliche Herzfrequenz beeinflussen, sodass diese im Zusammenhang mit anderen klinischen Parametern evaluiert werden sollten. Beispielsweise kann bei einer Tachysystolie der Wehentropf gestoppt und/oder eine akute Wehenhemmung gestartet werden. Bei Rückenlage mit Zeichen eines Vena-cava-Kompressionssyndroms kann die Patientin auf die linke Seite gelegt werden. Durch einen **Wechsel der mütterlichen Position** kann eine komprimierte Nabelschnur möglicherweise wieder dekomprimiert werden. Eine **maternale Hypotonie** (vor allem im Rahmen einer Anlage einer Periduralanästhesie) kann durch Volumengabe behandelt werden.

5. Pathologisches CTG: Mikroblutuntersuchung

Das vorliegende CTG (➤ Bild) ist als pathologisch einzustufen. Die Hebamme hat bereits alle konservativen Maßnahmen durchgeführt und es kommt zu keiner Besserung. Zur Beurteilung des kindlichen Wohlbefindens führen Sie eine **Mikroblutuntersuchung** (MBU) durch (➤ Abb. 8.1).
Sie erläutern der Patientin das Vorliegen eines pathologischen CTGs und stellen die Sensitivität und Spezifität des CTGs in einfachen Worten dar. Zur weiteren Einschätzung würden Sie eine MBU empfehlen. Die Patientin ist mit dem Vorgehen einverstanden. Der Muttermund muss geöffnet und die Fruchtblase gesprungen sein (oder geöffnet werden), um mittels Amnioskop eine Blutprobe aus der kindlichen Kopfschwarte zu entnehmen.
In der Blutgasanalyse kann der **fetale pH-Wert** gemessen werden, der ein gutes Maß dafür ist, wie gut oder schlecht die Sauerstoffversorgung des Kindes ist. Ein pH-Wert > 7,30 gilt als unbedenklich und erfordert keine Handeln. Ein pH ≤ 7,19 deutet auf eine Azidose und eine rasche Entbindung ist indiziert. Bei pH-Werten von 7,20–7,29 kann je nach Geburtsverlauf eine Kontrolle erwogen werden. Die Kombination aus CTG und MBU reduziert die hypoxiebedingte Mortalität, das Auftreten neonataler Krampfanfälle und ungerechtfertigte operative Entbindungen.

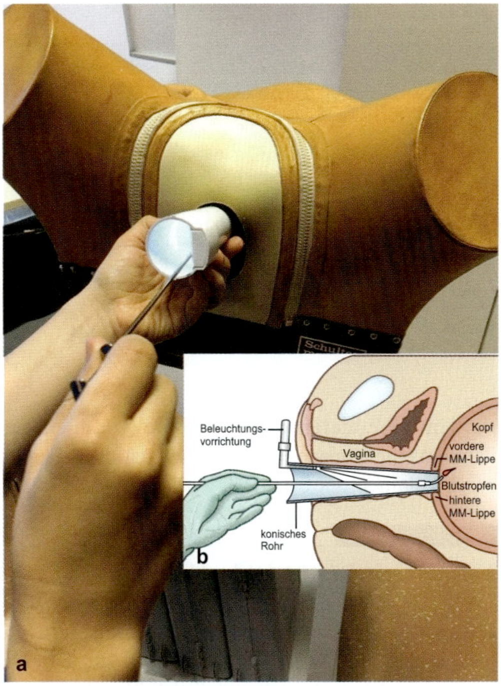

Abb. 8.1 Durchführung der Mikroblutuntersuchung am Modell (a) und schematisch (b) [L190]

Bei einem von extern schlecht ableitbaren CTG gibt es die Möglichkeit, über eine Elektrode am Kopf des Kindes ein internes CTG abzuleiten. Bei der Anlage sollte eine Infektion ausgeschlossen sein. Diese Methode wird nur nach der 34. SSW empfohlen.

6. Limitationen des CTGs

Die Sensitivität und der negative prädikative Wert des CTGs für eine fetale Hypoxie und/oder Azidose sind hoch, während die Spezifität und der positive prädiktive Wert niedrig sind. Das bedeutet:
Ein unauffälliges CTG geht in der Regel nicht mit einer kindlichen Hypoxie/Azidose einher. Ein als suspekt oder pathologisch eingestuftes Muster kann allerdings nur eine eingeschränkte Vorhersage bezüglich einer eintretenden kindlichen Hypoxie/Azidose geben. Ein auffälliges CTG kann physiologisch sein und die Diskriminierung von azidotischem und nicht azidotischem Kind gelingt meist nicht ausreichend. Dies führt zu vermehrt unnötigen Interventionen.
Die Interpretation eines CTGs zeigt sowohl beim Untersuchenden selbst als auch im Vergleich zu anderen Untersuchenden eine hohe Varianz. Selbst in klinisch sehr erfahrenen Händen kann es zu starken Unterschieden in der Auswertung kommen. In Studien wurde gezeigt, dass CTGs mit dem Wissen um das kindliche Outcome retrospektiv anders eingestuft werden, beispielsweise deutlich schlechter, wenn ein schlechtes Outcome bekannt ist. Ein regelmäßiges CTG-Training verbessert die Interpretation.

MERKE

Das CTG hat eine hohe Sensitivität und niedrige Spezifität. Es sollte in der Zusammenschau mit anderen klinischen Parametern ausgewertet werden.

ZUSAMMENFASSUNG

Die Klassifikation des CTGs erfolgt nach den FIGO-Guidelines. Vor dem Hintergrund der klinischen Parameter (wie beispielsweise eines Vena-cava-Kompressionssyndroms) werden bei suspektem oder pathologischem CTG konservative Maßnahmen zur Korrektur der zugrunde liegenden Ursache oder eine **Mikroblutanalyse** durchgeführt. Bei (prä)azidotischem Zustand des Kindes werden eine Sectio oder eine vaginal-operative Entbindung indiziert.

WAS WÄRE, WENN ...

- … bei der Anlage eines CTGs keine Herztöne gefunden werden?
  - Im Alltag kommt es immer wieder vor, dass die Herztöne nicht sofort gefunden werden. Zunächst werden mittels Leopold-Handgriffen die Stellung und Lage des Kindes geprüft und das CTG erneut positioniert. Wenn weiterhin keine Herztöne zu finden sind, kann per Ultraschall die Position des Herzens gesucht und der CTG-Sensor direkt darüber platziert werden. Strahlen Sie immer Ruhe aus – meist werden alle nervös, wenn die Herztöne nicht zu finden sind. Es heißt nicht immer (erfreulicherweise sogar nur sehr selten), dass wirklich keine Herztöne vorliegen.

9

Ich möchte (noch) nicht schwanger werden

Lisa Kreysa

Anamnese

In der Mädchensprechstunde Ihrer Praxis stellt sich die 17-jährige Clara vor. Sie berichtet, dass sie seit 3 Monaten einen festen Freund habe und nun nach einem Verhütungsmittel suche. Carla hat keine Vorerkrankungen. Sie ist schlank und ihre Haut ist makellos. Clara ist Nichtraucherin. Die Familienanamnese ist ebenfalls leer.

Untersuchungsbefunde

Körperliche Untersuchung: junge Patientin in gutem AZ und schlankem EZ.
Spekulumeinstellung: Vulva/Vagina glatt, Portio sakral mit gut einsehbarer Ektopie; reizlos. Keine Blutung ex CK. Fluor unauffällig. pH: 4,0.
Bimanuelle Palpation: Uterus antevertiert/anteflektiert, normal groß, gut beweglich. Kein Portioschiebe- oder Uteruskantenschmerz.

1. **Erklären Sie Clara allgemein, welche Möglichkeiten der Kontrazeption es gibt. Welches Kontrazeptivum würden Sie ihr empfehlen?**

2. **Wie wirken kombinierte orale Kontrazeptiva und wie werden sie eingeteilt?**

3. **Clara sagt, dass sie Schwierigkeiten damit habe, Tabletten regelmäßig einzunehmen. Sie habe aber gelesen, dass Spiralen nur bei Frauen eingesetzt werden könnten, die schon ein Kind entbunden haben. Stimmt das?**

4. **An welche Risikofaktoren müssen Sie immer denken, wenn Sie kombinierte Kontrazeptiva verschreiben wollen? Warum hauptsächlich bei kombinierten?**

5. **Stellen Sie sich vor, Clara hätte einen BMI von 35 kg/qm, rauche 8 Zigaretten am Tag und ihre Mutter hätte vor 2 Jahren eine tiefe Beinvenenthrombose gehabt. Welche Kontrazeption empfehlen Sie ihr?**

1. Möglichkeiten der Kontrazeption

Allgemein unterscheidet man zwischen hormonellen und nicht hormonellen Kontrazeptiva.

Hormonelle Kontrazeptiva

Hormonelle Kontrazeptiva werden in Kombinations- (Östrogen- und Gestagenanteil) und reine Gestagenpräparate eingeteilt.

Kombinationspräparate

- Kombinierte orale Kontrazeptiva (KOK = Pille)
- NuvaRing®: Der Ring wird vaginal eingelegt und alle 3 Wochen gewechselt. Er enthält die niedrigste Ethinylöstradioldosis aller kombinierten Präparate.
- Evra®: transdermale Aufnahme durch ein Pflaster

Gestagen-Monopräparate

- Levonorgestrel-IUS: Intrauterin-System = Hormonspirale (Mirena®)
- Depot-MPA: Applikation alle 3 Monate
- Etonogestrel-Implantat: Einlage unter die Haut. Verbleib dort für 3 Jahre.

Nicht hormonelle Kontrazeptiva

- Kupferspirale, Kupferkette, Kupferball
- Mechanische Verfahren: Portiokappe, Diaphragma, Femidom
- Chemische Verfahren: Spermizide: Salben, Gel oder Schaum, der Spermien inaktiviert. Einbringen in die Vagina 10 min vor dem Geschlechtsverkehr
- Natürliche Verfahren: Temperaturmethode (durch Progesteron steigt die Körpertemperatur 1–3 Tage nach der Ovulation um 0,2–0,4 °C an), Methode nach Billings (Veränderung des Zervixschleims präovulatorisch durch Östradiol)
- Sterilisation: Tubektomie oder Tubenteilresektion → erst nach abgeschlossener Familienplanung zu empfehlen!

→ Insgesamt ist der Pearl-Index bei chemischen oder natürlichen Verfahren deutlich niedriger als bei den hormonellen Kontrazeptiva bzw. den Kupferpräparaten. Für Patientinnen wie Clara, die kein Risikoprofil mitbringt, ist ein kombiniertes orales Kontrazeptivum, also die Pille, in der Regel das Präparat der ersten Wahl.

MERKE

Die Sicherheit eines Kontrazeptivums wird durch den **Pearl-Index** angegeben. Er beschreibt, wie viele von 100 Frauen schwanger werden, die mit einer bestimmten Methode über 1 Jahr verhütet haben. Bei KOK liegt er bei etwa 0,3, für die Kupferspirale bei 0,3–0,8, bei der Billings-Methode bei 5–12. Im Vergleich hat ungeschützter Geschlechtsverkehr bei einer jungen Frau einen Pearl-Index von 80.

2. Kombinierte orale Kontrazeptiva

Wirkungsweise

Kombinierte orale Kontrazeptiva bestehen aus einem Östrogen- und einem Gestagenanteil. Bei dem Östrogen handelt es sich in der Regel um Ethinylöstradiol, der Gestagenanteil kann je nach Bedarf unterschiedlich gewählt werden.

Das **Ethinylöstradiol** ist aktiver als natürlich vorkommende Östrogene. Es hat **zwei Funktionen:**

1. Durch negative Rückkopplung wird FSH herunterreguliert, wodurch die **Follikelreifung gehemmt** wird.
2. Am Endometrium wirkt Ethinylöstradiol proliferativ, wodurch eine Umwandlung durch das begleitende Gestagen erfolgen kann. In der Folge wird eine hohe **Zyklusstabilität** erreicht.

Der **Gestagenanteil** hat ebenfalls mehrere wichtige **Funktionen:**

1. Sobald die Ovulationshemmdosis des Gestagens erreicht ist, wird durch dieses die **Ovulation gehemmt.**
2. Die **Tubenmotilität** wird **gesenkt.**
3. Der **Zervixschleim** wird **zäher,** sodass die Spermienaszension erschwert wird.
4. Das **Endometrium** wird so **umgebaut,** dass Implantationsmöglichkeiten gemindert werden.

Neben den kombinierten Pillen gibt es auch **Gestagen-Monopräparate (= Minipillen).** Diese müssen **jeden Tag zur gleichen Zeit** eingenommen werden. In der Regel hemmen sie nicht die Ovulation, sondern wirken hauptsächlich über die anderen, oben genannten Wege.

Einteilung

Die KOK werden in verschiedene Gruppen eingeteilt (➤ Abb. 9.1):

1. **Einphasenpräparate:** Diese enthalten über die gesamte Zeit der Einnahme die gleiche Dosis an Östrogen und Gestagen.

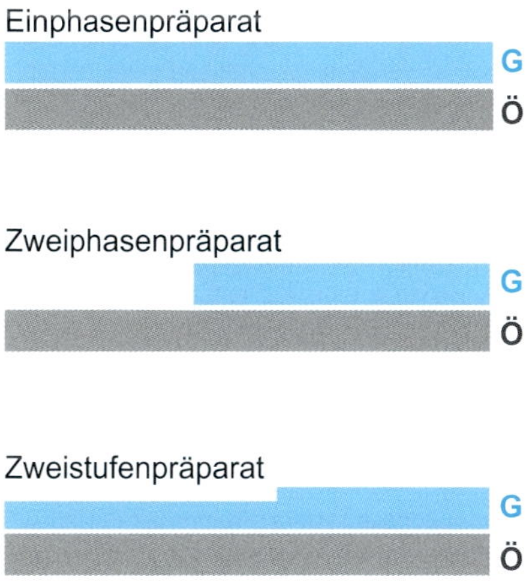

Abb. 9.1 Hormondosierung bei verschiedenen Ovulationshemmern [L190]

2. **Zweiphasenpräparate:** In der ersten Zyklushälfte wird nur Ethinylöstradiol verwendet, in der zweiten Hälfte kommt das Gestagen hinzu.
3. **Zweistufenpräparate:** enthalten immer sowohl eine Gestagen- als auch Östrogenkomponenten, aber in zwei unterschiedlichen Dosierungen.
4. **Dreistufenpräparate:** entsprechend den Zweistufenpräparaten, aber mit drei Abstufungen
5. **Vierphasenpräparate:** In den ersten beiden Phasen wird nur das Östrogen eingenommen, in den zwei folgenden Phasen die Kombination.

In den gängigen Präparaten beträgt der Ethinylöstradiolanteil zwischen 20 und 30 µg. Pillen, die weniger als 50 µg Ethinylöstradiolanteil haben, werden als **Mikropillen** bezeichnet.

MERKE

Wenn Ethinylöstradiol nicht kontraindiziert ist, sollte als Erstes immer ein Einphasenpräparat eingesetzt werden.

3. Alternative „Spirale"

Mit der regelmäßigen Einnahme der Pille steht und fällt der Pearl-Index dieses Kontrazeptivums. Sie erklären Clara, dass die Wirkung natürlich nicht garantiert werden kann, wenn die Einnahme mehrfach vergessen wird. Sie sagen aber auch, dass die Einnahmezeiten bei den kombinierten Präparaten nicht so streng gehandhabt werden müssen wie bei den Minipillen. Eine um bis zu 12 h verspätete Einnahme ist möglich.

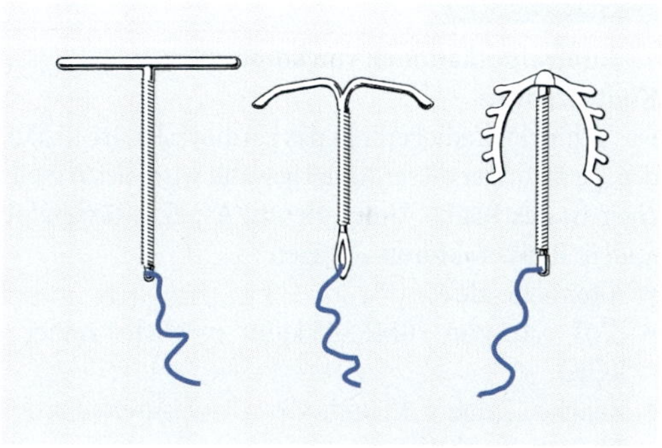

Abb. 9.2 Verschiedene Formen der IUP: Der Faden ragt aus dem Muttermund zur Lagekontrolle oder eventuellen Entfernung [L190]

Clara blickt Sie trotzdem zweifelnd an. Sie ist sich unsicher, ob sie die Einnahme gut umsetzen kann. Sie erklären ihr, dass alternativ auch die **Einlage einer Spirale** möglich wäre (➤ Abb. 9.2). Für Nulliparae gibt es eine „kleine Hormonspirale" (z. B. Kyleena®), die unkompliziert innerhalb von 7 Tagen nach Beginn der Menstruation eingelegt wird. Sie wirkt nicht ovulationshemmend, sondern über die genannten peripheren Wege. Ein Wechsel sollte spätestens nach 5 Jahren erfolgen. Etwa 50 % aller Patientinnen bekommen nach Einlage der Hormonspirale keine Periodenblutung mehr. Alternativ könnte auch ein Kupferpräparat Anwendung finden. Die **Hauptnebenwirkungen der Kupferspiralen** sind Dys- und Hypermenorrhöen, über die die Patientin aufgeklärt werden muss. Sollte sich Clara eine hormonfreie Verhütung wünschen, wäre dies eine Möglichkeit. Auch die Kupferspirale muss nach 5 Jahren gewechselt werden. Sollte sich Clara für die Einlage einer Spirale entscheiden, müssen Sie sie darüber informieren, dass der in der Vagina verbleibende Rückholfaden eine Eintrittspforte für Bakterien darstellen und zu aufsteigenden Infektionen führen kann.

MERKE

Levonorgestrel-haltige Spiralen sind eine Alternative für Frauen, die eine sichere Verhütung wünschen, ohne die regelmäßige Pilleneinnahme. Natürlich wäre auch ein Nuva-Ring® möglich. Sollte die hormonfreie Kontrazeption gewünscht sein, können Kupferpräparate eine Alternative sein.

4. Kontraindikationen von kombinierten Kontrazeptiva

Das Ethinylöstradiol erhöht das kardiovaskuläre Risiko, d. h., je niedriger dieser Anteil gewählt wird, desto niedriger ist das Risiko. Unter diesem Aspekt müssen Sie andere **Risikofaktoren** abwägen:

- Alter > 35 Jahre
- BMI > 30 kg/m² (BMI >35 kg/m² möglichst keine KOK)
- Rauchen (Alter > 35 und/oder > 15 Zigaretten pro Tag → keine KOK)
- Arterieller Hypertonus (≥ 160/100 mmHg → **absolute Kontraindikation**)
- TVT in der Eigenanamnese
- TVT in der Familienanamnese
- Diabetes mellitus
- Migräne (v. a.) mit Aura → **Cave:** 6-fach erhöhtes Risiko für einen Schlaganfall bei Gabe von KOK und bekannter Migräne mit Aura
- Nebenerkrankungen mit Risikoerhöhung für thrombembolische Ereignisse (z. B. Karzinom, Lupus, chronisch-entzündliche Darmerkrankungen)
- Bekannte Thrombophilie in der Eigenanamnese

Es wurde in der Vergangenheit auch diskutiert, ob bestimmte Gestagene das Thrombembolierisiko erhöhen. Dies konnte in klinischen Studien aber nicht bestätigt werden.

5. Kontrazeption für Risikopatientinnen

In diesem Fall bringt Clara gleich mehrere Risikofaktoren mit, sodass von einer kombinierten oralen Kontrazeption abgeraten werden muss, da diese ihr kardiovaskuläres Risiko noch deutlich erhöhen würde. Neben einer Beratung zur Lebensstilveränderung (Gewichtsverlust, Bewegung, möglichst das Rauchen aufgeben) kommt für Clara ein Gestagen-Monopräparat infrage, z. B. in Form einer Hormonspirale oder eines Gestagen-Implantats. Auch eine Minipille wäre möglich. Sollte Clara eine hormonfreie Kontrazeption wünschen, könnten Sie mit ihr die Kupferspirale besprechen.

MERKE

Die **Beachtung der Risikofaktoren** für kardiovaskuläre Ereignisse ist vor dem Verschreiben eines hormonellen Kombinationspräparates essenziell.

ZUSAMMENFASSUNG

Mittlerweile gibt es ein weites Spektrum hormoneller und nicht hormoneller Kontrazeptiva. Für junge Frauen, die kein erhöhtes kardiovaskuläres Risiko mitbringen und die eine hormonelle Kontrazeption akzeptieren, ist in der Regel die Einstellung auf ein Einphasenpräparat die Methode der Wahl. Soll aufgrund von Risikofaktoren auf den Östrogenanteil verzichtet werden, kann man aus Gestagen-Monopräparaten, wie der Minipille oder einem intrauterinen System (Hormonspirale), auswählen. Alternativ ist auch die hormonfreie Kontrazeption mit Kupferspirale oder -kette möglich.

Bevor ein Kontrazeptivum verordnet wird, muss in jedem Fall eine gründliche Anamnese erfolgen, um mögliche Risikofaktoren zu erkennen.

WAS WÄRE, WENN ...

- ... Clara aus dem ursprünglichen Beispiel starke Akne hätte?
  - Akne gehört zu den Androgenisierungserscheinungen. Durch die Pille kann das Hautbild deutlich verbessert werden. Entscheidend hierfür ist es, ein Gestagen auszuwählen, das eine antiandrogene Wirkung besitzt. Diese Gestagene binden an den Androgenrezeptor, lösen aber keine androgene Aktivität aus. Hierzu gehören:
    - Chlormadinonacetat
    - Cyproteronacetat
    - Dienogest
    - Drospirenon

    Man sollte also darauf achten, eine Pille auszuwählen, bei der Ethinylöstradiol mit einem der o. g. Gestagene kombiniert ist.

    Wichtig ist zudem, dass Levonorgestrel eine androgene Restaktivität aufweist, sodass die Verordnung der Hormonspirale, die ausschließlich Levonorgestrel erhält, in dieser Situation ungünstig wäre.

10

Meine Zyklus spielt verrückt und schwanger werde ich auch nicht

Lisa Kreysa

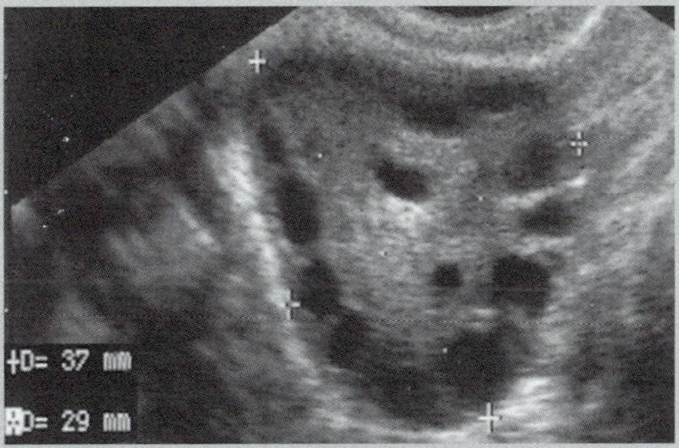

[R417]

Anamnese

Bei Ihnen stellt sich die 35-jährige Frau B. vor. Die Patientin ist sehr belastet. Bereits vor 3 Jahren habe sie die Pille abgesetzt, aber schwanger sei sie immer noch nicht. Ihr Zyklus mache ihr große Sorgen. Zunächst habe sie noch alle 8 Wochen ihre Periode bekommen, seit ca. 6 Monaten habe sie aber gar keine Blutung mehr gehabt. Die junge Frau ist übergewichtig. Zudem leidet sie unter einer ausgeprägten Akne. Sie berichtet außerdem von Haarwuchs an Kinn und Wangen. Die Hautproblematik und den Haarwuchs habe sie bereits als Jugendliche gehabt, nach Beginn der Pilleneinnahme sei dies aber deutlich besser geworden. Neben der Infertilität leide sie nun wieder mehr unter diesen zusätzlichen Symptomen. Die Patientin ist anderweitig gesund. Sie raucht nicht. Allerdings könne sie sich aufgrund der aktuellen Anspannung kaum zu gesundem Essen disziplinieren, weswegen sie in den letzten Monaten fast 10 kg zugenommen habe.

Untersuchungsbefund

Körperliche Untersuchung: adipöse Patientin in befriedigendem Allgemeinzustand. BMI 32 kg/m^2. Das äußere Genitale erscheint unauffällig.

Spekulumeinstellung: Vulva/Vagina glatt. Portio sakral, Ektopie gut einsehbar und unauffällig. Fluor albus. pH: 4,0.

Bimanuelle Palpation: Uterus antevertiert/anteflektiert, normal groß, kein Portioschiebeschmerz, kein Uteruskantenschmerz, gut beweglich.

Transvaginale Sonografie: Uterus 8 × 7 × 8 cm, Endometrium schmal, Ovarien bds. mit ca. 20 Follikelzysten, die perlschnurartig aufgereiht und teilweise > 10 mm groß sind (➤ Bild).

1. **Unter welchem Symptomkomplex werden die Behaarung an Kinn und Wangen sowie eine ausgeprägte Akne zusammengefasst? Was gehört noch dazu und welche Differenzialdiagnosen müssen Sie im Kopf haben, die dazu führen können?**

2. **Zu welcher Verdachtsdiagnose kommen Sie in der Zusammenschau der beschriebenen Symptomatik, des Erscheinungsbildes und Ihres Untersuchungsbefunds? Wie lautet die Definition?**

3. **Wir nehmen an, dass Sie bereits alle anderen Erkrankungen ausgeschlossen haben. Welche Hormone bestimmen Sie bei Ihrer Patientin und welche Konstellation erwarten Sie?**

4. **Welche Problematik liegt bei Frau B. höchstwahrscheinlich zusätzlich vor und verstärkt die Symptomatik zusätzlich? Wie können Sie die Patientin hierauf untersuchen und inwiefern spielt dies für die Pathogenese der Androgenisierung eine Rolle?**

5. **Ihre Patientin hat einen ausgeprägten Kinderwunsch. Wie sieht vor diesem Hintergrund Ihr Therapiekonzept aus?**

1. Androgenisierung

Hirsutismus (Behaarung von Frauen an Stellen, die für männliche Behaarung typisch sind) und **Akne** gehören zum Symptomkomplex der **Androgenisierung.** Hinzu kommt außerdem die **Alopezie,** d.h. der verstärkte Ausfall der Kopfbehaarung.
Verschiedene Krankheitsbilder können zu einer verstärkten Androgenproduktion führen und somit Androgenisierungserscheinungen auslösen.
Differenzialdiagnosen:

- Polyzystisches Ovarsyndrom (PCOS)
- Adrenaler Enzymdefekt (late-onset androgenitales Syndrom)
- Cushing-Syndrom
- Steroidabusus
- Androgen-produzierender Tumor

MERKE
Zum Symptomkomplex einer Androgenisierung gehören Hirsutismus, Akne und Alopezie. Ursache können verschiedene Erkrankungen sein.

2. Verdachtsdiagnose

Die von Frau B. beschriebene Symptomatik, ihr Erscheinungsbild und Ihre Untersuchungsbefunde deuten auf ein **polyzystisches Ovarsyndrom (PCOS)** hin. Dabei sollten Sie im Hinterkopf behalten, dass es sich hierbei um eine **Ausschlussdiagnose** handelt. Das bedeutet, alle anderen Differenzialdiagnosen müssen zunächst ausgeschlossen werden, bevor man die Diagnose stellen darf.
Per Definition des National Institute of Health (NIH) ist eine PCOS diagnostiziert, wenn:

1. eine Hyperandrogenämie nachgewiesen ist oder Androgenisierungserscheinungen vorliegen (auch bei normalen Androgenspiegeln) und
2. Zyklusstörungen im Sinne einer Oligo-/Amenorrhö oder Oligo-/Anovulation vorliegen.

In verschiedenen Konsensuserklärungen gilt zudem der Nachweis polyzystischer Ovarien als weiteres Kriterium. Diese sind aber nicht pathognomonisch für die Erkrankung des PCOS. Sie können auch bei anderen mit Androgenisierung einhergehenden Erkrankungen vorliegen bzw. es kann auch eine PCOS diagnostiziert werden ohne das Vorliegen polyzystischer Ovarien.

MERKE
PCOS ist eine **Ausschlussdiagnose.** Alle anderen Erkrankungen, die zu einer Androgenisierung führen können, müssen zunächst ausgeschlossen werden.

3. Hormondiagnostik bei PCOS

Die für die Diagnostik relevanten Androgene sind:

- Androstendion
- Dehydroepiandrosteron (DHEA) und DHEA-Sulfat (DHEAS)
- Testosteron
- Dihydrotestosteron

Androstendion, DHEA und DHEAS sind schwach potente Androgene, Testosteron ist bereits potenter und Dihydrotestosteron nochmals deutlich potenter als Testosteron und das am stärksten wirksame Androgen im menschlichen Körper. DHEAS unterliegt im Vergleich zu den anderen Androgenen weniger Tages- und Zyklusschwankungen, grundsätzlich sollten die Androgene aber am Zyklusanfang bestimmt werden. Ist die Patientin amenorrhoisch, muss die **ovarielle Funktionsruhe** nachgewiesen werden, d. h.:

- das Endometrium ist flach und
- sonografisch lässt sich kein Leitfollikel (> 10 mm) nachweisen.

Für die Hormondiagnostik Ihrer Patientin bestimmen Sie:

- LH
- FSH
- DHEAS
- Testosteron
- Prolaktin
- SHBG (Steroidhormon-bindendes Globulin)
- AMH (Anti-Müller-Hormon)

→ LH ist häufig erhöht und dadurch der **LH/FSH-Quotient** zugunsten von LH verschoben. Ein Wert > **1** ist **typisch.**
→ **Testosteron** und **DHEAS** sind **erhöht** (bzw. der freie Androgenindex ist erhöht).
→ SHBG ist reduziert.
→ **AMH** wird in den Primär- und Sekundärfollikeln produziert und ist bei PCOS häufig ebenfalls **erhöht.**

MERKE

Die Hormonkonstellation ist nicht ausschlaggebend für die Einleitung einer Therapie. Dies sollte vom klinischen Beschwerdebild abhängig gemacht werden. Die Bestimmung der Hormone ist aber wichtig, um andere Ursachen der Androgenisierung auszuschließen und die Verdachtsdiagnose zu untermauern.

4. Insulinresistenz

Ein Zusammenhang zwischen PCOS und einer reduzierten Insulinsensibilität ist seit Längerem bekannt. Eine erniedrigte Glukosetoleranz liegt bei 30–40 % aller Patientinnen mit PCOS vor. Die Insulinempfindlichkeit wird zum einen durch genetische Faktoren gemindert, zum anderen führen Adipozyten dazu, dass sie weiter reduziert wird. Diese Konstellation führt zu verschiedenen Mechanismen, die die Androgenisierung noch verstärken können. Das Insulin, das nicht an seinem eigentlichen Bestimmungsort wirken kann, führt am Ovar dazu, dass die Androgenproduktion gesteigert und an der Hypophyse, dass vermehrt LH ausgeschüttet wird, was ebenfalls die Androgenbiosynthese triggert. Auf der anderen Seite führen die vermeintlich niedrigen Insulinspiegel an den Hepatozyten dazu, dass die Glukoneogenese angekurbelt wird, was die metabolische Situation noch weiter verschlechtert.

Nachgewiesen werden kann die Insulinresistenz durch einen **75 g oGTT (oraler Glukosetoleranztest)** mit paralleler Messung der Insulinspiegel. Hierbei werden zunächst nüchtern Blutzucker und Insulin gemessen, anschließend trinkt die Patientin 75 g eines Glukosesirups. Nach 60 und 120 min werden Blutzucker und Insulin kontrolliert. Anhand des Kurvenverlaufs lassen sich die Insulinresistenz und Pathologien im Glukosestoffwechsel nachweisen. Der **Glukose-Insulin-Quotient** oder der **HOMA-IR** (*homeostasis model assessment-insulin resistance*) sind Indices, mit denen man eine Insulinresistenz erkennen kann. Dabei sind diese nicht immer verwertbar und können bei Patientinnen mit pathologischem Kurvenverlauf trotzdem normal sein.

- Glukose-Insulin-Quotient: Glukose (nüchtern)/ Insulin (nüchtern)
  → Referenzbereich < 4,5
- HOMA-IR: **(Glukose [nüchtern] x Insulin [nüchtern])/405**
  → Referenzbereich > 2,5

Sie führen bei Frau B. eine entsprechende Messung durch. Der Nüchtern-BZ ist mit 105 mg/dl zu hoch, die anderen Werte sind in Ordnung. Zudem liegt eine Insulinresistenz vor.

Tab. 10.1 Referenzwerte des oGTT (75 g)

	Nüchtern	1 h	2 h
Gestörte Nüchternglukose	> 100 mg/dl > 5,6 mg/dl	–	–
Gestörte Glukosetoleranz	–	–	> 140 mg/dl > 7,8 mg/dl
Diabetes mellitus	> 126 mg/dl > 7,0 mg/dl	–	> 200 mg/dl > 11,1 mg/dl

Die 1-Stunden-Werte sind für die Diagnose einer Glukosestoffwechselstörung nicht relevant, aber für die Interpretation der Insulinresistenz.

5. Therapieplan bei bestehendem Kinderwunsch

Bei der Patientin liegt mit einem BMI von 32 kg/m² eine Adipositas Grad I vor. Erster Schritt auf dem Weg, ovulatorische Zyklen zu etablieren, muss die **Gewichtsreduktion** sein. Sie müssen Frau B. zunächst dazu raten, ihr Gewicht auf einen BMI von < 30 kg/m² zu reduzieren. Sie können der Patientin Ernährungsberater, Psychologen und auch Sportangebote empfehlen, die ihr helfen, dieses Ziel zu erreichen. Bei bereits gestörtem Glukosestoffwechsel sollte auch eine **diabetologische Vorstellung** erfolgen. Während der Gewichtsreduktion können Sie einen parallelen Therapieversuch mit **Metformin** starten, wodurch die Glukosestoffwechsellage verbessert wird. Diese Kombination fördert die Wahrscheinlichkeit für ovulatorische Zyklen und damit die Wahrscheinlichkeit einer spontanen Konzeption. Liegt der BMI < 30 kg/m², bringt die Gabe von Metformin nur wenig zusätzlichen Benefit. In dieser Situation kann eine Stimulation der ovariellen Funktion mit **Clomifen** erfolgen. In diesem Fall muss die Patientin über das erhöhte Risiko für eine Mehrlingskonzeption aufgeklärt werden. Führt die Clomifenstimulation nicht zum Erfolg, kann Metformin die Ansprechrate verbessern. Dabei erhält die Patientin für 6–8 Wochen Metformin parallel zu Clomifen.

MERKE

Durch eine Gewichtsreduktion von 5–10 % in 6 Monaten können bei 50 % der Patientinnen wieder ovulatorische Zyklen erreicht werden.

ZUSAMMENFASSUNG

Das PCOS ist eine der häufigsten hormonellen Störungen der Frau. Betroffen sind etwa 8–13 % aller Frauen im fertilen Alter. Die Diagnose kann gestellt werden, wenn Androgenisierungserscheinungen (mit oder ohne erhöhte Androgenspiegel) und oligo- oder anovulatorische Zyklen bzw. eine Oligo- oder Amenorrhö vorliegen. Polyzystische Ovarien können nachweisbar sein, sind aber nicht pathognomonisch. In der Hormondiagnostik ist der LH/FSH-Quotient häufig zugunsten von LH verschoben und > 1. Die Patientinnen leiden oft zusätzlich unter einer Insulinresistenz bzw. einer Glukosestoffwechselstörung, die die Symptomatik noch verschlechtert. Die Therapie richtet sich danach, ob aktuell ein Kinderwunsch besteht oder nicht. In beiden Fällen sollte der erste Schritt die Gewichtsreduktion auf einen BMI < 30 kg/m^2 sein. Anschließend kann je nach Bedarf weiter medikamentös therapiert werden, um den Hormon- und Glukosehaushalt zu normalisieren.

WAS WÄRE, WENN ...

- ... die Patientin keinen Kinderwunsch hätte?
  - Besteht kein aktueller Kinderwunsch, stehen zwei Ziele der Therapie im Vordergrund: Regulierung des Zyklus und Milderung der Androgenisierungserscheinungen und möglichst eine Verbesserung der Insulinempfindlichkeit. Denkbar ist die Therapie mit einem kombinierten oralen Kontrazeptivum (KOK). Es sollte ein Gestagen mit antiandrogener Wirkung gewählt werden. Antiandrogene Substanzen steigern zudem die Insulinempfindlichkeit. **Cave:** Ethinylöstradiol! Der Anteil sollte möglichst niedrig gewählt werden, da Ethinylöstradiol in hören Dosierungen die Insulinempfindlichkeit reduziert. Hier kann man über die Applikationsform regulieren. Das Ethinylöstradiol im Nuvaring® wirkt sich nicht negativ auf die Insulinresistenz aus, die orale Einnahme schon. Zudem muss man bei adipösen Patientinnen die kardiovaskulären Risikofaktoren beachten, bevor man ein KOK rezeptiert. Die Gewichtsreduktion muss in jedem Fall mit der Patientin besprochen werden (BMI < 30 kg/m^2). Sollte ein KOK nicht infrage kommen, kann ein individueller Heilversuch mit Metformin unternommen werden.

11

Ist alles okay mit meinem Kind? Ich bin schon so alt

Manuela Tavares de Sousa

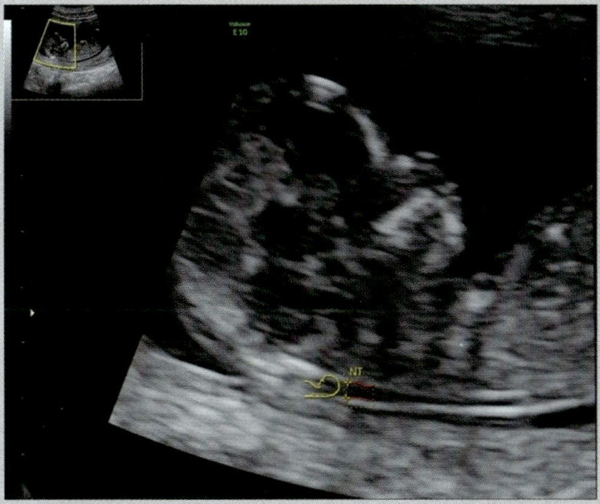

[P802]

Anamnese

Die 41-jährige Frau Q. kommt zu Ihnen in die spezialisierte Pränatalsprechstunde. Sie erwartet ihr erstes Kind und hat heute einen Termin zum Ersttrimesterscreening. Sie rufen die Patientin in Ihren Ultraschallraum und bitten, dass Frau Q. zunächst für die Anamnese und Aufklärung Platz nimmt.

Untersuchungsbefund

Anamnese: Schwangerschaft nach Kinderwunschbehandlung (Intrazytoplasmatische Spermieninjektion, eigene Eizellen, frisch zurückgesetzt), Zyklus regelrecht, Nichtraucherin, 64,3 kg, keine Grunderkrankungen, keine Medikamenteneinnahme.

Familienanamnese: alle Kinder in ihrer Familie gesund geboren, Cousin des Ehemanns mit Fehlbildung geboren – Einzelheiten liegen nicht vor.

1. **Was ist ein Ersttrimesterscreeening?**

2. **Worüber klären Sie die Patientin auf, bevor Sie mit dem Ultraschall beginnen?**

3. **Sie beginnen mit der Untersuchung. Der Fetus misst 60,3 mm. Sie stellen ein Profil ein und messen die Nackentransparenz (NT) (> Bild). Worum handelt es sich bei der NT?**

4. **Sie führen das Screening durch. Die Nackentransparenz liegt bei 1,67 mm, das Nasenbein ist darstellbar, keine Trikuspidalregurgitation, unauffälliger Ductus venosus. Unauffällige Biochemie. Die Risikokalkulation ergibt ein Risiko von 1:910 für eine Trisomie 21. Wie beraten Sie?**

5. **Welche weiterführende Untersuchung ist in dieser Intermediär-Risikogruppe möglich?**

6. **Was bedeuten Sensitivität und Spezifität? Welche anderen Gütekriterien eines Tests kennen Sie?**

1. Pränatale Diagnostik durch Ersttrimesterscreening

Das **Ersttrimesterscreening (ETS)** ist eine Ultraschalluntersuchung in der 11+0 bis 13+6 SSW, die auf freiwilliger Basis durchgeführt wird. Im Fokus stehen die morphologische Untersuchung fetaler Organstrukturen und der Plazenta wie auch eine Risikokalkulation für hypertensive Schwangerschaftserkrankungen. Darüber hinaus kann eine Wahrscheinlichkeit für das Vorliegen der Trisomien 13, 18 oder 21 geschätzt werden.

Für das ETS wird ein A-priori-Risiko (mütterliches Alter und Schwangerschaftswoche) anhand der Ergebnisse (Ultraschalluntersuchung und Biochemie) angepasst und ein aktuelles Risiko für das Vorliegen einer Trisomie 13, 18 oder 21 berechnet. Das Ergebnis entspricht keiner Diagnose, sondern gibt eine **Risikowahrscheinlichkeit** wieder, die in hohes, intermediäres und geringes Risiko eingeteilt wird. Die Sensitivität für das ETS ist 90 % bei einer Falsch-positiv-Rate von 5 %.

Das **mütterliche Alter** ist ein unabhängiger Einflussfaktor für das Vorliegen einer autosomalen Trisomie: je älter die Patientin, desto höher die Wahrscheinlichkeit. Die Entdeckungsrate der Trisomie 21 aufgrund des mütterlichen Alters liegt bei 50 %. Etwa die Hälfte der Kinder mit Down-Syndrom findet sich allerdings bei Frauen unter 35 Jahren.

Zu den **Ultraschallbefunden** gehören die Messungen der Nackentransparenz und der Blutflüsse über der Trikuspidalklappe und des Ductus venosus sowie die Darstellbarkeit des Nasenbeins. Ebenso werden in die Berechnung organische Fehlbildungen einbezogen. Die Entdeckungsrate aufgrund der Ultraschallbefunde liegt bei 80 %.

Die **maternale Biochemie** bezeichnet die Messung des Pregnancy Associated Plasmaproteins A (PAPP-A) und des humanen Choriongonadotropins (HCG) in Multiple des Median (MoM). Die Angabe in MoM erlaubt eine einheitliche Beurteilung unabhängig vom Gestationsalter. Zur Berechnung ist die korrekte Angabe des aktuellen Gewichts, der Parität, der Frage nach Stimulation des Eisprungs und des Raucher- und Diabetes-Status erforderlich. Der Normbereich liegt bei 0,5–2,5 MoM. Die Entdeckungsrate aufgrund der Serummarker liegt bei 65 %.

MERKE

Die aktuelle Mutterschaftsrichtlinie sieht vor, alle Schwangere auf die Möglichkeit einer pränatalen Diagnostik hinzuweisen. Das ETS gehört nicht zu den drei vorgesehenen Ultraschalluntersuchungen und die Krankenkassen tragen die Kosten nicht. Es handelt sich um eine Individuelle Gesundheitsleistung (IGeL), die privat bezahlt wird.

2. Beratung vor der Pränataldiagnostik

Am 01.02.2010 ist das **Gendiagnostikgesetz** in Kraft getreten. Darin werden Voraussetzungen und Grenzen genetischer Untersuchung geregelt und die genetische Beratung auf eine gesetzliche Grundlage gestellt. Das Ziel ist, Gefahren und Diskriminierung, die durch eine Untersuchung genetischer Eigenschaft beim Menschen auftreten können, zu verhindern, gleichzeitig aber für die einzelne Patientin die Chance zu wahren, genetische Untersuchungen durchzuführen.

Die **Pränataldiagnostik (PND)** wird als eine genetische Untersuchung erfasst und die fachgebundene genetische Beratung gehört zu den zentralen Themen einer solchen Untersuchung. Es dürfen nur genetische Eigenschaften untersucht werden, die das Kind in der Schwangerschaft oder bei Geburt beeinträchtigen, nicht aber solche, die erst im Erwachsenenalter manifest werden. Die Beratung wird fachärztlich durchgeführt. Eine spezifische Schulung ist notwendig.

Bevor Sie ein ETS durchführen, klären Sie die Patientin über die Tragweite der geplanten Untersuchung auf. Sie erläutern, dass die heutige Untersuchung eine Ultraschalluntersuchung ist, die auf eine genetische Erkrankung des Kindes hindeuten kann. Sie geben der Patientin eine Bedenkzeit und klären Fragen. **Vor der Untersuchung** (Ultraschall/Blutentnahme) müssen Sie das Einverständnis der Patientin durch ihre Unterschrift dokumentieren.

MERKE

Weisen Sie die Patientin auch darauf hin, dass sie ein **Recht auf Nicht-Wissen** hat, und klären Sie vorab, ob die Patientin die Ergebnisse mitgeteilt bekommen möchte. Im Alltag kann aus eigener Erfahrung berichtet werden, dass gerade bei dieser Frage oft Unglaube und Lachen entstehen. „Dafür bin ich doch heute hier, natürlich möchte ich die Ergebnisse wissen" – wird Ihnen oft darauf begegnen.

3. Bedeutung der Nackentransparenz

Die Nackentransparenz (NT) ist eine Flüssigkeitsansammlung unter der Haut im Bereich des fetalen Nackens. Die Breite ist abhängig von Scheitelsteißlänge (SSL) und SSW. Im zweiten Trimester löst sich die Flüssigkeitsansammlung auf und kann für diagnostische Zwecke nicht mehr genutzt werden. Die Messung ist daher nur zwischen 45 mm und 84 mm SSL (11+0 bis 13+6 SSW) in Studien evaluiert.

Man kann festhalten: Je breiter der Bereich ist, desto höher ist die Wahrscheinlichkeit für eine mögliche Erkrankung des Fetus oder einen Abort. Die Pathophysiologie ist nicht abschließend geklärt, ein gestörter Lymphabfluss wird angenommen.

Beispielsweise ist bei einer NT über 6,5 mm in 65 % mit einer zugrunde liegenden genetischen Erkrankung, in 20 % mit einem Abort und in 45 % mit einer organischen Anomalie zu rechnen.

Ein auffälliger Befund bedeutet aber nicht, dass in jedem Fall eine Erkrankung vorliegt, und im Umkehrschluss bedeutet eine normale NT auch nicht, dass das Kind gesund ist. Etwa ein Drittel aller Feten mit Trisomie 21 zeigt normale NT-Werte.

MERKE

Bei einer verbreiterten Nackentransparenz ist nicht nur an die Trisomie 21 zu denken. Ein ausführlicher Organultraschall sollte durchgeführt werden.

4. Ergebnismitteilung

Das Ergebnis wird in einem Beratungsgespräch ausführlich erläutert und auf die persönliche Situation bezogen analysiert. Im Hintergrund haben Sie die Risikoeinteilung in hoch (Risiko > 1:100), intermediär (1: 100–1.000) und niedrig (< 1:1.000).

Frau Q. ist 41 Jahre, ihr Hintergrundrisiko für eine Trisomie 21 war 1:56 und sie ist a priori in einem hohen Risikobereich. Durch die unauffällige Ultraschalluntersuchung und Biochemie hat sich das Risiko auf 1:910 verbessert. Sie hat also ein geringeres Risiko als ursprünglich. Dies sollten Sie betonen und der Patientin freudig davon berichten. Dennoch ist sie statistisch im intermediären Risikobereich geblieben.

Abschließend halten Sie fest, dass die Untersuchung sehr erfreulich verlaufen ist und das Ergebnis (für die Patientin) sehr gut ist.

5. Zellfreie DNA-Testung

Nachdem Sie die Patientin über das intermediäre Risiko aufgeklärt haben, fragen Sie vorsichtig, ob die Patientin etwaige Konsequenzen ziehen würde. Viele Patientinnen haben bei der PND eher organische Fehlbildungen im Blick, die die Wahl der Geburtsklinik beeinflussen würden. Andere wiederum wären bei dem Nachweis einer Trisomie 21 möglicherweise gewillt, einen Schwangerschaftsabbruch durchzuführen. Die ethisch-moralischen Aspekte der PND können in diesem Fallbuch nur kurz erwähnt werden. Fühlen Sie sich gerne angeregt, dies in Ihrer Peergruppe ausführlich zu diskutieren.

Eine nichtinvasive Möglichkeit, das Risiko weiter abzuschätzen, ist die **zellfreie fetale DNA (cffDNA)-Testung.** Plazentare DNA-Fragmente werden durch Apoptose in die maternale Blutbahn ausgeschwemmt. Durch eine Blutuntersuchung können Hinweise auf eine Trisomie gezogen werden. Auch hier handelt es sich um eine Wahrscheinlichkeitsberechnung. Bei organischen Auffälligkeiten im ETS wäre in jedem Fall eine weitere Abklärung durch eine invasive Diagnostik notwendig, um den gesamten fetalen Karyotyp zu klären.

Frau Q. ist mit dem Ergebnis sehr zufrieden und möchte keine weitere Diagnostik. Sie verabschieden sich und wünschen ihr alles Gute für die Schwangerschaft.

6. Sensitivität und Spezifität

Man sollte immer die spezifischen Merkmale des verwendeten Tests kennen. Um die Patientin richtig zu beraten und ein Ergebnis korrekt mitzuteilen, sollte man Sensitivität, Spezifität, positive (PPV) und negative prädiktive Werte (NPV) und deren Bedeutung interpretieren können. Diese lassen sich am einfachsten auf einer Vierfeldertafel darstellen (➤ Abb. 11.1).

Die ersten Merkmale sind testabhängig und hängen nicht an der Prävalenz der Erkrankung.

- **Sensitivität:** kurz gesagt: krank → Test positiv. Oder auch: Wie viele Erkrankte aus der Gruppe der Erkrankten werden identifiziert? Zum Ausschluss einer Erkrankung sollte ein Test eine hohe Sensitivität haben. Er sollte möglichst alle Betroffenen erkennen.
- **Spezifität:** kurz gesagt: gesund → Test negativ. Oder auch: Wie viele der Gesunden werden in der Gruppe der Gesunden identifiziert?

Testergebnis	Trisomie 21 +	Trisomie 21 –
+	153	4 991
–	17	94 839

Abb. 11.1 Vierfeldertafel am Beispiel Trisomie 21 [L141]

Je häufiger die Erkrankung in der Bevölkerung, desto wahrscheinlicher wird ein Test positiv ausfallen. Daher sind die **PPV** und **NPV** von der Prävalenz abhängig:

- **PPV:** Test positiv → wirklich erkrankt.
- **NPV:** Test negativ → wirklich gesund. Dies sollte bei einem Screening nahe 100 % liegen.

→ **Beispiel:** Bei 10.000 Schwangeren gibt es 170 Kinder mit Trisomie 21 in dieser Gruppe.

Das **ETS** hat folgende Merkmale: Die Sensitivität ist 90 %, bei einer Falsch-positiv-Rate von 5 %. Bei einer Sensitivität von 90 % werden 153 von den 170 Kindern mit Trisomie 21 richtig erkannt. 17 werden nicht erkannt, obwohl sie betroffen sind. Mit einer falsch-positiven Rate von 5 % werden 4.991 fälschlicherweise als erkrankt dargestellt, obwohl sie nicht betroffen sind. Dies sollten Sie in der Aufklärung immer berücksichtigen und bei auffälligen Werten beruhigend auf die Patientin einwirken.

Für die **cffDNA** gilt in der gleichen Gruppe eine falsch-positive Rate von 0,04 %. Das sind lediglich 4 Fälle, die fälschlicherweise als auffällig dargestellt werden, obwohl sie nicht betroffen sind. Die Methode ist daher sehr gut geeignet, die Trisomie 21 auszuschließen. Die cfDNA ist kein diagnostischer Test, der eine endgültige Diagnose erlaubt, kann aber das ETS für die Detektion der Trisomie 21 ergänzen.

Für andere Erkrankungen sehen die Ergebnisse anders aus. Statistisch sind 100 Feten in dieser gleichen Gruppe von einer Anenzephalie betroffen. Diese werden alle durch Ultraschall erkannt, durch die cffDNA wird keines erkannt!

ZUSAMMENFASSUNG

Das Ersttrimesterscreening berechnet auf Grundlage des mütterlichen Alters, der sonografischen Befunde und der maternalen Biochemie ein statistisches Risiko für eine autosomale Trisomie. Ebenso werden organische Fehlbildungen untersucht. Jeder Schwangeren ist es selbst überlassen, ob sie dies durchführen lassen möchte oder nicht. Der Ärztin kommt dabei die große Rolle zu, die Ergebnisse richtig zu interpretieren und die Schwangere in der Entscheidungsfindung zu unterstützen. Eine offene, an der Patientin und deren Selbstbestimmung orientierte Kommunikation ist dabei besonders wichtig.

WAS WÄRE, WENN ….

- … sich bei einer 25-jährigen Schwangeren nach der Ultraschalluntersuchung ein Risiko für eine Trisomie 21 von 1:680 ergeben würde? Wie wäre die Beratung?
  - Bei einer 25-Jährigen mit einem Grundrisiko von 1:1.352 wäre dies eine Risikoerhöhung im Vergleich zum A-priori-Risiko. Dies wäre mit der Patientin kritischer zu diskutieren als im Fallbeispiel. Die Möglichkeit der zellfreien DNA-Testung kann hier großzügiger angeboten werden, sofern die Patientin dies abklären möchte.

12

Auf einmal habe ich wieder meine Periode

Lisa Kreysa

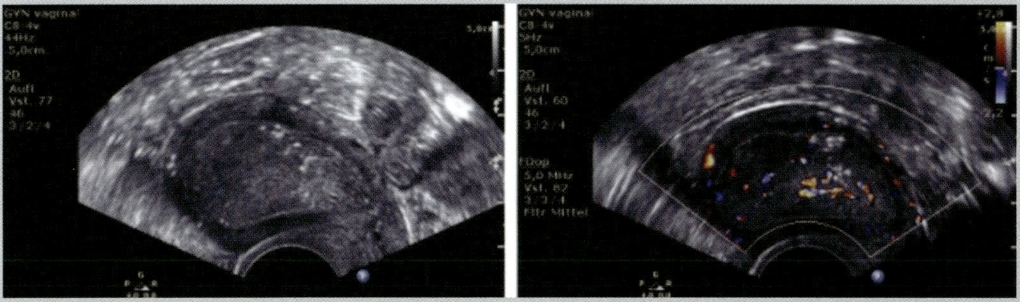

[R418]

Anamnese

Die 68-jährige Frau M. wurde von ihrer Gynäkologin zu Ihnen überwiesen. Die Patientin ist bei relativem Wohlbefinden, gibt aber an, seit ungefähr 3 Monaten intermittierend eine vaginale Blutung zu bemerken, obwohl die letzte reguläre Periodenblutung schon über 15 Jahre zurückliege. Zuvor habe die Patientin nie Probleme gehabt. Nebenbefundlich liegt eine Adipositas mit einem BMI von 31 kg/m^2 vor. Die Patientin ist anderweitig gesund. Sie hat keine Kinder geboren. Die letzte gynäkologische Untersuchung liegt bereits Jahre zurück. In der Familie ist ein Onkel „recht jung" an Darmkrebs gestorben und eine Schwester der Patientin ist ebenfalls an einem Kolonkarzinom erkrankt, aber mittlerweile geheilt.

Untersuchungsbefund

Körperliche Untersuchung: adipöse Patientin in befriedigendem Allgemeinzustand. Das äußere Genitale erscheint unauffällig.
Spekulumeinstellung: leichte vaginale Atrophie, ansonsten ist die Vagina glatt. Portio nach rechts verzogen, unauffällig. Wenig altes Blut ex CK.
Bimanuelle Palpation: Uterus antevertiert/anteflektiert, leicht vergrößert, kein Portioschiebeschmerz, kein Uteruskantenschmerz, Parametrien frei.
Transvaginale Sonografie: Uterus 12 × 7 × 8 cm, Endometrium hochaufgebaut (17 mm) und inhomogen (➤ Bild).

1. **Welche Verdachtsdiagnose besprechen Sie mit Frau M., basierend auf Ihren Untersuchungsbefunden? Welche Differenzialdiagnosen kommen grundsätzlich infrage (unabhängig von Ihrem Untersuchungsbefund)? Nennen Sie Vorläuferläsionen.**

2. **Frau M. ist adipös und kinderlos. Dies sind bereits zwei Risikofaktoren für die vorliegende Erkrankung, welche weiteren kennen Sie? Warum ist die familiäre Belastung mit kolorektalen Karzinomen interessant für Sie?**

3. **Frau M. ist natürlich sehr besorgt und weint. Was können Sie der Patientin sagen, um sie zu beruhigen? Wie geht die Diagnostik nun weiter? Welche verschiedenen Typen des Endometriumkarzinoms gibt es?**

4. **Es hat sich ein östrogenabhängiges, gut differenziertes (G1) Endometriumkarzinom bestätigt. Was sagen Sie Ihrer Patientin bezüglich der weiteren Therapie?**

5. **Stellen Sie sich vor, die Patientin wäre nicht 68 Jahre alt, sondern 32 und Sie entdecken ein frühes Endometriumkarzinom. Der Kinderwunsch ist noch nicht abgeschlossen. Wie kann eine Therapie aussehen?**

1. Verdachtsdiagnose, Differenzialdiagnosen, Vorläuferläsionen

Sowohl die Anamnese als auch die Untersuchungsbefunde sprechen für ein **Endometriumkarzinom**. Dieses fällt häufig schon in einem frühen Stadium durch sein Leitsymptom, eine schmerzlose postmenopausale Blutung, auf. Es handelt sich um das häufigste Karzinom des weiblichen Genitale und das vierthäufigste Karzinom der Frau.

Differenzialdiagnosen

- **Endometriumpolyp:** Im Endometrium erkennt man eine längliche, glatt berandete, meist echoleere Struktur.
- **Myome:** verstärkte vaginale Blutung möglich, v. a. während der Periode. Meist Besserung nach der Menopause.
- **Colpitis senilis:** Durch Östrogenmangel atrophiert in der Postmenopause die vaginale Schleimhaut, wodurch es leicht zu Irritationen und Kontaktblutungen kommen kann.
- **Uterussarkom:** seltene, aber aggressive Erkrankung. Meist sehr schnelles Wachstum. Metrorrhagien sind möglich. Sonografisch dem Myom sehr ähnlich. Die definitive Diagnostik ist erst durch die pathologische Untersuchung möglich.
- **Zervixkarzinom:** Auch hier treten vaginale Blutungen auf, allerdings v. a. Kontaktblutungen. Zudem bemerken die Patientinnen häufig einen bräunlichen Ausfluss (fleischwasserfarben).
- **Vaginal- oder Vulvakarzinom:** Irreguläre Blutungen sind möglich. Die Patientinnen spüren aber zunächst eher Verhärtungen oder Raumforderungen im Bereich von Vulva und Vagina.

Frau M. hört sich Ihre Ausführungen aufmerksam an und sagt, dass sie gar nicht verstehen könne, wieso ihr das passiere. Sie fragt, ob ein Endometriumkarzinom „einfach so" entstehe.

Vorläuferläsionen

Sie erklären Ihrer Patientin, dass es Vorläuferläsionen gibt, aus denen sich ein Endometriumkarzinom entwickeln kann.

- **Endometriumhyperplasie ohne Atypien:** Hierbei handelt es sich nicht um eine Präkanzerose, aber um eine Risikoerkrankung. Durch eine vermehrte Östrogenexposition kommt es zur Vermehrung von Stroma und Drüsen. Therapiert werden kann diese Vorstufe durch orale Kontrazeptiva, systemische Gestagene oder ein Gestagen-IUP.
- **Atypische Endometriumhyperplasie:** Hierbei handelt sich um eine Präkanzerose. Das Verhältnis von Stroma zu Drüsen ist zugunsten der Drüsen verschoben und es entstehen Atypien. Das Risiko, in der Folge an einem Endometriumkarzinom zu erkranken, liegt bei 45 %. In der Postmenopause sollten bei Nachweis einer atypischen Endometriumhyperplasie eine Hysterektomie und auch die Adnektomie erfolgen.

MERKE

Das Kardinalsymptom des Endometriumkarzinoms ist die schmerzlose, postmenopausale Blutung. Da diese meist schon frühzeitig auftritt, kann das Endometriumkarzinom häufig in einem frühen Stadium entdeckt werden. Jede postmenopausale Blutung sollte histologisch abgeklärt werden.

2. Risikofaktoren

Neben den bereits genannten Risikofaktoren gibt es noch einige weitere, die das Auftreten eines Endometriumkarzinoms begünstigen:

- Zunehmendes Alter
- Frühe Menarche und späte Menopause
- Diabetes mellitus
- PCOS
- Peri- und postmenopausale Östrogensubstitution ohne gleichzeitige Anwendung von Gestagenen
- Tamoxifentherapie (Verdopplung des Risikos nach 2 Jahren, Vervierfachung nach 5 Jahren der Anwendung)
- Lynch-/Cowden-Syndrom

Das **HNPCC** (hereditäres nicht-Polyposis-assoziiertes, **kolorektales Karzinom**) oder **Lynch-Syndrom** ist eine erbliche Form des Darmkrebses ohne das Auftreten von vielen Polypen. Es sind mittlerweile verschiedene Gene bekannt, deren Mutation für die Entstehung eines HNPCC verantwortlich sein kann (MSH2, MSH6, MLH1, PMS2, EPCAM). Liegt eine solche Mutation vor, steigt das Lebenszeitrisiko für die Entwicklung von Karzinomen des Kolons, Magens, Urogenitaltrakts, Dünndarms, ZNS und der Haut sowie bei Frauen für die Entwicklung von **Endometrium- und Ovarialkarzinomen**.

MERKE

Die meisten Endometriumkarzinome sind östrogenabhängig (Typ-1-Karzinome). Durch die vermehrte Expression der Aromatase durch die steigende Anzahl von Adipozyten bei Adipositas wird mehr Östrogen gebildet und das Risiko für die Entwicklung eines solchen Karzinoms steigt.

3. Diagnostik

Sie wenden sich Frau M. zu und versuchen, sie zu beruhigen. Sie erklären ihr, dass aktuell alles für einen günstigen Verlauf und die Entdeckung der Erkrankung in einem frühen Stadium spricht. Die Gesamt-Anamnese weist auch eher auf ein **östrogenabhängiges Karzinom (Typ-1-Karzinom)** hin, was in der Regel sehr gut zu behandeln ist. Neben den Typ-1-Karzinomen gibt es auch **Typ-2-Karzinome**. Diese sind **serös** oder **klarzellig, nicht östrogenabhängig** und immer schlecht differenziert **(G3)**.

Um die Histologie definitiv zu klären und die Diagnostik zu vervollständigen, muss eine kurze Operation erfolgen. Hierbei wird in Vollnarkose eine Gebärmutterspiegelung durchgeführt, in deren Rahmen auch, getrennt voneinander, Gewebe aus Gebärmutterhals und Gebärmutterkörper gewonnen wird (HSK und fraktionierte Abrasio). Das entnommene Gewebe wird in die Pathologie geschickt und dort untersucht. Das Ergebnis liegt meist innerhalb von wenigen Tagen vor. Abhängig davon muss dann das weitere Prozedere geplant werden. Tritt einmalig eine postmenopausale Blutung auf und ist die Endometriumsdicke < 3 mm, kann zunächst eine klinische Kontrolle in 3 Monaten durchgeführt werden, bevor die HSK/Abrasio erwogen wird.

Sie erklären Frau M. außerdem, dass aufgrund der Familienanamnese auch eine genetische Belastung bestehen könnte. Diesbezüglich sollte an anderer Stelle eine umfangreiche **genetische Beratung** erfolgen. Hierfür würden Sie die Patientin im Verlauf nochmals bei dem Team der Humangenetik vorstellen.

Nachdem Sie Frau M. mündlich und schriftlich aufgeklärt haben, vereinbaren Sie einen OP-Termin für übermorgen und geben ihr auch gleich einen Termin in der nächsten Woche, um die Ergebnisse zu besprechen.

MERKE

Der Goldstandard zur Diagnose eines Endometriumkarzinoms sind die HSK und die fraktionierte Abrasio. Bei multimorbiden Patientinnen, denen zwei Narkosen nicht zugemutet werden können, kann auch mittels eines kleinen Glasröhrchens, in dem ein Unterdruck erzeugt wird (Pipelle), ein Teil der Gebärmutterschleimhaut entnommen werden (während der gynäkologischen Untersuchung).

4. Therapieplan

Wie vereinbart, sehen Sie Frau M. eine Woche später wieder. Die OP hat sie gut überstanden. Sie konnte die Klinik ambulant verlassen. Ihnen liegen nun die Befunde der pathologischen Untersuchung vor. Sie haben den Fall auch bereits am Morgen in der Tumorkonferenz Ihrer Klinik vorgestellt, sodass das weitere Vorgehen bereits festgelegt ist. Frau M. ist sehr aufgeregt und blickt Sie ängstlich, aber auch erwartungsvoll an.

In der Histologie hat sich das Endometriumkarzinom bestätigt. Erfreulicherweise ist es östrogenabhängig und gut differenziert (G1). Sie erläutern Ihrer Patientin, dass nun eine weitere Operation auf sie wartet, nämlich die Entfernung der Gebärmutter und der Eierstöcke **(einfache Hysterektomie mit Adnektomie).** Sollte sich hier das Stadium pT1a, G1 bestätigen, müssen weder eine Lymphonodektomie noch eine adjuvante Radiatio oder Chemotherapie erfolgen.

Die **operative und adjuvante Therapie** des Endometriumkarzinoms ist komplex und von den einzelnen Stadien abhängig, besonders was die Lymphonodektomie und Radiatio betrifft.

Bei **Typ-2-Karzinomen** muss **immer** die **radikale Lymphonodektomie,** d. h. die Entfernung der pelvinen und paraaortalen Lymphknoten bis zum Nierenstiel, erfolgen.

Bei Frau M. bestätigt sich in der abschließenden Pathologie erfreulicherweise das Stadium **pT1a, G1**. Die Lymphknoten waren intraoperativ makroskopisch unauffällig, sodass die Therapie hiermit abgeschlossen ist.

5. Junge Patientin mit frühem Endometriumkarzinom

Zeigt sich bei einer jungen Patientin ein **frühes Endometriumkarzinom,** muss auch dieser Patientin zur Hysterektomie und Adnektomie geraten werden.

Das Risiko, dass synchron ein Endometrium- und Ovarialkarzinom (SEOC) vorliegen, liegt bei 3 % insgesamt, bei jungen Frauen aber bei 11–36 %. Hierüber muss die Patientin auch explizit aufgeklärt werden. Ist der **Kinderwunsch** noch nicht abgeschlossen, befindet man sich in einer schwierigen Situation. Nach umfangreicher **Risikoaufklärung** (Fortschreiten der Erkrankung, Metastasierung etc.) kann ein **konservativer Therapieversuch** mit **Gestagenen,** in Form von MPA oder einem IUP, unternommen werden. Es erfolgen dann **alle 6 Monate Kontrollabrasiones.** Sobald die **Komplettremission** erreicht ist, sollte der Kinderwunsch umgesetzt werden. Nach Abschluss des Kinderwunsches müssen die Hysterektomie und Adnektomie erfolgen. Lässt sich keine Komplettremission erreichen, sollte umgehend die Operation erfolgen.

MERKE

Bei jungen Frauen mit noch bestehendem Kinderwunsch kann beim **frühen Endometriumkarzinom** ein **konservativer Therapieversuch** unternommen werden. **Cave:** Das Risiko, dass synchron ein Endometrium- und Ovarialkarzinom **(SEOC)** vorliegen, liegt bei jungen Frauen zwischen **11 und 36 %.**

ZUSAMMENFASSUNG

Das Endometriumkarzinom ist das häufigste Genitalkarzinom der Frau. Aufgrund seines Leitsymptoms, der schmerzlosen postmenopausalen Blutung, wird es häufig schon im Frühstadium entdeckt und kann gut therapiert werden. In der Regel handelt es sich um die Östrogen-abhängigen Typ-1-Karzinome. Diese müssen von den aggressiveren Typ-2-Karzinomen unterschieden werden, die nicht östrogenabhängig sind und mit einer schlechteren Prognose einhergehen. Vorläuferläsionen sind die Endometriumhyperplasien ohne Atypien und die atypische Endometriumhyperplasie. Die Therapien der Wahl beim frühen Endometriumkarzinom sind die Hysterektomie und Adnektomie beidseits (ebenso bei der atypischen Endometriumhyperplasie). Von einer Endometriumablation oder suprazervikalen Hysterektomie muss abgeraten werden.

WAS WÄRE, WENN …

- … die Patientin 35 Jahre alt und Anlageträgerin für das Lynch-Syndrom wäre?
  – Ab dem 35. Lebensjahr erfolgt bei Anlageträgerinnen jährlich eine vaginale Untersuchung mit TVUS und eine Endometriumbiopsie. Ab dem 40. Lebensjahr bzw. 5 Jahre vor dem jüngsten Erkrankungsalter in der Familie sollten die Hysterektomie und Salpingektomie erfolgen. Die Ovarien können nach Risikoaufklärung vorerst belassen und nach der Menopause entfernt werden. Alternativ kann die Adnektomie beidseits direkt durchgeführt werden, um auch das Risiko für ein Ovarialkarzinom zu minimieren. Eine Hormonersatztherapie findet dann bis zum 50. Lebensjahr statt.

13

Mein Kind kommt – nur mit Hilfe

Manuela Tavares de Sousa

Anamnese

Frau G. kommt zu Ihnen in die Geburtsanmeldung. Sie erwartet ihr viertes Kind und ist in der 32. SSW. Sie hat bereits mit der Hebamme gesprochen – es liegen keine Risiken vor und die Patientin wünscht eine Spontangeburt – wie beim letzten Mal. Sie hat ihre dritte Geburt so gut in Erinnerung und freut sich auf ihre Tochter.

Nachdem Sie die unauffällige Anamnese nochmals für sich durchgehen, besprechen Sie das Vorgehen in Ihrer Klinik und fragen nach den Bedürfnissen. Es ergeben sich keine neuen Aspekte.

Untersuchungsbefund

Ultraschall: dorsosuperiore Querlage, SG an der 60. Perzentile, Hinterwandplazenta, normale Fruchtwassermenge.

1. **Die Patientin ist etwas nervös wegen der Querlage (QL). Was sagen Sie dazu? Welche Risikofaktoren für eine QL gibt es? Welche Komplikationen kennen Sie?**
2. **Frau G. befindet sich erst in der 32. SSW. In welcher Häufigkeit treten welche unterschiedliche Kindslagen am Entbindungstermin auf?**
3. **Die Patientin fragt vorsorglich nach der Möglichkeit einer Sectio. Über welche Risiken für Mutter und Kind klären Sie auf?**
4. **Einige Wochen später stellt sich die Patientin mit Wehen vor. Der Muttermund ist 4 cm. Bei der Aufnahmeultraschalluntersuchung sehen Sie direkt beide Augen des Kindes, der Rücken ist links. Welche Stellungen und Haltungen kennen Sie?**
5. **Im weiteren Verlauf der Geburt lässt sich die große Fontanelle bei 12 Uhr führend tasten. Welche Einstellungsanomalien kennen Sie?**
6. **Der Muttermund ist vollständig eröffnet und es kommt zu keinem weiteren Progress der Geburt. Welche vaginal-operative Entbindungen kennen Sie? Welche Voraussetzungen müssen dafür erfüllt sein?**

1. Querlage

Bei der Querlage (QL) handelt es sich um eine Lageanomalie, bei der der Fetus quer in der Gebärmutter liegt, der kindliche Rücken steht quer zur Längsachse der Mutter. Bis zur 28. SSW sind 10 % aller Feten in Querlage, bis zur 32. SSW noch 8 %, bis zur 36. SSW 3 % und am Entbindungstermin nur noch 1 % aller Feten.

Gründe für eine Querlage können uterine Fehlbildungen oder auch Myome sein. Ein Polyhydramnion kann die Querlage ebenso begünstigen wie eine Placenta praevia. Auch bei Mehrlingen wird die Querlage häufiger beobachtet. Bei Mehrgebärenden findet sich eine QL dreimal häufiger als bei Erstgebärenden.

Sollte es zu einer persistierenden QL kommen, kann es – vor allem bei dorsosuperiorer QL mit Rücken im Fundus und Extremitäten inklusive Nabelschnur im maternalen Becken – zu einem **Nabelschnurvorfall** kommen. Ein Liegendtransport wäre bei einem Blasensprung angezeigt.

Eine vaginale Entbindung ist aus QL nicht möglich. Vor der Indikation zu einer primären Sectio aus QL kann der Versuch einer äußeren Wendung erfolgen. Idealerweise sollte die Sectio am wehenlosen Uterus bei intakter Fruchtblase erfolgen. Es kann unter Wehen und Muttermundseröffnung zu einem **Armvorfall** und Einkeilen der Schulter kommen. Diese sog. **verschleppte Querlage** kann durch ein gestörtes uterines Druckverhältnis zu einer Uterusruptur führen (➤ Abb. 13.1). Diese kann eine hohe maternale und neonatale Morbidität und Mortalität zur Folge haben.

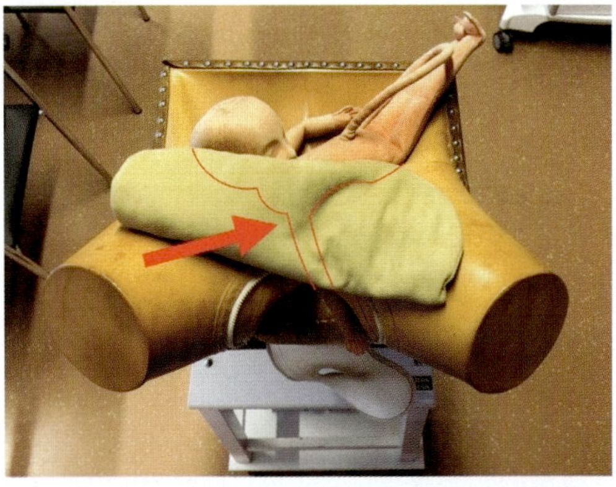

Abb. 13.1 Verschleppte Querlage mit Armvorfall und Einkeilen der Schulter [P802]

Sie haben sonografisch keine Ursache für eine QL gesehen und die Patientin ist erst in der 32. SSW. Es besteht begründete Hoffnung, dass am Termin eine Schädellage vorliegen wird. Frau G. darf optimistisch bleiben und Sie reden der Patientin gut zu. Sie weisen sie, möglichst ohne Ängste aufzubauen, auf einen Liegendtransport hin, sollte es zu einem Blasensprung kommen. Frau G. ist ganz entspannt – ihre Kinder sind bisher immer alle am Termin ohne vorzeitigen Blasensprung geboren.

MERKE
Die Querlage ist eine geburtsunmögliche Kindslage (Situs).

2. Lage und Poleinstellung

Die **Lage** beschreibt die Längsachse des Kindes zur Längsachse der Mutter, z.B. Längs-, Schräg- oder Querlage. Die **Poleinstellung** beschreibt den vorangehenden führenden Teil des Kindes, z.B. Schädel (SL)- oder Beckenendlage (BEL).

Von 100 Geburten am Entbindungstermin ist ein Kind in Querlage, fünf sind in Beckenendlage und weitere 94 in Schädellage. Bei der BEL und SL handelt es sich um eine Längslage und es besteht die Möglichkeit einer vaginalen Entbindung.

3. Sectioaufklärung

Im Februar 2013 ist das **Patientenrechtegesetz (PRG)** in Kraft getreten, welches die Patientenrechte gebündelt hat. Das **Recht auf Einsicht in die Akte** wie auch das **Aufklärungsgespräch** wurden durch das PRG weiter verankert.

Zunächst wird jedes ärztliche Vertrauensverhältnis in einem Behandlungsvertrag festgehalten. Patientinnen müssen vor Beginn der Behandlung ergebnisoffen informiert werden und ein *informed consent* unterschreiben. Das heißt, sie müssen verständlich und umfassend über die Behandlung aufgeklärt werden. Vor einem operativen Eingriff werden die Notwendigkeiten und die Erfolgsaussichten wie auch die Risiken des Eingriffs in einem persönlichen Gespräch geklärt und eine schriftliche Einwilligung erfolgt. Eine Kopie wird ausgehändigt.

Bei einem Kaiserschnitt sollten Sie, in verständlichen Worten, Folgendes besprechen:

Indikationen
Es gibt absolute (z.B. Placenta praevia, Nabelschnurvorfall) und relative Indikationen (z.B. Mehrlingsschwangerschaft, Zustand nach Sectio). Ein Kaiserschnitt auf Wunsch, bei dem es keine medizinische Rechtfertigung für eine Sectio gibt, wird nach ausführlicher Abwägung der Risiken für Mutter und Kind auch in seltenen Fällen durchgeführt. Bei Frau G. wäre bei QL am Termin eine Indikation gegeben, da es sich um eine geburtsunmögliche Lage handelt.

Komplikationen
Zu den **maternalen Komplikationen** finden sich neben einem größeren Blutverlust auch ein höheres Infektions- und Thromboserisiko im Vergleich zur vaginalen Entbindung. Es kann zur Verletzung benachbarter Organe (z.B. Harnblase) und zu Wundheilungsstörungen kommen. Narkosezwischenfälle werden durch die Anästhesie aufgeklärt. Zu den langfristigen Komplikationen gehören abdominale Verwachsungen nach Sectio, Implantationsstörungen und Uterusruptur in einer Folgeschwangerschaft. Bei den **kindlichen Komplikationen** klären Sie über die Anpassungsstörung (v.a. wenn vor 39+0 SSW durchgeführt) und Schnittverletzung auf. Zu den langfristigen Risiken gehört die erhöhte Wahrscheinlichkeit für das Auftreten einer Erkrankung aus dem immunologischen Formenkreis (Asthma, Diabetes, Neurodermitis etc.).
Frau G. freut sich auf eine vaginale Geburt. Sie bestärken sie, dass das Kind sich sicherlich drehen wird. Bevor eine Sectio notwendig ist, würden Sie eine äußere Wendung empfehlen – das freut Frau G. Sie wünschen ihr alles Gute und verabschieden sich.

MERKE
Eine optimale Sectiorate wurde 1985 von der Weltgesundheitsorganisation zunächst bei 10–15 % aller Geburten gesehen. Eine spätere Analyse sieht die Rate bei 19 % (JAMA 2015; 314: 2238–2240). Dennoch lässt sich weltweit eine stete Zunahme erkennen, beispielsweise auf über 50 % in Brasilien. Die Sectiorate lag in Deutschland mit regionalen Unterschieden 2019 bei 31,7 %. Aufgrund der höheren maternalen Morbidität nach Sectio bei einer Folgeschwangerschaft und der neonatalen Langzeitmorbidität gilt aktuell das Dogma: **Jede Sectio vermeiden, wenn es für Mutter und Kind vertretbar ist!** Eine S3-Leitlinie zur Sectio caesarea ist im Juni 2020 erstmalig erschienen und zeigt die aktuelle Evidenz zu Indikationen, Vor- und Nachteilen.

4. Stellung und Haltung
Die Position des kindlichen Rückens zur Innenseite des Uterus wird als **Stellung** bezeichnet. Befindet sich der Rücken links, so handelt es sich um eine I. Stellung, ist der Rücken rechts, um eine II. Stellung. Ist der Rücken eher vorne, so ergänzt man a und b, sollte der Rücken eher hinten sein.
Die Beziehung des kindlichen Kopfes zum kindlichen Körper wird als **Haltung** (Habitus) beschrieben, z.B. Flexions-, indifferente oder Deflexionshaltung. Wenn beide Augen zu sehen sind, dann handelt es sich um eine Deflexionshaltung, bei der das Kind den Kopf auf den Rücken deflektiert.

5. Einstellungsanomalien
Die **Einstellung** (Praesentatio) bezieht das vorangehende, tiefste Kindsteil zum maternalen Becken, z.B. Gesichts-, Stirn-, Vorderhaupts-, indifferente und Hinterhauptseinstellung. Bei Geburt sind von den 94 Schädellagen 92 in vorderer Hinterhauptseinstellung und 2 in regelwidriger Einstellung. Das Durchtrittsplanum und damit der Umfang, mit dem das Kind geboren wird, hängen von der Einstellung ab.
Bei Frau G. ist die große Fontanelle bei 12:00 Uhr zu tasten. Damit ist das Vorderhaupt führend und es handelt sich um eine **Vorderhauptseinstellung.**

MERKE
Oft werden die Begrifflichkeit **„Lage", „Haltung" und „Einstellung"** (fälschlicherweise) miteinander überschneidend verwendet und nicht scharf abgegrenzt. Dies hat zu einer Verwirrung der Nomenklatur (nicht nur für Sie als Studierende) geführt.

6. Vaginal-operative Entbindung
Ein Geburtsstillstand, eine akute fetale oder maternale Bedrohung können eine Indikation für eine **vaginal-operative Entbindung** sein. 6 % aller Kinder kommen in Deutschland so auf die Welt.
Bevor der Eingriff durchgeführt wird, sollte eine Befunderhebung mit zeitnah entleerter Harnblase vorausgehen. Der Muttermund muss vollständig eröffnet sein und die Fruchtblase gesprungen. Der Höhenstand des Kopfes mit Haltung und Einstellung wird evaluiert. Grundsätzlich

gilt, dass bei einem Höhenstand in Beckeneingang eine vaginal-operative Entbindung kontraindiziert ist und eine Sectio erfolgen sollte.
Sollte der führende vorangehende Teil über der Interspinalebene (I) sein, so wird die Indikation in Abhängigkeit von der Haltung und Einstellung und der Erfahrung der Operateurin gesehen. Die Schwangere wird über den Ablauf informiert und ein mündliches Einverständnis eingeholt. Die Aufklärungszeit wird der Dringlichkeit angepasst. Bei pathologischem CTG kann dies kurz ausfallen, bei Geburtsstillstand können Sie sich mehr Zeit nehmen.
Bei Frau G. ist der Muttermund unter Periduralanästhesie seit 2,5 h vollständig eröffnet (was ungewöhnlich für eine Mehrgebärende ist) und die Fruchtblase ist seit 2 h gesprungen. Sie tasten die große Fontanelle in Führung bei 12:00 Uhr, außerhalb der Wehe bei I+2, in der Wehe bei I+3. Dieser Befund hat sich seit 1 h nicht geändert und Frau G. gibt an, dass sie keine Kraft mehr habe. Sie besprechen den Befund und klären sie über die vaginal-operative Entbindung auf. Als Alternative besprechen Sie die sekundäre Sectio aus Beckenmitte und erläutern die maternalen Komplikationen und wägen diese gegen die neonatalen ab. Frau G. entscheidet sich für die vaginal-operative Entbindung. Sie notieren die Uhrzeit der Indikationsstellung.
Nun geht es zur Wahl des Instruments. Es gibt die Möglichkeit einer **Vakuumextraktion** (sog. Saugglocke) oder einer **Forzepsentbindung** (sog. Zange). Der Forzeps führt häufiger zur erfolgreichen Geburtsbeendigung, allerdings mit höherem Risiko von Geburtsverletzungen. Bei dem Vakuum erhöht sich das Risiko von Kephalhämatomen und es zeigen sich häufiger abgebrochene Versuche. Die Wahl des geeigneten Instruments hängt von der geburtshilflichen Situation und der Erfahrung der Operateurin ab. Zuletzt nahm die Rate für die Zange deutlich ab und findet sich nur noch in 0,6 % der Geburten – der Glocke wird häufiger der Vorzug gegeben.
Nach dem Anlegen der Saugglocke zeigt sich ein gutes Tiefertreten des Kopfes, in zwei Wehen kommt es zur Geburt eines Mädchens aus Vorderhauptslage. Diese ist gut angepasst und die Mutter nimmt sich das Kind selbstständig auf die Brust. Kurz vor Verlegung auf die Wochenbettstation besprechen Sie die Indikation und erläutern Frau G. den unkomplizierten Ablauf. Frau G. hat keine Fragen, dennoch bieten Sie an, dass sie sich jederzeit bei Ihnen mit Fragen zur Geburt melden kann.

ZUSAMMENFASSUNG

Die Kenntnis von Lage, Haltung und Einstellung spielt in der Geburtshilfe eine große Rolle. Eine korrekt indizierte und ausgeführte vaginal-operative Entbindung zeigt im Vergleich zu einer Sectio eine geringere maternale Morbidität bei keiner zusätzlichen fetalen Risikoerhöhung. Regelmäßige Teamtrainings am Modell können die Expertise erhöhen und zu höheren Erfolgsraten bei den Entbindungen führen.

WAS WÄRE, WENN …

- … eine Indikation zu einer Sectio vorliegen würde? In welcher Schwangerschaftswoche wäre die Sectio zu planen?
  - Bei einer Sectio ist das Risiko einer respiratorischen Anpassungsstörung des Neugeborenen erhöht. Dieses Risiko sinkt signifikant, wenn die Sectio nicht vor 39+0 SSW durchgeführt wird. Eine frühere Entbindung sollte nicht unbegründet stattfinden.

14

Frau Doktor, wie häufig muss ich zu Ihnen kommen?

Lisa Kreysa

Anamnese

In Ihrer Praxis stellt sich die 20-jährige Frau O. vor. Die junge Frau berichtet, dass sie bisher noch nie bei einer Gynäkologin gewesen sei, aber wisse, dass eigentlich eine regelmäßige Vorsorge stattfinden sollte. Wie diese genau ablaufe, sei ihr aber nicht klar. Hierüber wolle sie sich nun informieren. Frau O. gibt keinerlei Vorerkrankungen an. Auch von familiären Krebserkrankungen wisse sie nichts.

1. **Erklären Sie Frau O. den allgemeinen Ablauf der gynäkologischen Krebsvorsorgeuntersuchung. In welchen Intervallen sollte sich die Patientin vorstellen?**

2. **Seit 2020 gibt es Neuerungen für die Früherkennung des Zervixkarzinoms. Wie unterscheidet sie sich zwischen dem 20. und 34. Lebensjahr und ab dem 35.Lebensjahr?**

3. **„Was ist das genau für ein Abstrich, der gemacht werden muss?", fragt Frau O. Wie erklären Sie es ihr? Erläutern Sie auch die Klassifikation.**

4. **„Was passiert, wenn mein Abstrich auffällig sein sollte?"**

5. **„Meine Mutter ist jetzt 48. Ändert sich bei ihr auch etwas?"**

1. Ablauf der gynäkologischen Krebsvorsorgeuntersuchung

Durch regelmäßige gynäkologische Vorsorgeuntersuchungen können zwei der häufigsten Krebserkrankungen der Frau, das Mamma- und das Zervixkarzinom, häufig schon in einem Frühstadium erkannt und die Therapieoptionen hierdurch deutlich verbessert werden.

Ab dem 20. Lebensjahr sollte sich jede Frau einmal pro Jahr bei ihrer Gynäkologin zur Krebsvorsorge vorstellen. Der Termin läuft in der Regel immer ähnlich ab.

Zunächst sollte eine ausführliche Anamnese durchgeführt werden. Kennt man die Patientin schon länger, sind vor allem die Zyklusanamnese, Maßnahmen zur Verhütung und aktuelle Besonderheiten oder Beschwerden wichtig. Sehen Sie die Patientin zum ersten Mal, sollten Sie individuelle Risikofaktoren und die Familienanamnese gründlich erfragen.

Im Anschluss erfolgt die gynäkologische Untersuchung. Die Patientin entkleidet sich und nimmt auf dem gynäkologischen Stuhl Platz. Zunächst erfolgt die **Inspektion** des äußeren Genitals (Vulva, große und kleine Labien, Perinealregion). Anschließend führen Sie eine **Spekulumuntersuchung** durch. Sie beurteilen die Vagina und v. a. die Portio (Zervixkarzinomvorsorge!) und entnehmen den PAP-Abstrich.

Anschließend wird die **bimanuelle Tastuntersuchung** der gynäkologischen Organe durchgeführt. Eine Hand liegt auf dem Unterbauch, mit der anderen Hand tasten Sie von vaginal. Vor allem die Größe und Beweglichkeit des Uterus kann beurteilt werden. Außerdem könnte man größere Raumforderungen im Unterbauch palpieren.

Die **transvaginale Sonografie (TVUS)** ist kein fester Bestandteil der Vorsorgeuntersuchung. Sie ist eine Leistung, die von der Patientin selbst bezahlt werden muss.

Ab dem 30. Lebensjahr erfolgt zudem die **Untersuchung der Brust** per bimanueller Tastuntersuchung. Auch die Lymphknotenstationen (supraklavikulär, parasternal und v. a. axillär) sollten miterfasst werden. Jede Patientin, die sich bei Ihnen vorstellt, sollte außerdem in die Selbstuntersuchungstechniken der Brust eingewiesen werden.

MERKE

Ab dem 20. Lebensjahr sollte sich jede Frau einmal jährlich zur Zervixkarzinomvorsorge beim Gynäkologen vorstellen. Ab dem 30. Lebensjahr erfolgt zudem die Untersuchung der Mammae. Jede Patientin sollte in die Technik der Selbstuntersuchung der Brust eingewiesen werden, um einmal monatlich ihre Brust zu untersuchen.

2. Umstellung der Zervixkarzinomvorsorge ab 2020

Seit Januar 2020 hat sich die Regelung für die Zervixkarzinomvorsorge verändert.

Zwischen dem 20. und 34. Lebensjahr findet die Vorsorge weiterhin mittels **jährlicher Zytologie (PAP-Abstrich)** statt.

Ab dem 35. Lebensjahr soll alle drei Jahre eine Ko-Testung erfolgen. Das bedeutet, dass neben dem PAP-Abstrich ein **HPV-Test** durchgeführt wird. Ist der HPV-Test negativ, erfolgt das nächste Screening regulär nach 3 Jahren. Ist er positiv, wird engmaschiger kontrolliert.

Jede Frau ab dem 20. Lebensjahr hat aber trotzdem weiterhin das Recht auf eine jährliche gynäkologische Untersuchung.

MERKE

Zwischen dem 20. und 34. Lebensjahr erfolgt die Zervixkarzinomvorsorge mittels PAP-Abstrich, ab dem 35. Lebensjahr soll künftig alle 3 Jahre eine Ko-Testung (PAP-Abstrich und HPV-Test) durchgeführt werden.

3. PAP-Abstrich

Der PAP-Abstrich muss aus der **Transformationszone** (Grenze zwischen Platten- und Zylinderepithel) entnommen werden. Dies kann mittels Bürste, Holz- oder Plastikspatel oder Watteträger erfolgen. Die gewonnenen Zellen werden direkt auf einen Objektträger ausgestrichen und fixiert. Alternativ kann eine Dünnschichtzytologie durchgeführt werden. Dabei werden die entnommenen Zellen zunächst in einem Nährmedium ausgewaschen und dann auf den Objektträger aufgebracht.

Die Einteilung des PAP-Abstrichs erfolgt nach der Münchner Nomenklatur III der gynäkologischen Zytodiagnostik der Zervix (➤ Tab. 14.1).

Tab. 14.1 PAP-Gruppen nach Münchner Nomenklatur III

PAP-Gruppe	Befund
0	**Unzureichendes Material**
I II-a	**Unauffälliges Zellbild** Unauffälliges Zellbild, aber auffällige Anamnese
II II-**p** II-**g** II-**e**	**Befunde mit eingeschränkt protektivem Wert** **Plattenepithelzellen** mit Kernveränderungen **Drüsenzellen** mit mehr als reaktiven Veränderungen Nachweis von **Endometriumzellen** bei Frauen > 40 J.
III III-**p** III-**g** III-**e** III-**x**	**Unklare oder zweifelhafte Befunde** **CIN 2–3**, Plattenepithel-CA nicht auszuschließen Ausgeprägte Atypien der **Drüsenzellen** Ausgeprägte Atypien der **Endometriumzellen** Atypien von Zellen unklaren Ursprungs
III**D** III**D1** III**D2**	**Dysplasie mit Regressionsneigung** Leichte Dysplasie **(CIN I)** Mäßige Dysplasie **(CIN II)**
IV IV**a-p** IV**a-g** IV**b-p** IV**b-g**	**Unmittelbare Karzinomvorstufe** Schwere Dysplasie **(CIN III)** **Adenokarzinom in situ** Schwere Dysplasie **(CIN III, Invasion nicht auszuschließen)** **Adenokarzinom in situ (Invasion nicht auszuschließen)**
V V-**p** V-**a** V-**e** V-**x**	Zervixkarzinom Plattenepithelkarzinom Adenokarzinom Endometriumkarzinom Malignom unklarer Herkunft

MERKE

Um eine valides Ergebnis des PAP-Abstrichs zu erhalten, muss dieser unbedingt aus der Transformationszone entnommen werden, d. h., in dem Befund müssen sowohl Endo- als auch Ektozervikalzellen nachweisbar sein.

4. Der auffällige Abstrich

Frau O. ist eine junge Frau. Stellen sich in einem von ihren PAP-Abstrichen Auffälligkeiten heraus, ist die Wahrscheinlichkeit, dass sich eine Veränderung spontan zurückbildet, sehr hoch. Man muss also auch darauf achten, eine Übertherapie zu vermeiden.

Je nach Ergebnis des PAP-Abstrichs ist das weitere Vorgehen in ➤ Tab. 14.2 dargestellt.

Bei jüngeren Frauen können auffällige Befunde länger beobachtet werden, wenn diese in der Kolposkopie gut sichtbar sind, da die Rate an Spontanremissionen sehr hoch ist.

5. Gynäkologische Vorsorge im fortgeschrittenen Alter

Auch die Mutter von Frau O. sollte weiterhin jährlich zur gynäkologischen Vorsorge in die Praxis kommen. Bei ihr wird ab diesem Jahr bereits die Ko-Testung im Rahmen der Zervixkarzinomvorsorge erfolgen. Sollte sich bei ihr ein auffälliges Ergebnis zeigen, wäre das Vorgehen anders als bei der jungen Tochter.

Ab dem 35. Lebensjahr ist der **HPV-Status** entscheidend für die Frequenz der Kontrollen bzw. für ein invasiveres Vorgehen (➤ Tab. 14.3).

Die Mutter von Frau O. ist aktuell 48 Jahre alt. Ab dem 50. Lebensjahr wird die reguläre Vorsorge durch die Mammografie ergänzt. Diese wird alle 2 Jahre bis zum 70. Lebensjahr empfohlen. Die gynäkologische Vorsorge ist trotzdem auch nach dem 70. Lebensjahr noch empfehlenswert und sollte weiterhin jährlich erfolgen.

MERKE

Ab dem 35. Lebensjahr spielt bei der Zervixkarzinomvorsorge vor allem der HPV-Status eine wichtige Rolle, um das weitere Vorgehen für die Patientin festzulegen.

ZUSAMMENFASSUNG

Ab dem 20. Lebensjahr sollte jährlich die gynäkologische Krebsvorsorge erfolgen. Zunächst handelt es sich dabei um eine Zervixkarzinomvorsorge, ab dem 30. Lebensjahr kommt zusätzlich die Untersuchung der Mammae hinzu. Die Zervixkarzinomvorsorge befindet sich aktuell im Umbruch. Der Stellenwert einer HPV-Infektion in deren Rahmen wird immer entscheidender. Daher wird ab dem 35. Lebensjahr eine Ko-Testung (PAP-Abstrich und HPV-Test) alle 3 Jahre empfohlen. Die Frauen haben trotzdem weiterhin ein Anrecht auf jährliche gynäkologische Untersuchungen. Ab dem 50. Lebensjahr wird die Vorsorge durch die Mammografie ergänzt, die alle 2 Jahre erfolgen sollte. Liegen bei einer Frau bestimmte Risikofaktoren oder Vorerkrankungen vor, muss die Vorsorge individuell angepasst werden.

Tab. 14.2 Vorgehen bei auffälligem PAP-Abstrich im jüngeren Alter (20–34 Jahre)

Zeitpunkt	I	IIa	II-p/II-g/IIID1	III-p/g/e/x	IIID2	IVa-b/p-g V-p/g/e/x
Sofort				Individuell: Ko-Test, TVUS, HSK/Abrasio (je nach Zelltyp)		Kolposkopie
Nach 3 Monaten					Zytologie	
Nach 6 Monaten		Ggf. Kontrolle			Ko-Testung. Falls auffällig → Kolposkopie	
Nach 12 Monaten	Screening	Ko-Testung. Falls auffällig → Kolposkopie	Ko-Testung. Falls auffällig → Kolposkopie			

Tab. 14.3 Vorgehen bei auffälligem PAP-Abstrich bzw. HPV-Status im fortgeschrittenen Alter (ab 35 Jahre)

Zeitpunkt	I (HPV–)	I (HPV+)	IIa (HPV+/–)	II-p/II-g (HPV+/–)	IIID1 (HPV–)	IIID1 (HPV+)	III-p/g/e/x (HPV+/–)	IIID2/IV/V (HPV+/–)
Sofort							Individuell: Ko-Test, TVUS, HSK/Abrasio (je nach Zelltyp)	Kolposkopie
Nach 3 Monaten								
Nach 6 Monaten			Ggf. Kontrolle			Ko-Testung. Falls auffällig → Kolposkopie		
Nach 12 Monaten		Ko-Testung. Falls auffällig → Kolposkopie	Ko-Testung. Falls auffällig → Kolposkopie	Ko-Testung. Falls auffällig → Kolposkopie	Ko-Testung. Falls auffällig → Kolposkopie			
36 Monate	Screening							

WAS WÄRE, WENN …

- … Frau O. sich gegen HPV impfen lassen wollen würde?
  - Man weiß mittlerweile, dass sich durch die HPV-Impfung die Rate an Zellveränderungen am Gebärmutterhals deutlich senken lässt und somit auch die Wahrscheinlichkeit, dass sich aus Zellveränderungen Karzinome entwickeln. Die STIKO empfiehlt die HPV-Impfung für Mädchen und Jungen zwischen dem 9. und 14. Lebensjahr. Nicht geimpfte Mädchen und Jungen können die Impfung bis zum 17. Lebensjahr nachholen. Frau O. fällt leider nicht mehr in diese Frist, trotzdem kann sie von einer HPV-Impfung profitieren, selbst wenn sie schon eine HPV-Infektion hätte. Die Impfung ist also in jedem Fall zu empfehlen, die Patientin muss die Kosten höchstwahrscheinlich aber selbst tragen. Eine Impfdosis kostet ca. 160 Euro, drei Impfungen sind notwendig, um einen vollen Schutz zu erlangen, sodass Frau O. mit ca. 480 Euro rechnen muss, wenn sie sich impfen lassen möchte.

15

Wird meine Tochter auch erkranken?

Lisa Kreysa

Anamnese

Im Rahmen des Konsortiums für familiären Brust- und Eierstockkrebs wurde Ihre Klinik ebenfalls zu einem Zentrum ernannt. Seit bereits 6 Monaten leiten Sie gemeinsam mit einer Kollegin aus der Humangenetik die entsprechende Sprechstunde. Heute stellt sich die 41-jährige Frau O. mit ihrer Tochter vor. Bei Frau O. wurde in der letzten Woche ein aggressives Mammakarzinom (triple-negativ) festgestellt. Die Patientin ist von der Diagnose noch sehr schockiert. Gerade bereitet sie sich auf den Beginn der Chemotherapie vor. Frau O. erklärt, dass sie von ihrer behandelnden Ärztin zur Beratung überwiesen worden sei, da auch ihre Mutter mit 49 Jahren an einem Mammakarzinom erkrankt sei. Ihre Tante habe mit 55 Jahren die Diagnose Eierstockkrebs erhalten. Frau O. blickt traurig zu ihrer 17-jährigen Tochter hinüber. Um sie sorge sie sich am meisten.

1. **Wie beginnen Sie das Gespräch mit der Patientin möglichst einfühlsam? Kommt die Patientin bzw. die Familie für eine genetische Testung infrage? Welche Person muss getestet werden und wie erfolgt die Testung?**

2. **Welches sind die häufigsten Mutationen, die für familiären Brust- und Eierstockkrebs verantwortlich sind?**

3. **Sie erhalten das Ergebnis der genetischen Testung von Frau O. Es liegt eine BRCA1-Mutation vor. Erklären Sie der Patientin, was das Problem dieser Mutation ist. Wie beraten Sie die Patientin bezüglich des weiteren Vorgehens, insbesondere was OP und Erhaltungstherapie betrifft?**

4. **Wie beraten Sie die Tochter der Patientin, die bislang noch nicht erkrankt ist?**

1. Gesprächsführung und genetische Testung

Zunächst versuchen Sie, Frau O. zu beruhigen. Sie erklären, dass das Mammakarzinom mittlerweile sehr gut behandelt werden kann und auch bei aggressiven Karzinomen die Heilungsraten hoch sind. Sollte sich bei weiteren Untersuchungen eine genetische Ursache herausstellen, gibt es viele Möglichkeiten, um das Risiko einer Erkrankung der Tochter zu reduzieren. Es ist also sehr gut, dass die Kollegin die Patientin bei Ihnen vorgestellt hat. Sie übergeben anschließend das Wort an die Kollegin der Humangenetik. Sie bestätigt, dass die Familie für eine genetische Testung infrage kommt.

Voraussetzungen für eine genetische Testung

- Mindestens zwei Mammakarzinome in der Familie (eines muss vor dem 51. Lebensjahr diagnostiziert worden sein)
- Drei oder mehr am Mammakarzinom Erkrankte, unabhängig vom Alter
- Mindestens ein Mammakarzinom und ein Ovarialkarzinom bei einer anderen Frau
- Eine Frau, die an Mamma- und Ovarialkarzinom erkrankt ist
- Ein Mammakarzinom vor dem 36. Lebensjahr
- Zwei oder mehr an einem Ovarialkarzinom Erkrankte
- Mindestens ein Mann mit Mammakarzinom und eine weitere Person aus der Familie, die an Mamma- oder Ovarialkarzinom erkrankt ist

Ihre Kollegin erläutert weiterhin, dass im besten Fall die **Indexpatientin/-patient** getestet werden sollte. Dies ist die jüngste erkrankte Person in der Familie bzw. ein erkrankter Mann. Im vorliegenden Fall ist also die ratsuchende Patientin Frau O. die Indexpatientin. Für die genetische Testung müssen 10 ml EDTA-Blut abgenommen und an ein spezielles Labor geschickt werden. Aufgrund der Größe des Gens dauert die Sequenzierung entsprechend lange. Ein Ergebnis kann unter Umständen erst nach 4 Monaten vorliegen.

MERKE

Im Falle eines triple-negativen Mammakarzinoms ist das Mutationsrisiko bei Frauen zwischen 50 und 60 auch ohne auffällige Familienanamnese > 10 %. Damit liegt bereits eine Indikation zur Testung vor.

2. Krankheitsauslösende Gene

Hochrisikogene (5-fach erhöhtes Risiko)

BRCA1/2 (➤ Tab. 15.1)

Moderat penetrante Gene (1,5- bis 5-fach erhöhtes Risiko)

RAD51C, CHEK2, PALB2, PTEN, ATM, BRIP1, CDH1, NBN

Einige weitere Mutationen können nachgewiesen werden, deren biologisches Potenzial aktuell aber noch unklar ist.

MERKE

Liegt eine BRCA1/2-Mutation vor, besteht ein Lebenszeitrisiko von 80–90 %, an einem Mammakarzinom, und von 30–60 %, an einem Ovarialkarzinom zu erkranken.

3. BRCA-Mutation: Weiteres Vorgehen

Sie sehen Frau O. 4 Monate nach Ihrem ersten Treffen mit dem nun vorliegenden Ergebnis der genetischen Testung wieder. Die Patientin ist gezeichnet von der

Tab. 15.1 Risiko (%), in einem bestimmten Alter bei vorliegender BRCA1/2-Mutation an einem Mamma- oder Ovarialkarzinom zu erkranken (Uhl, B. Gynäkologie und Geburtshilfe compact, 6. Auflage, 2017) [G923]

Alter	BRCA1		BRCA2	
	Mamma-CA	Ovarial-CA	Mamma-CA	Ovarial-CA
Bis 30. LJ	3	0	0	0
Bis 40. LJ	21	3	17	2
Bis 50. LJ	39	21	34	5
Bis 60. LJ	58	40	48	12
Bis 70. LJ	69	46	74	27

kontinuierlich erfolgten Chemotherapie. Sie erhielt zunächst vier Zyklen Epirubicin und Cyclophosphamid jeweils im Abstand von 2 Wochen. Aktuell befindet sie sich im zweiten Teil der Therapie und erhält jede Woche Paclitaxel **und** Carboplatin. Die Patientin berichtet, dass ihr vor allem der erste Teil der Therapie sehr zu schaffen gemacht habe. Die Haare seien extrem schnell ausgefallen, sie habe ausgeprägte Übelkeit gehabt und sich insgesamt sehr schlecht gefühlt. Außerdem seien die weißen Blutkörperchen immer wieder sehr stark abgefallen, sodass sie Medikamente erhalten habe, um diese wieder anzuheben. Aktuell gehe es ihr etwas besser. Nur das leichte Kribbeln in den Fingerspitzen und Fußzehen mache ihr Sorgen. Nun möchte sie aber wissen, was bei der Testung herausgekommen sei.

Ihre Kollegin aus der Humangenetik erklärt, dass man eine Mutation im BRCA1-Gen nachweisen konnte, und fährt mit folgender Erklärung fort: „**BRCA1/2-Gene** sind für die Reparatur von DNA-Doppelstrangbrüchen durch homologe Rekombination verantwortlich. Sind diese Gene geschädigt, können Doppelstrangbrüche nicht mehr über diesen Weg repariert werden, wodurch eine genetische Instabilität entsteht und die Zelle leichter entarten kann."

Frau O. hat Tränen in den Augen. Zwar hatte sie schon mit dem Ergebnis gerechnet, doch macht ihr die Gewissheit nun große Angst, besonders in Bezug auf ihre junge Tochter. Sie geben Ihrer Patientin einen Moment Zeit und sagen dann, dass eine solche Nachricht natürlich Angst mache, aber die Gewissheit auch hilfreich sei, da Frau O. damit andere Therapieoptionen offen stünden. Zudem könne nun auch die Tochter getestet werden, wenn sie dies wünsche. Sollte sich die Mutation bei der Tochter bestätigen, könne sie direkt in ein multimodales Früherkennungsprogramm eingebunden werden. Frau O. ist durch diese Perspektiven, die Sie aufgezeigt haben, beruhigter. Sie fragt, was der Nachweis der genetischen Mutation nun für ihre individuelle Therapie bedeute.

Sie erklären, dass Frau O., bezogen auf die Chemotherapie, bereits optimal therapiert sei.

In dieser Situation ist die **Hinzunahme eines Platinderivats** dringend zu empfehlen, da schlecht differenzierte und hereditäre Mammakarzinome sehr gut darauf ansprechen. Bezogen auf die sich **anschließende Operation** sollte man einen risikoreduzierenden Eingriff in Erwägung ziehen. Initial wurde der nachgewiesene Tumor clipmarkiert. Normalerweise wird lediglich der residuelle Tumor bzw. der Clip herausoperiert, im Sinne einer brusterhaltenden Therapie. Bei Frau O. kommt auch eine beidseitige Mastektomie mit Sofortrekonstruktion infrage, um den größten Teil des Brustdrüsengewebes zu entfernen und so das Risiko für eine erneute Erkrankung maximal zu reduzieren.

Des Weiteren hat Frau O. durch den Nachweis der Mutation einen Vorteil, was eine mögliche **Erhaltungstherapie** betrifft, die beim triple-negativen Mammakarzinom sonst schwierig ist. In der Olympia-D-Studie hat sich ein deutlicher Überlebensvorteil für Patientinnen mit einer **BRCA-Mutation und Her2-negativem, lokal-fortgeschrittenem Mammakarzinom** gezeigt, die nach erfolgter Chemotherapie eine Erhaltungstherapie mit einem **PARP-Inhibitor (Olaparib)** erhalten haben. Im Vergleich zu einer Erhaltungschemotherapie konnte das Risiko für Krankheitsprogression oder Tod unter Olaparib um 42 % gesenkt werden. PARP ist für die Reparatur von DNA-Einzelstrangbrüchen verantwortlich. Wird PARP gehemmt, können diese Schäden nicht repariert werden. Bei sich replizierenden Zellen entstehen daraus Doppelstrangbrüche, die durch die BRCA-Mutation ebenfalls nicht repariert werden können, sodass letztlich so viele Schäden entstehen, dass die Zelle zugrunde geht.

Um auch das Risiko für ein Ovarialkarzinom zu minimieren, empfehlen Sie Frau O. die **beidseitige Adnektomie,** die ggf. im Rahmen des mammachirurgischen Eingriffs erfolgen kann.

MERKE

Schlecht differenzierte, triple-negative und hereditäre Mammakarzinome sprechen deutlich besser auf eine platinhaltige Chemotherapie an, sodass in diesen Fällen die standardmäßige Therapie mit Paclitaxel durch Carboplatin ergänzt werden sollte.

4. Multimodales Früherkennungsprogramm

Eine Woche später ist Frau O. nochmals mit ihrer Tochter da, die sich ebenfalls testen lassen möchte. Sie fragt, was passiere, wenn auch bei ihr die Mutation nachgewiesen werde.

Zunächst erklären Sie, dass Frau O. eine heterozygote Anlagenträgerin ist und das Gen autosomal-dominant vererbt wird. Die Tochter hat also ein 50-prozentiges Risiko, ebenfalls Anlagenträgerin zu sein. Sollte sich

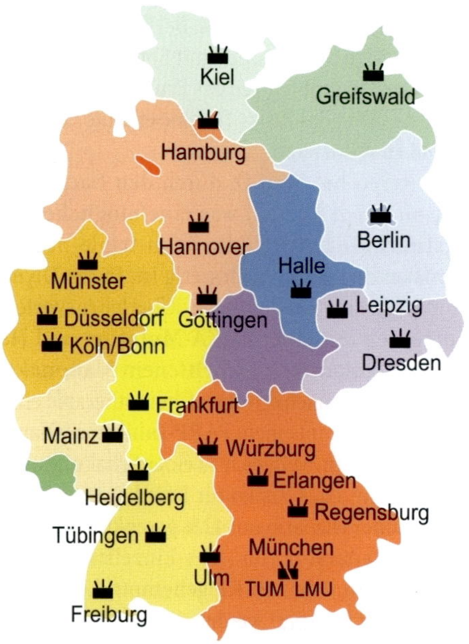

Abb. 15.1 Zentren für die Betreuung von Patienten mit familiärem Brust-/Eierstockkrebs in Deutschland [L141]

dies herausstellen, wird sie in ein multimodales Früherkennungsprogramm eingeschlossen. Dieses Programm beginnt entweder mit dem 25. Lebensjahr oder 5 Jahre vor dem jüngsten Erkrankungsalter in der Familie:

- Ab dem 25. Lebensjahr:
  - Monatliche Selbstpalpation der Brust
  - Halbjährliche Palpation durch die Frauenärztin
  - Halbjährliche Mammasonografie
  - Jährliche MRT der Brust
  - Halbjährliche vaginale Tastuntersuchung und Sonografie
- Ab dem 40. Lebensjahr 1- bis 2-jährliche Mammografie

→ Anbindung an ein Zentrum für familiären Brust- und Eierstockkrebs (➤ Abb. 15.1). Hier werden die MRTs und Mammasonografien durchgeführt.

Prophylaktische Operationen (bei nachgewiesenem genetischen Risiko)

- Prophylaktische Adnektomie (bei BRCA1/2 und RAD51C) möglichst rasch nach Abschluss der Familienplanung oder nach Erreichen des 40. Lebensjahrs
  → **Risikoreduktion um bis zu 97 %**
- Prophylaktische bilaterale Mastektomie mit Sofortrekonstruktion ab dem 25. Lebensjahr
  → **Risikoreduktion um > 90 %**

ZUSAMMENFASSUNG

Das Mammakarzinom ist die häufigste maligne Erkrankung der Frau. Das Lebenszeitrisiko liegt bei 12 %. Bei 5 % aller an Brust- und Eierstockkrebs erkrankten Frauen liegt eine erbliche Belastung vor. Bei 50 % dieser Frauen handelt es sich um eine BRCA-Mutation. Das Feststellen einer solchen krankheitsauslösenden Mutation ist wichtig, um weitere Therapiemöglichkeiten zu haben und auch noch nicht erkrankte Anlageträgerinnen an Zentren zu binden und in spezielle Früherkennungsprogramme einzuschließen.

WAS WÄRE, WENN ...

- ... bei der Tochter von Frau O. keine Mutation nachgewiesen worden wäre?
  - In diesem Fall wäre die Tochter „entlastet“. Sie hätte dann das Risiko der Allgemeinbevölkerung, an einem Mamma- oder Ovarialkarzinom zu erkranken. Eine intensivierte Vorsorge oder prophylaktische Operationen sind nicht notwendig.

16

Mein Kind kommt – zu früh

Manuela Tavares de Sousa

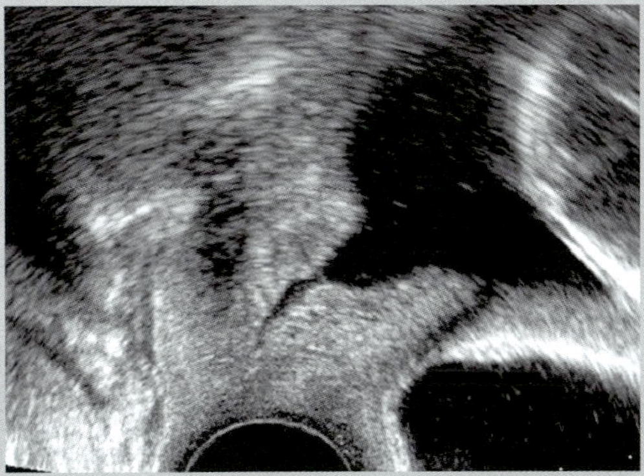

[T156]

Anamnese

Sie haben Dienst im Kreißsaal. Auf der zentralen Überwachung sehen Sie, dass eine Patientin in der 30. SSW regelmäßige Kontraktionen alle 6 min hat. Die Hebamme kommt in diesem Moment auch direkt zu Ihnen. Frau L. habe ihr von regelmäßig ziehenden Schmerzen vom Rücken bis in die Leiste berichtet. Der Uterus fühle sich stark tonisiert an. Die Patientin könne während einer Kontraktion kaum noch mit ihr sprechen und müsse diese veratmen. Sie bittet Sie darum, die Patientin als Nächste zu untersuchen – die beiden wartenden Patientinnen seien aktuell nicht so dringend wie diese. Sie besprechen sich mit der Hebamme und nehmen Frau L. direkt in den Untersuchungsraum.

Untersuchungsbefund

Spekulumeinstellung: Vulva und Vagina unauffällig, Portio formiert, Muttermund inspektorisch geschlossen. Keine Hinweise auf Blutung und/oder Fruchtwasserabgang.
Vaginale Sonografie: verkürzte Zervix mit Trichterbildung (➤ Bild), kein Trichter.
Vaginale Untersuchung: Portio mediosakral, verkürzt, weich, MM geschlossen, FB steht, VT Kopf in Beckeneingang abschiebbar.

1. **Welche Verdachtsdiagnose stellen Sie? Frau L. fragt, wie häufig es zu einer solchen Diagnose kommt. Was können Sie über die Inzidenz und die Entwicklung der letzten Jahre sagen?**
2. **Welche Untersuchungen führen Sie für die stationäre Aufnahme von Frau L. durch?**
3. **Frau L. ist ganz verzweifelt und weint. Sie hat Angst, dass ihr Kind zu früh geboren wird, und möchte die Gründe dafür hören. Welche Risikofaktoren kennen Sie? Was sagen Sie der Patientin?**
4. **Neben der Zervix von 12 mm zeigt sich ein positiver Biomarker-Test. Welche Behandlung empfehlen Sie?**
5. **Am Folgetag zeigen sich unhemmbare Wehen und der Muttermund eröffnet sich. Wie wird die Geburt stattfinden? Welche Besonderheiten beachten Sie? Was würden Sie dem Neonatologen übergeben?**
6. **Frau L. besucht Sie ein Jahr später. Der kleine Sohn ist dabei und ganz fit. Sie fragt Sie nach präventiven Maßnahmen.**

1. Verdachtsdiagnose, Epidemiologie

Bei Frau L. ist die Zervixlänge sonografisch mit 12 mm verkürzt und die Portio palpatorisch weich. Der Uterus ist tonisiert und das CTG zeigt regelmäßige Wehen in 20 min. Sie vermuten das Vorliegen **vorzeitiger Wehen**. Im Allgemeinen besteht der Verdacht auf eine **drohende Frühgeburt** bei Zervixverkürzung, Muttermundseröffnung, frühem vorzeitigen Blasensprung und vaginaler Blutung vor der vollendeten 36. SSW.

Die Inzidenz der Frühgeburtlichkeit liegt in Deutschland seit Jahren stabil bei etwa 8 % und hat trotz medizinischer Fortschritte nicht abgenommen. Ein Grund dafür ist die Verlängerung von Schwangerschaften bei drohenden Spätaborten durch intensivmedizinische Fortschritte. Dies führt zu frühen Frühgeburten, die vor einigen Jahren nicht überlebt hätten. Andererseits werden Komplikationen wie intrauterine Wachstumsrestriktionen frühzeitig erkannt und führen zu einer iatrogenen Entbindung, die zuvor möglicherweise in einem intrauterinen Fruchttod geendet wären.

MERKE

Eine Entbindung vor 37+0 SSW wird als Frühgeburt definiert. In der Neonatalperiode sterben weltweit jährlich 965.000 frühgeborene Kinder und weitere 125.000 in den ersten 5 Lebensjahren an den Folgen einer Frühgeburt. Jährlich wird daher am 17. November beim Welt-Frühgeborenen-Tag darauf aufmerksam gemacht.

2. Diagnostik

Das **Kardiotokogramm** hat regelmäßige Kontraktionen nachgewiesen. Sie führen eine **gynäkologische Untersuchung** durch, dabei berücksichtigen Sie Folgendes:

Bei der **Spekulumeinstellung** kann neben der Beurteilung der Portio auch festgestellt werden, ob Fruchtwasserabgang oder eine Blutung vorliegen. Beides konnten Sie ausschließen. Sie entnehmen einen **bakteriologischen anovaginalen Abstrich** zum Nachweis multiresistenter Keime und erstellen ein **Nativpräparat** zur Diagnose einer bakteriellen Vaginose. Ein normaler **pH-Wert** übt eine protektive Wirkung auf den Schwangerschaftsverlauf hinsichtlich einer Frühgeburt aus. Bei symptomatischen Schwangeren mit kurzer Zervix kann ein **Biomarker**-Test durchgeführt werden. Dabei werden Fibronektin oder plazental alpha-Mikroglobulin-1 im Zervikalsekret nachgewiesen. Dieser Test hat einen hohen negativen Vorhersagewert und schließt eine Frühgeburt in den nächsten 7 Tagen mit hoher Wahrscheinlichkeit aus.

Die **vaginalsonografische Zervixlängenmessung** wird nur bei symptomatischen Frauen empfohlen. Sie wird bei leerer Harnblase durchgeführt. Eine Trichterbildung ist kein unabhängiger Vorhersageparameter und hat bei normaler Zervixlänge keine klinische Bedeutung. Im Median liegt die Zervix in der 22. SSW bei 40 mm. Eine Messung von < 25 mm gilt unterhalb von 34+0 SSW als verkürzt.

Es erfolgt eine Blutentnahme mit **Infektparameter** (Leukozyten, CRP) zur frühzeitigen Diagnose einer manifesten Infektion. Ebenso wird auf eine Zytomegalievirus-Infektion **(CMV)** getestet. Bei einem positiven Befund wird postpartal zur Prophylaxe einer neonatalen Infektion nur pasteurisierte Muttermilch verfüttert.

3. Ätiologie und Risikofaktoren

Die Ätiologie einer Frühgeburt beruht auf unterschiedlichen pathophysiologischen Mechanismen. Voraussetzung für eine Muttermundseröffnung ist die Auflockerung des zervikalen Bindegewebes durch eine Aktivierung extrazellulärer Matrixproteine. Durch die Freisetzung verschiedenster Chemokine (Interleukin-1, Interleukin-6 und Interleukin-8) sowie kontraktionsassoziierter Proteine (Oxytocin-Rezeptor, Connexin 43, Prostaglandin-Rezeptor) kommt es zu einer Aktivierung des Myometriums und zu einer Muttermundseröffnung. Progesteron supprimiert die Expression dieser Substanzen, sodass es das Myometrium in Ruhezustand hält. Eine Dysbalance dieser Mechanismen führt zu vorzeitiger Wehentätigkeit. Etwa zwei Drittel sind spontane Frühgeburten mit vorzeitiger Wehentätigkeit mit/ohne Blasensprung. Maternale und fetale Indikationen zur Entbindung machen den Rest aus, sodass ein Drittel der Frühgeburten iatrogen verursacht ist.

Bewiesen ist, dass eine **intraamniale Infektion** zu einer solchen Dysbalance führt. Dies liegt in einem Viertel der Frühgeburten vor. Aus evolutionsbiologischen Aspekten bietet die Wehentätigkeit bei Infektion einen Vorteil, da sie der Frau erlauben, infiziertes Gewebe auszustoßen und ihre reproduktive Kompetenz zu erhalten. Der Preis dafür ist die Frühgeburt und es ist erstaunlich, dass sich dieser Mechanismus über Jahrtausende erhält. Jedoch verursachen nicht alle bakteriellen Vaginosen eine Frühgeburt, eine gewisse genetische Disposition scheint eine Rolle zu spielen. Auch eine **Überdehnung des Uterus** (wie bei Mehrlingen oder Polyhydramnion) wird als Ursache einer Frühgeburt gesehen. Es gibt zahlreiche weitere Risikofaktoren, die mit eine Frühgeburt assoziiert sind: **Uterusanomalien, Z. n. Konisation oder spontaner Frühgeburt, kurzes Schwangerschaftsintervall < 12 Monaten, Schwangere < 18 Jahren, ungünstige sozioökonomische Lebensbedingungen, Parodontitis, bakterielle Vaginose, Rauchen und Anämie.**

Frau L. hat keine der bekannten Risikofaktoren. Sie nehmen sich Zeit für die Patientin und versuchen, sie zu beruhigen. Sie bekräftigen, dass Sie mit dem Abstrich nach Infektionen suchen und diese unmittelbar behandeln werden. Sie bestärken Frau L., dass sie in der Klinik für alle Fälle gut aufgehoben ist.

4. Therapie bei vorzeitiger Wehentätigkeit

Nachdem die Diagnose einer vorzeitigen Wehentätigkeit gestellt ist, beginnen Sie eine Wehenhemmung, eine sog. **Tokolyse** (griech. *Toko* = Wehen, *Lyse* = Auflösen). Aufgrund der hohen maternalen Nebenwirkungen von Betasympathomimetika und der fehlenden Evidenz tokolytischer Wirkung von Magnesiumsulfat, sollen diese beiden Wirkstoffe nicht mehr eingesetzt werden. Trotz teilweise fehlender Zulassung werden in Deutschland Kalziumantagonisten **(Nifedipin)**, Oxytocin-Rezeptor-Antagonisten **(Atosiban)** und Cyclooxigenasehemmer **(Indometacin)** verwendet. Tokolytika behandeln nur die Symptome, aber durch die multifaktorielle Genese nicht die Ursache einer Frühgeburt. Das Ziel ist, die Schwangerschaft um 48 h zu verlängern. Dieses Zeitfenster von 48 h ermöglicht die Lungenreifeinduktion und den Transport in ein Perinatalzentrum mit neonatologischer Intensivstation. Eine Verlängerung der Tokolyse über 48 h hinaus (sog. Dauer- oder Erhaltungstokolyse) ist nach aktuellem Kenntnisstand nicht empfohlen.

Sollte eine Frühgeburt vor 34+0 SSW drohen, wird die i. m.- Applikation plazentagängiger Steroide zur **Lungenreifeinduktion (RDS-Prophylaxe)** empfohlen. Dadurch werden das Risiko von intrazerebralen Blutungen und die Inzidenz des Atemnotsyndroms bei Frühgeborenen gesenkt. **Betamethason** (12 mg) wird zweimalig im Abstand von 24 h appliziert. Der Therapiebeginn soll gut überlegt sein, da die neonatale Morbidität und Mortalität in einem Intervall von 7 Tagen nach der ersten Applikation am besten gesenkt werden.

Sollten die bakteriologischen Abstriche einen pathologischen Befund zeigen, so wird antibiogrammgerecht die **Antibiotikatherapie** begonnen. Ohne Blasensprung sollen Antibiotika nicht automatisch verabreicht werden, da in Studien ein schlechteres neurologisches Outcome gezeigt wurde. Frauen mit eine Zervixlänge ≤ 25 mm sollen täglich **Progesteron** (200 mg Kapsel/d) vaginal bis 36+6 SSW erhalten. Eine **Thromboseprophylaxe** kann bei längerem stationärem Aufenthalt notwendig sein.

Frau L. wird stationär aufgenommen. Prospektive Kohorten-Studien zeigten, dass posttraumatische Belastungsstörungen bei frühen Frühgeburten gehäuft auftreten. Jede Patientin sollte ein Angebot für eine **psychosomatische Begleitung** und unterstützende Therapieangebote erhalten. Sie erläutern Frau L., dass Sie dies prophylaktisch anordnen und nicht den Eindruck haben, dass sie aktuell belasteter erscheint als alle anderen, die Sie in diesem Zustand aufnehmen.

MERKE

Bettruhe senkt das Risiko einer Frühgeburt nicht, hingegen erhöht es sogar das maternale Thromboserisiko und begünstigt über einen längeren Zeitraum die Entwicklung einer Muskelatrophie und Osteoporose.

5. Geburt bei vorzeitiger Wehentätigkeit

Viele Jahre wurde bei drohender Frühgeburt aufgrund eines vermeintlich geringeren perinatalen Hirnblutungsrisikos eine primäre Sectio empfohlen. Es gibt bei Einlingen in Schädellage keine ausreichende klinische und wissenschaftliche Grundlage für dieses Vorgehen und eine vaginale Geburt als Geburtsmodus kann bei individueller Risiko-/Nutzenabwägung in den klinischen Entscheidungsprozess eingeschlossen werden.

Weder eine Mikroblutuntersuchung noch eine Vakuumextraktion sollten vor 34+0 SSW durchgeführt werden. An dieser Stelle sei auch bemerkt, dass ausreichende Kenntnisse im Umgang mit der Forzeps-Entbindung notwendig sind, sollte es auf Beckenboden zu einer Entbindungsindikation kommen. Bei fehlender Kenntnis in diesem Bereich wird daher häufiger eine Sectio durchgeführt.

Bei frühgeborenen Kindern soll spät abgenabelt werden und die Nabelschnur in keinem Falle ausgestrichen werden. Steht eine Frühgeburt unter der 32. SSW bevor, kann Magnesium i. v. zur fetalen Neuroprotektion appliziert werden.

Die Neonatologin soll frühzeitig bei drohender Frühgeburt einbezogen werden und alle Informationen, die wichtig für die Erstversorgung und Behandlung sind, erhalten. Im Falle von Frau L. übergeben Sie: „Patientin in der 29+6 SSW, Lungenreifeinduktion noch nicht abgeschlossen, gestern um 19:30 Uhr begonnen, Abstriche ausstehend, unauffällige Sonografie mit einem Schätzgewicht von 1.480 g, CMV negativ, Abstriche noch ausstehend."

6. Prävention

Patientinnen mit vorangegangener Frühgeburt können **Progesteron** bis zur 36+0 SSW erhalten. Die Anlage einer prophylaktischen **Zerklage** in Kombination mit einem **totalen Muttermundsverschluss** kann angeboten werden. Die Indikation zu dem Eingriff erfolgt nach individuellen Kriterien.

ZUSAMMENFASSUNG

Die **Diagnose** der vorzeitigen Wehen wird durch die Anamnese, das CTG und vaginale Sonografie und die Spekulumeinstellung gestellt. Eine **Tokolyse** wird über 48 h während der **Lungenreifeinduktion** durchgeführt. Eine vaginale Entbindung kann in einer erfahrenen Geburtsklinik angestrebt werden. Eine frühzeitige Einbindung der Neonatologie und psychologische Unterstützung sollten gewährleistet werden.

WAS WÄRE, WENN …

- … der Fetus sich in Beckenendlage befinden würde?
  - Die Beckenendlage vor 36+0 SSW stellt eine Indikation zur Sectio dar, bei einer solchen Lage reduziert die Sectio die Mortalität und Morbidität.

17

Ich blute nach dem Geschlechtsverkehr

Lisa Kreysa

Anamnese

In der Notaufnahme stellt sich die 42-jährige Frau Z. vor. Die Patientin wirkt sehr belastet. Sie berichtet, dass sie seit einigen Monaten nach dem Geschlechtsverkehr eine leichte vaginale Blutung bemerke und zeitweise auch Schmerzen habe. Dies sei vorher noch nie passiert. Zudem habe sie einen wässrigen, bräunlichen Ausfluss, der sie irritiere. Frau Z. ist eine gepflegte Frau, Sie fragen nach der weiteren gynäkologischen Anamnese. Sie berichtet, dass sie mit 18 einmal eine Interruptio hatte. Damals sei sie sehr rebellisch gewesen und nicht bereit für eine feste Partnerschaft, geschweige denn eine Familie. Sie habe viel gefeiert, manchmal auch Drogen genommen und geraucht. Mittlerweile führe sie ein sehr „spießiges" Leben. Sie sei verheiratet, habe eine Tochter und einen guten Job. Sie arbeite viel und sei deswegen bestimmt auch schon fünf Jahre nicht mehr beim Gynäkologen gewesen. Jetzt habe sie so kurzfristig keinen Termin bekommen und stelle sich deshalb in der Notaufnahme vor. Derartige Beschwerden habe sie noch nie gehabt. Insgesamt sei sie immer gesund gewesen. Der Zyklus sei regelmäßig.

Untersuchungsbefund

Körperliche Untersuchung: schlanke Patientin in reduziertem Allgemeinzustand.
Spekulumeinstellung: äußeres Genitale unauffällig, Vagina glatt, Fluor wässrig-bräunlich, an der vorderen Muttermundslippe zeigt sich eine kraterförmige Läsion von etwa 3 cm horizontaler Ausdehnung, die auf Berührung leicht blutet.
Bimanuelle Palpation: Uterus antevertiert/anteflektiert, normal groß und gut beweglich. Keine Resistenzen im kleinen Becken tastbar.
Transvaginale Sonografie: Uterus 8 × 7 × 8 cm, Endometrium schmal. Ovarien beidseits regelrecht darstellbar. Keine freie Flüssigkeit im kleinen Becken. Die Blasenwand erscheint unauffällig.

1. **Was ist Ihre Verdachtsdiagnose? Welche Risikofaktoren gibt es und sind diese mit der Anamnese der Patientin vereinbar? Was ist nach aktueller Auffassung der wichtigste Risikofaktor für die Entstehung des Zervixkarzinoms?**

2. **Als Sie Frau Z. Ihren Verdacht mitteilen, ist sie völlig aufgelöst und beginnt zu weinen. Sie fragt, ob es Möglichkeiten der Vorsorge gegeben hätte. Wie gehen Sie mit der Frage um und was können Sie dazu sagen?**

3. **Wie sichern Sie die Diagnose? Was ist das Besondere bei der Einteilung des Zervixkarzinoms und wie sieht diese Einteilung aus?**

4. **Müssen Sie für Frau Z. weitere Untersuchungen veranlassen?**

5. **Nachdem das Staging abgeschlossen ist, ergibt sich ein Stadium IB1, N0. Erläutern Sie Frau Z. die allgemeinen Therapieprinzipien und Ihre Therapieempfehlung für ihren Fall.**

1. Verdachtsdiagnose, Risikofaktoren

Die Kontaktblutungen, der bräunliche Ausfluss („fleischwasserfarben") und die Läsion an der vorderen Muttermundslippe deuten auf ein Zervixkarzinom hin. Mit ihrer Anamnese präsentiert Frau Z. zudem ein Potpourri an Risikofaktoren, die ebenfalls zu Ihrer Verdachtsdiagnose passen.

Hauptrisikofaktor:
- HPV-Infektion

Allgemeine Risikofaktoren:
- Nikotinabusus (> 15 Zigaretten/Tag)
- Immunsuppression
- Orale Kontrazeption (> 5 Jahre)
- Genitalwarzen in der Anamnese
- Niedriger sozioökonomischer Status

Risikofaktoren, die mit dem Sexualverhalten zu tun haben:
- Häufig wechselnde Geschlechtspartner (> 4 in 10 Jahren)
- Aufnahme von Geschlechtsverkehr vor dem 14. Lebensjahr
- Andere Infektionen (Herpes genitalis, Chlamydien, Gonokokken)

Dysplasien:
- CIN 1–3 (zervikale intraepitheliale Neoplasie und Adenocarcinoma in situ)

Die sexuellen Risikofaktoren hängen hauptsächlich mit dem **Hauptrisikofaktor** für das Zervixkarzinom, der **HPV-Infektion,** zusammen. Sie wissen nicht, ob Frau Z. tatsächlich eine **Infektion** mit den **Humanen Papillomaviren** hat, die Anamnese legt dies aber nahe. Eine solche Infektion kann **bei 90 % der Frauen mit Zervixkarzinom** nachgewiesen werden. Mittlerweile sind um die 100 Genotypen des Virus identifiziert worden. Es werden High- und Low-risk-Gruppen unterschieden. Vor allem die **High-risk-Typen 16 und 18** sind für die Entstehung des Zervixkarzinoms relevant. **HPV 16** ist vor allem bei **Plattenepithelkarzinomen** zu finden, **HPV 18** eher bei **Adenokarzinomen.** Bei 40 % aller geschlechtsreifen Frauen liegt eine Infektion mit HPV vor. Spontane Ausheilungen sind häufig. In 5–10 % der Fälle persistiert die Infektion allerdings. 3 % aller infizierten Frauen erkranken an einem Zervixkarzinom.

MERKE

Hauptrisikofaktor für die Entwicklung eines Zervixkarzinoms ist die Infektion mit HPV. Die High-risk-Typen 16 und 18 sind für 75 % aller Karzinome verantwortlich.

2. Präventionsmaßnahmen

Frau Z. hat in den letzten Jahren die Vorsorgeuntersuchungen versäumt. Dass sie Sie direkt danach fragt, zeigt, dass sie sich bereits Vorwürfe macht. Sie sollten versuchen, diese Schuldgefühle nicht noch zu verstärken. Bestärken Sie sie darin, dass es gut war, jetzt in die Klinik zu kommen, und dass man jetzt gemeinsam nach vorne blickt.

Trotzdem sollten Sie wahrheitsgemäß auf die Frage antworten. Sie erklären, dass es sowohl eine Primär- als auch Sekundärprävention für das Zervixkarzinom gibt.

Die **Primärprävention** besteht in der **HPV-Impfung.** Seit 2006 gibt es Impfstoffe gegen HPV, eine Impfempfehlung der STIKO für Mädchen gibt es seit 2007. Die Empfehlung wurde mittlerweile auch auf Jungen ausgeweitet und sollte möglichst zwischen dem 9. und 14. Lebensjahr erfolgen. Daten für die Sinnhaftigkeit einer Impfung nach dem 25. Lebensjahr liegen bislang nicht vor, sodass die Impfung für Ihre Patientin sowieso eher nicht infrage gekommen wäre.

Bei der **Sekundärprävention** handelt es sich um die jährliche Vorsorgeuntersuchung und den PAP-Abstrich bzw. die Ko-Testung (PAP-Abstrich und HPV-Test). Die Wahrscheinlichkeit, dass in den Vorsorgeuntersuchungen bei Frau Z. eine Vorläuferläsion oder eine HPV-Infektion aufgefallen wäre, ist groß.

MERKE

Für das Zervixkarzinom gibt es sowohl eine Primär- (HPV-Impfung) als auch eine Sekundärprävention (jährliche Vorsorgeuntersuchung mit Zytologie und ggf. HPV-Test).

3. Diagnosesicherung und Einteilung

Die Diagnose sichern Sie mithilfe einer Biopsie. Im Fall von Frau Z. ist dies relativ einfach, da die Läsion direkt erkennbar ist. Bei deutlich kleineren Läsionen oder mikroinvasivem Karzinom muss die Probe mittels Kolposkopie aus dem auffälligen Bereich entnommen werden (*targeted biopsy*) Die Darstellung des auffälligen Bereichs gelingt durch das Betupfen mit Essigsäure.

Tab. 17.1 TNM- und FIGO-Klassifikation des Zervixkarzinoms [W1146/G924]

TNM-Klassifikationen	FIGO-Klassifikationen	Charakteristik
Tx		Primärtumor kann nicht beurteilt werden
T0		Kein Anhalt für Primärtumor
Tis	**0**	Carcinoma in situ
T1a	**IA**	▪ Präklinisches, invasives Karzinom ▪ Auf die Zervix begrenzt ▪ Nur mikroskopisch erkennbar
T1a1	IA1	▪ Stromainvasion ≤ 3 mm ▪ Horizontale Ausdehnung ≤ 7 mm
T1a2	IA2	▪ Stromainvasion zwischen 3 und 5 mm ▪ Horizontale Ausdehnung ≤ 7 mm
T1b	**IB**	▪ Klinisch erkennbar ▪ Auf den Uterus begrenzt
T1b1	IB1	▪ Klinisch erkennbar ▪ Läsion ≤ 4 cm
T1b2	IB2	▪ Klinisch erkennbar ▪ Läsion > 4 cm
T2	**II**	▪ Infiltration über den Uterus hinaus ▪ Aber nicht der Beckenwand und des unteren Drittels der Vagina
T2a	**IIA**	▪ Keine Infiltration der Parametrien ▪ Infiltration der oberen zwei Drittel der Vagina
T2a1	IIA1	▪ Befund ≤ 4 cm
T2a2	IIA2	▪ Befund > 4 cm
T2b	**IIB**	▪ Infiltration der Parametrien ▪ Keine Infiltration der Beckenwand
T3	**III**	▪ Ausbreitung bis Beckenwand ▪ Und/oder Infiltration des unteren Drittels der Vagina ▪ Und/oder Hydronephrose/stumme Niere
T3a	IIIA	▪ Unteres Drittel der Vagina betroffen ▪ Keine Ausbreitung bis zur Beckenwand
T3b	IIIB	▪ Ausbreitung bis zur Beckenwand ▪ Und/oder Hydronephrose/stumme Niere
T4	IV	▪ Infiltration der Mukosa von Blase und Rektum ▪ Und/oder Überschreitung der Grenzen des kleinen Beckens

Das Besondere an der Einteilung des Zervixkarzinoms ist, dass es das einzige gynäkologische Karzinom ist, bei dem die Klassifikation und damit die Therapieentscheidung allein auf klinisch-diagnostischen Kriterien und nicht auf der histopathologischen Aufarbeitung beruhen (➤ Tab. 17.1).

MERKE

Das Zervixkarzinom ist das einzige gynäkologische Karzinom, bei dem die Therapieentscheidung allein auf klinisch-diagnostischen Kriterien beruht und nicht auf der histopathologischen Aufarbeitung.

4. Weitere Untersuchungen

Sie erläutern Frau Z., dass das Therapieregime letztlich durch die Ausbreitung der Erkrankung bestimmt wird. Um diese definitiv beurteilen zu können, müssen weitere Untersuchungen durchgeführt werden:

- **Gynäkologische Untersuchung:** ist bereits erfolgt. Die Parametrien erschienen hier frei. Basierend auf Ihrer Spekulumuntersuchung gehen Sie von einem Stadium **IB1** (Tumor ungefähr 3 cm groß) aus. Ab diesem Stadium muss ein MRT des Beckens erfolgen, um die lokale Ausdehnung festzustellen.
- **CT Thorax/Abdomen:** sollte ab einem Stadium IB2 erfolgen, insbesondere mit Darstellung der oberen Thoraxapertur, um auch die Lymphknoten der Skalenusregion zu beurteilen (alternativ kann dies auch sonografisch geschehen).
- **TVUS:** wurde von Ihnen durchgeführt. Die Blase erschien unauffällig, ihre Infiltration ist also eher unwahrscheinlich.
- **Zysto- und Rektoskopie**: Diese können durchgeführt werden, wenn ein Verdacht auf Infiltration der Blase oder des Rektums besteht.
- **Nierensonografie:** kann unkompliziert erfolgen, um einen Harnstau auszuschließen, was auf eine Infiltration des Ureters schließen lassen würde.

- **Staging-Laparoskopie:** Diese ist entscheidend! Hiermit kann zum einen die **Ausdehnung im kleinen Becken** beurteilt werden. Zum anderen muss ein **Staging der pelvinen und paraaortalen Lymphknoten** erfolgen (CT und MRT sind in Studien für den Nachweis von LK-Metastasen nicht sensitiv genug). Der Ausschluss bzw. Nachweis von LK-Metastasen ist entscheidend für die Festlegung der Therapie. Liegen LK-Metastasen vor, ist die Operation keine gute Therapieoption.

5. Therapie

Grundsätzlich sollte eine trimodale Therapie aus Operation, Chemotherapie und Radiatio vermieden werden. Die primäre Therapie besteht daher entweder aus einer Operation oder aus einer Radiochemotherapie. Bei der Operation handelt es sich um eine **radikale Hysterektomie** (eingeteilt nach Piver, ➤ Tab. 17.2). Besteht die Indikation zur Radiochemotherapie, soll keine Hysterektomie erfolgen. Die Radiochemotherapie wird ab einem Stadium IB2 empfohlen bzw. wenn LK-Metastasen nachgewiesen sind oder drei oder mehr Risikofaktoren vorliegen.

Tab. 17.2 Klassifikation der radikalen Hysterektomie nach Piver*

Grad	Vorgehen
Piver I	Extrafasziale Hysterektomie (HE) ohne Mobilisation der Ureteren (Stadium IA1/IA2 + 1RF)
Piver II	HE + Resektion der medialen 50 % der Ligg. cardinalia und sacrouterina + Resektion des oberen Vaginaldrittels (Stadium IA1 + 2RF/IB1)
Piver III	HE + Resektion der gesamten Ligg. cardinalia und sacrouterina + Resektion der oberen 50 % der Vagina (Stadium IB2/IIA, wenn Radiochemotherapie nicht erfolgen kann)
Piver IV	Resektion des periuretralen Gewebes, Ligatur der A. vesicalis superior und Resektion von drei Vierteln der proximalen Vagina (Indikation bei Rezidiv ohne Blaseninfiltration)
Piver V	Resektion von drei Vierteln der proximalen Vagina mit Blase und Ureteren (vordere Exenteration bei Rezidiv mit Blasenbeteiligung)

* Piver MS/Rutledge F/Smith JP. Five classes of extended hysterectomy for women with cervical cancer. In: Obstetrics & Gynecology. Volume 40, Issue 2, Pages 265–72. Wolters Kluwer Health, August 1974.

Risikofaktoren sind:

- Positiver LK-Status
- R1/R2-Resektion
- Befall der Parametrien
- Tumorgröße > 4 cm
- G3-Karzinom
- Tiefe Stromainvasion
- Lymphangiosis (L1) oder Gefäßinvasion (V1)

Bei Frau Z. liegt ein Stadium IB1 vor ohne LK-Metastasen (und weitere Risikofaktoren). Somit können Sie ihr die **primäre operative Therapie** empfehlen. Die Patientin ist prämenopausal. Die Ovarien können belassen werden, da sie unauffällig sind.

ZUSAMMENFASSUNG

Das Zervixkarzinom ist aktuell das zwölfthäufigste Karzinom der Frau. Die Inzidenz ist durch die jährliche Vorsorgeuntersuchung (sekundäre Prävention) seit 1971 stetig zurückgegangen. Vor deren Einführung war das Zervixkarzinom noch das häufigste Karzinom der Frau. Bei 90 % der erkrankten Frauen lässt sich eine HPV-Infektion nachweisen. In 75 % der Fälle sind es die High-risk-Typen 16 und 18. Gegen diese kann mittlerweile geimpft werden, was von der STIKO auch für alle Mädchen und Jungen zwischen dem 9. und 14. Lebensjahr empfohlen wird (primäre Prävention). Die Therapie richtet sich nach klinisch-diagnostischen Kriterien und besteht entweder aus einer radikalen Operation oder einer primären Radiochemotherapie. Ein trimodales Therapiekonzept sollte vermieden werden.

WAS WÄRE, WENN ...

- ... die Patientin 35 Jahre alt wäre und einen ausgeprägten Kinderwunsch hätte?
  - Unter bestimmten Voraussetzungen ist es möglich, nur den tumortragenden Teil der Zervix zu entfernen: Der Tumor muss kleiner als 2 cm sein, ein Sicherheitsabstand von 5 mm zum Gesunden kann eingehalten werden, die Restzervix ist noch mindestens 1 cm lang und es liegt keine Ausbreitung in Nachbarorgane oder Lymphknoten vor. Bei dieser Operation **(radikale Trachelektomie)** werden zwei Drittel der Zervix unter Mitnahme der Parametrien entfernt, während die Restzervix und der Uterus erhalten bleiben. Der innere Muttermund wird mit einer **permanenten Zerklage** versorgt. Die Schwangerschaftsrate liegt im Anschluss bei etwa 40 %. Die 5-Jahres-Überlebensrate liegt bei 95 %.

18

Mein Kind kommt – oder nicht?

Manuela Tavares de Sousa

Anamnese

Sie sind bei der dritten Geburt von Frau D. im Kreißsaal. Sie waren zufällig bei der letzten Geburt auch dabei und freuen sich mit der Patientin auf diese bevorstehende dritte. Auch Herr D. kann sich noch an Sie erinnern. Die Wehen kommen alle 4 min und Frau D. kann diese gut veratmen, der Muttermund war vor 10 min 8 cm geöffnet. Alles ist ganz entspannt. In der kommenden Wehe kommt es zu einem Blasensprung. Nun gibt die Patientin plötzlich stärksten Druck an und muss mitschieben.

Untersuchungsbefund

Das Köpfchen schneidet zügig ein und Sie sehen während des Dammschutzes durch die Hebamme, wie der Kopf über den Damm geboren wird. Das Kinn wird nur sehr langsam geboren und der Kopf wirkt wie aufgepropft. Sie warten auf die nächste Wehe. Frau D. schiebt erneut mit, der Kopf bewegt sich nicht. Die Hebamme und Sie schauen sich an. Sie wissen beide sofort, in welcher Situation Sie sich jetzt befinden.

1. **Was ist Ihre Verdachtsdiagnose?**
2. **Was tun Sie als Erstes?**
3. **Wie gehen Sie systematisch vor, um diesen Notfall zu lösen?**
4. **Bei welcher Patientin ist mit dieser Komplikation zu rechnen?**
5. **Was sind mögliche Folgen dieses Notfalls für Mutter und Kind? Welche Dammverletzungen kennen Sie?**
6. **Wie beraten Sie die Patientin nach dieser und für eine kommende Geburt?**

1. Verdachtsdiagnose

Der Kopf des Kindes wird nur sehr langsam über den Damm geboren und bewegt sich in der folgenden Wehe nicht. Er wirkt, als wäre er aufgepfropft (sog. **Turtle-Phänomen**). Sie schauen die Hebamme an und Sie wissen beide, dass es sich um die Notfallsituation der **Schulterdystokie** handelt. Dabei kommt es zu einer fehlenden Rotation der Schultern auf Beckeneingang – es handelt sich also um einen hohen Schultergeradstand am querovalen Beckeneingang.

2. Erstmaßnahmen

Sie wissen, dass es sich um einen absoluten Notfall handelt. Die Erstmaßnahmen sind:

- **Auf die Uhr schauen:** Der Kopf war in der letzten Wehe vor 3 min geboren. Jetzt ist es 17 Uhr 22 Minuten. Sie sagen es laut an.
- Sie sagen klar und deutlich zur Hebamme, dass Sie eine Schulterdystokie vermuten.
- **Hilfe holen:** Je nachdem, in welchem Setting Sie arbeiten: Klingeln Sie in einem großen Kreißsaal Alarm (es kommt eine weitere Hebamme zu Ihnen) oder Sie rufen Ihre Oberärztin an (die von zu Hause kommen muss). Die Person mit der meisten Erfahrung muss bei diesem Notfall anwesend sein, manchmal ist das auch eine sehr erfahrene Hebamme.
- Zur Lösung der Schulterdystokie ist ein wehenloser Uterus von Vorteil. Sie vergewissern sich, dass **kein Wehentropf** läuft, **und stoppen diesen gegebenenfalls.**
- **Keinen Druck auf den Fundus ausüben**

Bei der Situation einer Schulterdystokie ist für die weitere Dokumentation wichtig, dass Sie genaue Zeiten dokumentieren. Vielleicht kann eine weitere Person dies übernehmen.

MERKE

Wenn Sie die Uhrzeit laut ansagen, ist es wahrscheinlicher, dass Sie oder die anwesenden Mitarbeitende sich diese besser merken.

3. Lösen der Schulterdystokie

Bei einem Notfall wie der Schulterdystokie ist es wichtig, dass Sie eine systematische Herangehensweise im Kopf haben, die Sie jederzeit abrufen können. Für die Schulterdystokie hat sich das Akronym **H-E-L-P-E-R** bewährt:

- **(H)ilfe holen:** Sie haben bereits als Erstmaßnahme Alarm geklingelt. Sie denken auch daran, die Teams aus der Anästhesie und der Pädiatrie zu informieren.
- **(E)pisiotomie:** Sie wägen ab, ob ein Dammschnitt notwendig ist. Da die Schulterdystokie ein hoher Schultergeradstand ist, der sich auf Höhe des Beckeneingangs abspielt (vordere Schulter steht auf der Symphyse), wird die Episiotomie diesen Notfall nicht beheben. Es ist eher die Überlegung, für die kommenden Schritte mehr Platz zu schaffen. Medikolegal ist ein Dammschnitt nicht notwendig. Die Überlegung, diesen durchzuführen, sollte allerdings dokumentiert werden.
- **(L)egs:** Es erfolgt das **McRoberts-Manöver.** Durch maximales Strecken und maximales Beugen der mütterlichen Beine kommt es zu einer Kippbewegung des mütterlichen Beckens und zur Veränderung der Conjugata vera (➤ Abb. 18.1). Es kann zu einer Lösung der Schulter führen. Im Vierfüßlerstand kann die Patientin sich nach hinten setzen und wieder nach vorne in den Vierfüßler – dadurch kommt es auch zu einer Veränderung der Conjugata vera. Dies wird nach der erstbeschreibenden Hebamme als **Gaskin-Manöver** bezeichnet.
- **(P)ressure:** Der suprasymphysäre Druck kann zeitgleich zum McRoberts-Manöver durchgeführt werden. Dabei ist wichtig zu beachten, dass Ihr Handballen von kaudal kommend den Druck ausübt und nicht von kranial.
- **(E)nter Hands:** Kommt es weiterhin zu keiner Schulterlösung, so werden Handgriffe vaginal durch-

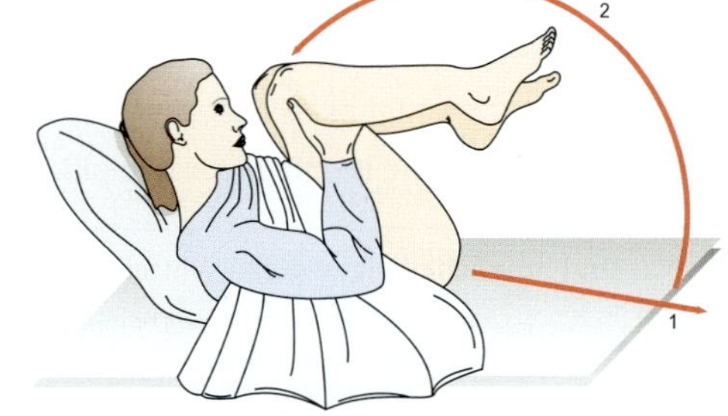

Abb. 18.1 McRoberts-Manöver [L141]

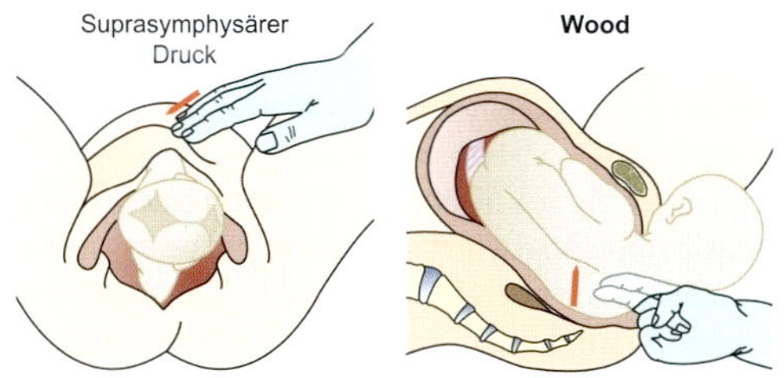

Abb. 18.2 Suprasymphysärer Druck und Wood-Manöver [L141]

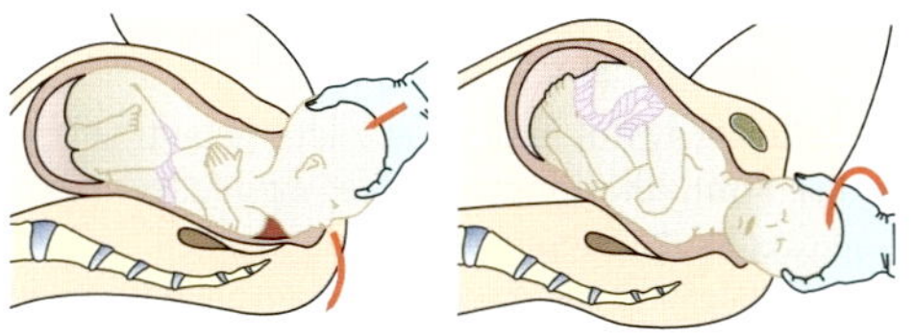

Abb. 18.3 Zavanelli-Manöver [L141]

geführt. Man tastet sich entlang des Rückens zur vorderen Schulter und löst diese an der Symphyse **(Rubin)** oder löst die hintere Schulter, indem man bauchwärts in der Kreuzbeinhöhle eingeht **(Wood)** (➤ Abb. 18.2). Kommt es weiterhin zu keiner Schulterlösung, so kann der hintere Arm entwickelt werden, indem man diesen manuell bauchwärts durch Beugen und Ziehen entwickelt **(Jacquemier).**

- **(R)escue:** Solle es nach allen Maßnahmen zu keinem Lösen der Schulter kommen, so verbleibt als Ultima Ratio die **Symphysiotomie.** Einzelne Fallberichte beschreiben ein Zurückschieben des Kopfes und folgende Sectio **(Zavanelli)** (➤ Abb. 18.3). Das fetale Outcome ist eingeschränkt.

MERKE

Bei der Schulterdystokie geht es darum, schrittweise und mit Ruhe zu handeln. In den meisten Kliniken werden mindestens einmal jährlich alle Schritte am Modell geübt. Es hilft auch, in der ersten Zeit vor jedem Nachtdienst das Akronym und die entsprechenden Schritte zu nennen. Sie werden es in der Notfallsituation zu schätzen wissen.

4. Risikofaktoren

Es gibt maternale und fetale Risiken, die das Risiko für eine Schulterdystokie erhöhen.

Maternale Risikofaktoren

Von maternaler Seite sind vor allem Mehrgebärende mit einem schnellen Geburtsverlauf betroffen. Die Kopfgeburt erfolgt zügig und den Schultern fehlt die Zeit, sich in den Beckeneingang zu rotieren. Es besteht ein höheres Risiko bei Adipositas, bei Diabetikerinnen und bei vaginal-operativen Eingriffen.

Fetale Risikofaktoren

Von fetaler Seite spielt vor allem das Gewicht eine Rolle. Bei Kindern, die über 4.500 g wiegen, kommt es in 10 % der Fälle zu einer Schulterdystokie. Auch spielt eine Kopf-Thorax-Diskrepanz (der Kopf ist normal groß, der Bauch des Kindes mehr als 3,5 cm größer) eine Rolle. Mehr als die Hälfte der Kinder mit einer Schulterdystokie ist allerdings normgewichtig und es können keine Ursachen gefunden werden.

5. Komplikationen

Bei Auftreten einer Schulterdystokie kann es zu **mütterlichen oder kindlichen Komplikationen** kommen.

Mütterliche Komplikationen

Durch die manuelle Lösung der Schultern kann es zu höhergradigen Dammverletzungen und Blutungen kommen. Dammverletzungen werden in Grad I bis IV eingeteilt (➤ Tab. 18.1).

Kindliche Komplikationen

Nach Ausbleiben der Schulterentwicklung kommt es zu einer Nabelschnurkompression. Dies kann zu schweren Azidosen und einer Sauerstoffmangelsituation führen. In

Tab. 18.1 Einteilung der spontanen Dammrisse

Dammriss 1. Grades	Verletzungen der perianalen Haut, des subkutanen Fettgewebes und des Scheidenepithels
Dammriss 2. Grades	Verletzung bis in die Faszie und Muskulatur des Perineums bis zum Sphincter ani externus
Dammriss 3. Grades	Verletzung des Perineums mit Einriss der Mm. sphincter ani externus und internus 3a: Externus > 50 % erhalten 3b: Externus > 50 % erhalten 3c: Internus verletzt
Dammriss 4. Grades	Beteiligung der Mukosa des Rektums

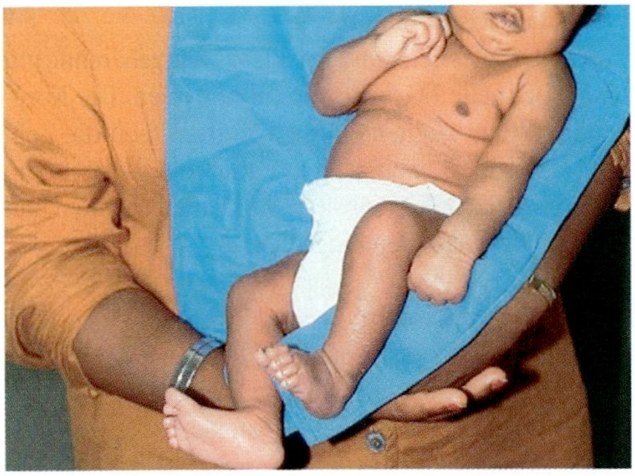

Abb. 18.4 Obere Plexuslähmung Erb-Duchenne links [E655]

2–10 % wird die Klavikula brechen, seltener der Humerus. Es kann dabei zu einer Plexusläsion kommen. Meistens handelt es sich um eine obere **„Erb-Plexusläsion"** (Wurzeln C5–7 betroffen), die den Schulter- und Ellenbogenbereich einschränkt. Der Arm ist typischerweise im Schultergelenk nach innen rotiert und im Ellenbogen gestreckt (➤ Abb. 18.4). Die Handfunktion ist erhalten. Meist handelt es sich um einen transienten Befund, der durch Physiotherapie behandelt wird.

6. Beratung nach Schulterdystokie

Nach einem Notfall wie der Schulterdystokie ist es wichtig, die Patientin über den Ablauf der Geburt aufzuklären. Am Folgetag nach der Geburt werden Sie daher die Patientin auf der Wochenbettstation besuchen, sich nach ihrem Wohlergehen erkundigen und Fragen zum Ablauf beantworten. Eine psychologische Mitbetreuung ist vor allem bei schweren Verläufen indiziert. Dies betrifft nicht nur die Patientin. Auch das beteiligte Team – vielleicht Sie selbst – können nach einem schweren Verlauf betroffen sein. Oft werden daher im Team Nachbesprechungen zu einer Schulterdystokie stattfinden. Zögern Sie nie, sich selbst Hilfe zu holen.

Wenn in der Vorgeschichte einer Patientin eine Schulterdystokie vorliegt, so wird bei einer Folgeschwangerschaft eine ausführliche Beratung vor der Geburt durch eine Fachärztin empfohlen. Das Wiederholungsrisiko für diese nächste Geburt, erneut von einer Schulterdystokie betroffen zu sein, liegt bei 10 %. Es wird daher zur Vermeidung einer solchen eine primäre Sectio angeboten.

ZUSAMMENFASSUNG

Die **Schulterdystokie** ist ein absoluter geburtshilflicher Notfall. **Komplikationen** betreffen die Mutter und das Kind. Es gilt, die Schultern möglichst schnell zu lösen. Nach Feststellung der Diagnose können Sie anhand des H-E-L-P-E-R vorgehen und systematisch die Handgriffe durchführen. Eine korrekte Dokumentation mit Uhrzeiten wird in der Geburtsakte hinterlegt. Notfallsituationen wie die Schulterdystokie fordern und fördern eine gute interprofessionelle Kommunikation, die Sie regelmäßig in Teamnotfalltrainings üben werden.

WAS WÄRE, WENN ...

- ... bei einer Ultraschalluntersuchung das kindliche Gewicht auf 4.800 g geschätzt worden wäre? Wie hätten Sie beraten?
  - Das fetale Schätzgewicht wird anhand des Kopfumfangs, Bauchumfangs und der Länge des Femurs berechnet. Es besteht eine Ungenauigkeit von +/-15% zum realen Gewicht. Nach Darstellung der Ungenauigkeit würden Sie der Patientin eine primäre Sectio empfehlen, um das Risiko einer Schulterdystokie zu minimieren.

19

Plötzlich ging es mir richtig schlecht

Lisa Kreysa

Anamnese

Sie haben Dienst in der ZNA, als vom Rettungsdienst die 28-jährige Frau F. in Ihren Untersuchungsraum gebracht wird. Die Patientin liegt stöhnend und gekrümmt auf der Trage. Sie wirkt blass und kaltschweißig. Die Patientin hat noch ihre Yogakleidung an. Der Notfallsanitäter berichtet, dass die Yogaschule angerufen habe, nachdem die Patientin nach einer Übung einen extremen Unterbauchschmerz gespürt habe und nicht mehr aufstehen konnte. Sie seien umgehend hierhergekommen. Die Vitalzeichen seien immer stabil gewesen während der Fahrt. Sie wenden sich der Patientin zu. Diese berichtet, bisher immer gesund gewesen zu sein. Lediglich die letzte Periode sei ausgeblieben. Sie habe im Moment aber auch viel Stress. Ihr Freund habe sich vor 4 Monaten von ihr getrennt und das mache ihr immer noch sehr zu schaffen. Schwanger könne sie nicht sein, da sie seit mehreren Monaten keinen Geschlechtsverkehr gehabt habe. Derartige Schmerzen habe sie noch nie erlebt.

Untersuchungsbefund

Sie bitten die Patientin, sich auf den Rücken zu drehen, was nur unter größter Anstrengung gelingt.
Abdominale Palpation: schlanke Bauchdecke, insgesamt gespanntes Abdomen. Im linken Unterbauch stärkste Druckdolenz mit Abwehrspannung und Peritonismus. Appendizitiszeichen negativ. Nierenlager frei.
Die Spekulumeinstellung und TVUS werden von der Patientin abgelehnt, da sie nicht in eine sitzende Position mobilisiert werden kann.
Sie rufen den Krankenpfleger an und bitten ihn, parallel Blut abzunehmen und die Vitalzeichen zu kontrollieren.
Blutdruck: 105/65 mmHg, Puls: 88 bpm, Temperatur 36,0 °C.

1. Welche Blutwerte müssen bestimmt werden? Welcher andere Befund ist von entscheidender Bedeutung für Sie? Wie behelfen Sie sich, da die Patientin die vaginale Untersuchung ablehnt?

2. Im Urin ist das β-HCG negativ. Was ist Ihre Verdachtsdiagnose? Welchen Befund erwarten Sie in der Sonografie? An welche Differenzialdiagnosen müssen Sie denken?

3. Was ist die Therapie der Wahl und wie schnell muss sie eingeleitet werden? Wen müssen Sie über das weitere Vorgehen informieren?

4. Am nächsten Tag visitieren Sie Frau F. auf der Station. Sie sieht deutlich besser aus. Sie möchte wissen, wie es dazu kommen konnte. Wie erklären Sie es ihr?

5. Frau F. ist besorgt, dass ihr die Problematik im nächsten Zyklus erneut drohen könnte, auch wenn dies das erste Mal gewesen sei, dass die Periode ausgeblieben sei. Was sagen Sie dazu?

1. Labordiagnostik und weitere Diagnostik

Frau F. präsentiert ein akutes Abdomen, was eine zeitnahe operative Intervention wahrscheinlich macht. Sie ordnen die Entnahme eines Aufnahmelabors an, das ein kleines **Blutbild, die Leber- und Nierenwerte, Elektrolyte, CRP und LDH** beinhaltet. Zudem **Gerinnungsstatus und β-HCG.** Außerdem lassen Sie prophylaktisch die Blutgruppe der Patientin bestimmen, für den Fall, dass sie im weiteren Verlauf Blutkonserven benötigen oder doch schwanger sein und ggf. eine Rhesusprophylaxe brauchen sollte. Die Probe wird als Notfall ins Labor geschickt. Als der Krankenpfleger mit dem Blut das Zimmer verlässt, bitten Sie ihn noch, Buscopan und Paracetamol als Infusion vorzubereiten und den Urin der Patientin zu untersuchen.

Da die Patientin eine vaginale Untersuchung ablehnt, besprechen Sie die Durchführung einer **abdominalen Sonografie,** auch wenn diese nicht ganz so aufschlussreich ist. Sie hängen das Schmerzmittel an und bitten die Patientin, sich nochmals auf den Rücken zu drehen.

MERKE

Bei einem akuten Abdomen ist schnelles Handeln essenziell. Ärztliches und pflegerisches Personal arbeiten Hand in Hand, um einen reibungslosen Ablauf zu gewährleisten.

2. Verdachtsdiagnose und Differenzialdiagnosen

Das **β-HCG im Urin ist negativ** und der Urinstatus auch anderweitig unauffällig.

Sie nehmen dies zur Kenntnis und beginnen mit der abdominalen Sonografie. Der Uterus erscheint normal groß, das Endometrium trilaminär. Das rechte Ovar ist von abdominal nicht darstellbar, das linke kann man durch eine etwa **7 cm große, glatt berandete, echoleere Zyste** gut erkennen. Es wirkt aufgetrieben. Die Perfusion des Ovars kann von abdominal nicht dargestellt werden. Die Nieren beidseits sind unauffällig. Es lässt sich keine freie Flüssigkeit in Koller- oder Morrison-Pouch darstellen (➤ Abb. 19.1).

Die Patientin stöhnt immer noch vor Schmerzen. Die Analgetika haben kaum Linderung gebracht.

Frau F. dreht sich wieder zur Wand, da sie die Schmerzen nur gekrümmt, auf der Seite liegend, tolerieren kann. Sie erklären ihr, dass Sie glauben, dass es sich um eine

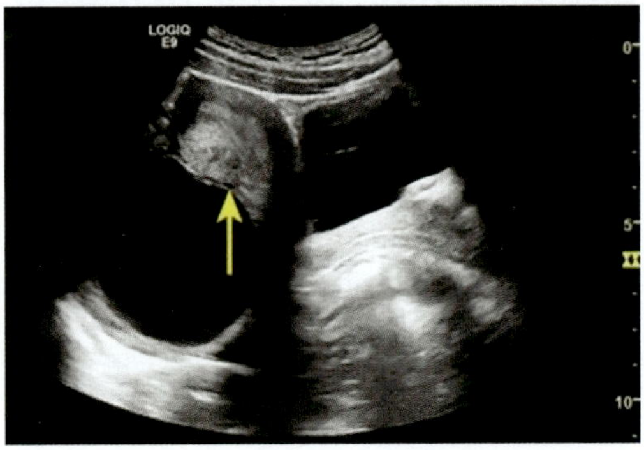

Abb. 19.1 Abdominale Sonografie der Patientin [F569]

Stieldrehung des linken Eierstocks aufgrund der großen Zyste handelt. Die Anamnese mit dem plötzlich einsetzenden Schmerz während des Sports, die Kreislaufreaktion und der Untersuchungsbefund passen gut dazu. Auch die therapierefraktären Schmerzen deuten darauf hin. Eine **EUG mit Tubenruptur** kann eher ausgeschlossen werden, da der Schwangerschaftstest im Urin negativ ist und keine freie Flüssigkeit intraabdominal vorliegt. (**Cave:** In seltenen Fällen kann das β-HCG im Urin falsch-negativ sein und doch eine Schwangerschaft vorliegen). Auch eine **Zystenruptur** mit **Blutung** aus dem **Zystenbalg** kann ein akutes Abdomen hervorrufen. In diesem Fall würde man aber auch freie Flüssigkeit intraabdominal vermuten.

MERKE

Gynäkologische Differenzialdiagnosen des akuten Abdomens:

- EUG mit Tubenruptur
- Rupturierte Ovarialzyste mit/ohne Blutung aus dem Zystenbalg
- Stielgedrehtes Ovar
- Stielgedrehtes oder nekrotisierendes Myom
- Uterusperforation (in der Schwangerschaft/unter der Geburt)
- Adnexitis mit Tuboovarialabszess

MERKE

Große Ovarialzysten können zu einem Ungleichgewicht am Ovar führen und bei bestimmten Bewegungen eine Drehung um die eigene Achse hervorrufen. Das Ovar schnürt die eigene Blutversorgung ab, was zu stärksten Schmerzen führt.

3. Therapie

Sie besprechen mit Frau F., dass die einzige sinnvolle Therapie in der Zusammenschau der Befunde die umgehende operative Intervention ist, um die Torquierung sicher festzustellen und das Ovar zurückzudrehen, damit es wieder regelrecht perfundiert werden kann. Im Zuge der OP kann die Zyste direkt exzipiert werden.

Frau F. ist schockiert, dass alles so schnell geht, stimmt aber letztlich zu. Sie klären Frau F. mündlich und schriftlich für die operative Laparoskopie auf. Sie informieren die Teams der Anästhesie und OP-Pflege und bereiten gemeinsam mit der Krankenpflegerin Frau F. für die OP vor.

MERKE

Dreht sich das Ovar um die eigene Achse, wird die Blutversorgung unterbrochen. Hält dieser Zustand zu lange an, geht das Gewebe zugrunde. Deshalb sollte so schnell wie möglich interveniert werden.

4. Persistierende Follikelzyste

Am nächsten Tag visitieren Sie Frau F. auf der gynäkologischen Station. Sie liegt lächelnd im Bett und sagt, dass sie sich schon deutlich besser fühle. Das Abdomen ist noch etwas gebläht, aber insgesamt weich. Abwehrspannung und Peritonismus bestehen nicht mehr. Die Verbände sind trocken. Über die eingelegte Drainage sind nur etwa 50 ml blutig-seröses Sekret abgelaufen.

Sie berichten, dass sich der Situs intraoperativ wie vermutet dargestellt habe. Das linke Ovar hatte sich um die eigene Achse gedreht und war aufgrund des venösen Rückstaus schon bläulich verfärbt. Das Zurückdrehen gelang unkompliziert und die Zyste konnte im Anschluss ebenfalls planmäßig entfernt werden. Das entnommene Gewebe wurde in die Pathologie geschickt. Bei Abschluss der OP hatte das Ovar bereits wieder seine fast normale Farbe angenommen. Die Wahrscheinlichkeit, dass es sich vollständig erholt, ist also sehr hoch.

Frau F. möchte wissen, wie es dazu kommen konnte. Sie erklären, dass es sich bei der Zyste a. e. um eine **persistierende Follikelzyste** handelte. In den Follikeln reifen physiologischerweise die Eizellen heran. Während des Zyklus wachsen die Follikel stimuliert durch **FSH** (Follikel-stimulierendes Hormon) heran, bis sie ihren Endzustand **(Graaf-Follikel)** erreichen. Dieser Follikel ist sprungreif und kann bei der Ovulation die **Oozyte an die Tube abgeben.** Bleibt die Ovulation aus, persistiert der Follikel und wächst im nächsten Zyklus weiter, sodass eine große Follikelzyste entstehen kann, die potenziell zu einer Torsion führt.

Die ausgebliebene Regelblutung, das hochaufgebaute Endometrium und die Follikelpersistenz sprechen für einen anovulatorischen Zyklus.

5. Prognose

Die Patientin durchlebt aktuell eine emotionale Zeit. Stress führt häufig zu einer Verschiebung des hormonellen Gleichgewichts. Daraus können Komplikationen resultieren. Da die Patientin bislang keine Zyklusunregelmäßigkeiten hatte und keine weiteren Risikofaktoren für eine hormonelle Dysbalance (wie beispielsweise PCOS, Adipositas oder Diabetes mellitus Typ 2) vorliegen, kann man davon ausgehen, dass es sich hier um ein einmaliges Ereignis handelt. Sollte sich im Verlauf doch eine sekundäre Amenorrhö einstellen, sollte sich die Patientin bei einem Spezialisten für gynäkologische Endokrinologie vorstellen, um eine endokrinologische Diagnostik einzuleiten.

Wichtig ist, dass Frau F. Ressourcen findet, die sie in dieser emotional schwierigen Zeit unterstützen, damit sie sich sowohl physisch als auch psychisch erholen kann. Sport ist sicherlich eine gute Option. Frau F. sagt aber auch, dass sie sich in der letzten Zeit von Familie und Freunden zurückgezogen habe, da sie niemanden belasten wollte. Sie bestärken sie darin, diese Kontakte wieder verstärkt wahrzunehmen, um sich zu entlasten und neue Perspektiven zu erkennen. Familie und Freunde werden sich freuen, wenn sie Unterstützung zulässt.

MERKE

Auch emotionale Ausnahmesituationen können zu Veränderungen des Hormonhaushalts führen. Deshalb sind eine umfangreiche Anamnese und Beratung der Patientin besonders wichtig.

ZUSAMMENFASSUNG

Ein akutes Abdomen in der gynäkologischen Notaufnahme ist in der Regel bedingt durch eine akut blutende EUG, ein stielgedrehtes Ovar oder eine akut blutende, rupturierte Ovarialzyste. Zügige Befunderhebung und anschließend rasche Einleitung der notwendigen operativen Therapie sind essenziell. Vor allem die Zusammenarbeit zwischen ärztlichem und pflegerischem Personal sollte Hand in Hand gehen. Im Falle des Torsionsovars sollte dieses so schnell wie möglich zurückgedreht werden, um möglichst die gesamte Funktion zu erhalten.

WAS WÄRE, WENN ...

- ... die Patientin schwanger gewesen wäre?
  - Auch in der Schwangerschaft kann es zu einer Torsion kommen und auch in der Schwangerschaft ist dann eine OP notwendig. In den frühen Schwangerschaftswochen läuft die Laparoskopie ganz normal wie bei einer nicht schwangeren Patientin ab. Ist der Uterus aber schon sehr groß und reicht bis über den Nabel, muss entweder ein anderer Einstieg (über den Palmer-Punkt) gewählt werden oder auch eine offene OP mittels Unterbauch-Querschnitt erfolgen, ggf. auch im Rahmen einer primären Sectio, sollte das akute Abdomen am Ende der Schwangerschaft auftreten. In der Frühschwangerschaft kann die Corpus-luteum-Zyste häufig vergrößert sein. Diese sollte nicht ausgeschält werden, da sie für die Aufrechterhaltung der Schwangerschaft zuständig ist.

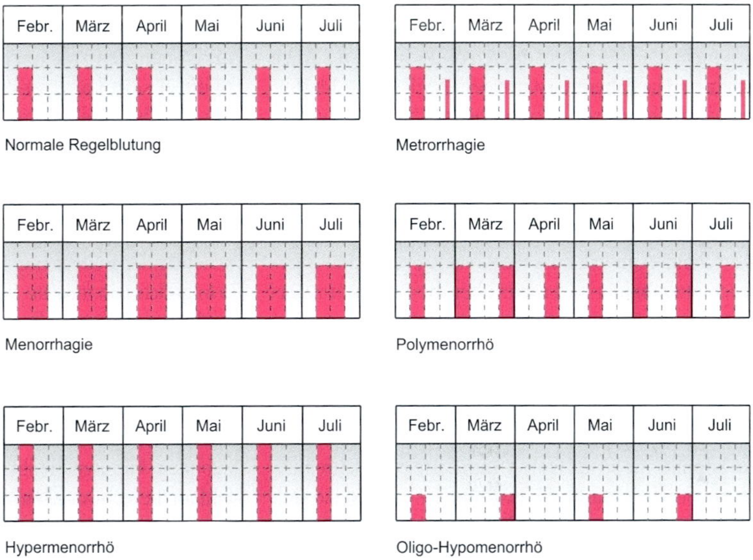

Abb. 20.1 Zyklusanomalien im Kaltenbach-Schema [L157]

MERKE

Die Amenorrhö wird von der WHO in fünf verschiedene Gruppen eingeteilt, die jeweils unterschiedliche Ursachen haben. Diese müssen bei der Diagnostik abgeklärt werden.

3. Pathophysiologie

Frau A. ist Leistungssportlerin, die sich hohe Ziele gesteckt hat. Ihr Ernährungszustand lässt darauf schließen, dass sie sich auch in diesem Bereich extrem – und offensichtlich zu sehr – diszipliniert, um vermeintlich noch bessere Leistungen bringen zu können. Zudem befindet sie sich in einem permanenten Anspannungszustand, zum einen durch den Sport und zum anderen natürlich auch durch die Abiturprüfungen, die sie gerade erst abgeschlossen hat.

Leistungssport, Essstörungen und Stress können zu einer zentralen Regulationsstörung führen, die dem hypogonadotropen Hypogonadismus gleicht. Funktionell gehört sie aber zu den hypothalamisch-hypophysären Dysfunktionen. Typisch für diese Störung ist ein **niedriger LH-Spiegel.**

Letztlich ist es so, dass der Körper erkennt, dass sein Allgemeinzustand so desolat ist, dass eine mögliche Schwangerschaft sehr schlechte Voraussetzungen hätte. Um das zu verhindern, reguliert er gegen.

MERKE

Leistungssport, Essstörung und Stress können zu einer zentralen Regulationsstörung führen, die dem hypogonadotropen Hypogonadismus gleicht, funktionell aber zu den hypothalamisch-hypophysären Dysfunktionen zählt. Typisch ist der niedrige LH-Spiegel.

4. Gesprächsführung

Frau A. fühlt sich sportlich, gesund und fit. Sie sagt selbst, dass sie sich überhaupt keine Sorgen mache, dass sie noch nie ihre Periode gehabt habe.

Natürlich können Sie nicht wissen, ob dies tatsächlich so ist oder die Patientin insgeheim weiß, dass ihr Lebensstil ungesund ist, dies aber nicht wahrhaben möchte bzw. den sportlichen Erfolg über die gesundheitlichen Folgen stellt. Sie begegnen der Patientin zum ersten Mal und wissen nicht, ob sich Frau A. in der jüngsten Vergangenheit so extrem entwickelt hat oder ob sie vielleicht schon von Kindheitstagen an in diese Richtung gelenkt wird. Bezüglich des sozialen Netzes wissen Sie bisher auch nur, dass sie einen festen Freund hat. Über familiäre Strukturen und andere Freundschaften wissen Sie nichts. Die Patientin ist 19 Jahre alt. Sie können also auch nicht die Eltern informieren und von Ihren Sorgen berichten. Die Patientin ist mit dem BMI von 16,2 kg/m^2 zwar deutlich untergewichtig, aber noch nicht in einem solchen Umfang, in dem sie künstlich ernährt und in die Klinik eingewiesen werden müsste. Dies ist also ebenfalls keine Option und würde sich sowieso nicht positiv auf Ihr Vertrauensverhältnis auswirken.

Es erscheint sinnvoll, dass Sie zunächst versuchen, Vertrauen aufzubauen und mehr über die Patientin zu erfahren, bevor Sie sie evtl. vor den Kopf stoßen, indem Sie sagen, dass sie untergewichtig ist und ihrem Körper dauerhaft schadet. Sicherlich könnten Sie aber sagen, dass Ihnen die primäre Amenorrhö zu denken gibt und auch Ernährungsgewohnheiten und Sport ein Auslöser sein können. Sie bitten Frau A. also, kurz zu beschreiben, wie sie zur Leichtathletik gekommen ist, wie sie sich ernährt und wie ihr Tagesablauf jetzt aussieht.

Frau A. berichtet, dass sie schon als kleines Mädchen immer mit dem Vater laufen gewesen sei. Auch der Vater sei ein guter Leichtathlet gewesen. Schon früh habe man festgestellt, dass sie eine gute Läuferin sei, und habe sie speziell gefördert. Sie habe schon immer mindestens 4× die Woche trainiert und sehr auf ihre Ernährung geachtet. Vor allem im letzten Jahr sei sie aber nochmal deutlich strenger mit sich geworden, weil sie auf das Stipendium hingearbeitet habe. Sie esse morgens Haferflocken mit Wasser und etwas Obst, anschließend trainiere sie 2,5 h. Mittags gebe es meist gedünstetes Gemüse und Fisch oder mageres Fleisch, selten Kohlenhydrate (Vollkornnudeln oder Reis), nachmittags stehe das zweite 2,5-stündige Training an. Im Anschluss trinke sie meist einen Eiweiß-Shake und abends esse sie Salat. Ihre Eltern hätten in den letzten Monaten auch gesagt, dass sie sehr dünn geworden sei, aber sie wolle ja erfolgreich sein und ihre Eltern stolz machen.

5. Hilfsangebote

Um Patientinnen auf ein krankmachendes Verhalten aufmerksam zu machen, hilft es häufig, pathophysiologische Zusammenhänge zu erläutern, damit sie selbst erkennen, dass sie sich schaden. In jedem Fall sollte man vermeiden, Vorwürfe zu machen, da dies nicht zu einem gegenseitigen vertrauensvollen Verhältnis führen kann. Im vorliegenden Fall können Sie erklären, dass ein völliges Ausbleiben der Periode nicht normal ist und durch eine **zentrale hormonelle Regulationsstörung** bedingt sein kann. Die verminderte Ausschüttung der Geschlechtshormone führt nicht nur dazu, dass die Periode ausbleibt, sondern auch zu einem Abbau der Knochenmasse, Libidoverlust und zu depressiver Stimmung (bedingt durch Östrogenmangel). Gerade die Knochengesundheit ist im Leistungssport von entscheidender Bedeutung. Wenn Frau A. also noch lange erfolgreich sein möchte, ist es wichtig, dass sie einen ausgeglichenen Hormonhaushalt hat. Erreichbar wird dies aber nur, wenn es zu einer Gewichtszunahme kommt. Hier können Sie sagen, dass Sie sich vorstellen können, dass ihr das Angst macht, weil sie glaubt, der Erfolg sei an das niedrige Gewicht gekoppelt. Um diese Ängste abzubauen, könnten Sie ihr z. B. Ernährungsberater empfehlen, die sich vor allem um Sportler kümmern, um ein Konzept zu erarbeiten, wie körperliche Gesundheit und sportlicher Erfolg erzielt werden können.

MERKE

Möchte man Patientinnen auf ein krankmachendes Verhalten aufmerksam machen, helfen Vorwürfe selten. Wichtig ist, ein Vertrauensverhältnis zu etablieren.

ZUSAMMENFASSUNG

Primäre Amenorrhöen können verschiedene hormonelle oder organische Ursachen haben. Die Durchführung einer transvaginalen Sonografie ist für die Diagnostik essenziell, um organische Ursachen ausschließen zu können. Des Weiteren sind die gründliche Anamnese und Bestimmung der Hormonkonstellation wichtig. Je nach zugrunde liegender Ursache können Verhaltensänderungen ausreichend, eine medikamentöse oder operative Therapie notwendig sein.

WAS WÄRE, WENN …

- … die Patientin bereits eine manifeste Essstörung mit Körperschemastörung ohne Krankheitseinsicht hätte?
  - Zeigt die Patientin keine Krankheitseinsicht, haben Sie, wie oben bereits geschildert, wenige Möglichkeiten. Sie können lediglich versuchen, die Patientin regelmäßig wieder einzubestellen und immer wieder ins Gespräch zu kommen, bis sich ihre Einstellung ggf. doch etwas ändert und sie weitere Hilfe, z. B. durch Therapeuten, akzeptiert.

21

Ich halte diesen Juckreiz nicht mehr aus

Lisa Kreysa

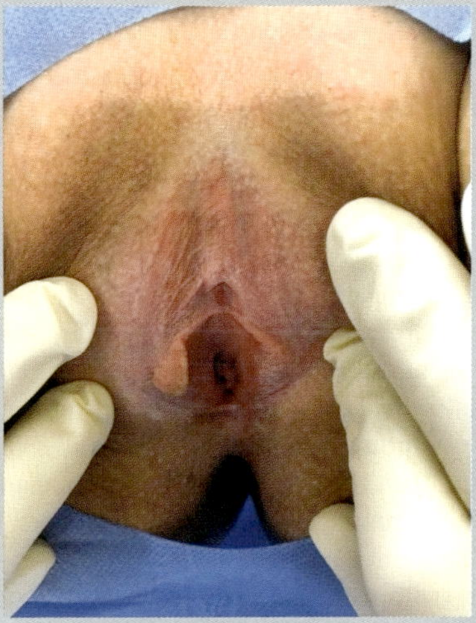

[O698]

Anamnese

In Ihrer Praxis stellt sich erstmals die 69-jährige Frau J. vor. Die noch sehr agile Frau erklärt, dass sie seit nun fast drei Jahren an einem nahezu unerträglichen Juckreiz im Intimbereich leide. Regelmäßig habe sie sich damit bei ihrer langjährigen Gynäkologin vorgestellt, die ihr aber lediglich fetthaltige Salben und Antimykotika verordnet habe. Durch diese Maßnahmen habe sie kaum Linderung erfahren und wünsche nun eine zweite Meinung. Bis auf eine Hypothyreose und rheumatoide Arthritis bestünden keine Erkrankungen. Die gynäkologische Vorsorge sei regelmäßig erfolgt und unauffällig gewesen. Keine Schwangerschaften in der Anamnese. Die letzte Regelblutung habe sie vor 17 Jahren gehabt.

Untersuchungsbefund

Körperliche Untersuchung: schlanke Patientin in gutem und gepflegtem Allgemeinzustand.
Inspektion des äußeren Genitale: deutliche Atrophie der Dermis im Bereich der Labia minora mit Verklebungen derselben über der Klitoris. Diese ist dadurch nur zum Teil einsehbar. Die Haut ist weißlich glänzend, der Introitus wirkt verengt (➤ Bild). Auch perineal zeigt sich eine Weißfärbung der Haut.
Spekulumeinstellung: äußerst unangenehm für die Patientin. Sie können nur die kleinsten Spekula verwenden. Die Vagina stellt sich, soweit einsehbar, unauffällig dar, die Portio ebenfalls. PAP-Abstrich entnommen.

1. **An welcher Erkrankung leidet Frau J. aller Wahrscheinlichkeit nach? An welche Differenzialdiagnosen müssen Sie denken?**
2. **Wie können Sie die Diagnose sichern? Handelt es sich um eine Erkrankung, die ausschließlich die postmenopausale Frau betrifft?**
3. **Nennen Sie klinische Merkmale und Symptome der Erkrankung. Wie ist die Pathogenese und gibt es auslösende Faktoren?**
4. **Frau J. ist ganz perplex und fragt, ob sie nun ein erhöhtes Risiko für eine genitale Krebserkrankung habe. Was können Sie dazu sagen?**
5. **„Ist eine Therapie denn jetzt überhaupt noch möglich, nachdem ich über Jahre nicht richtig behandelt wurde?"**

1. Verdachtsdiagnose

Die Anamnese zusammen mit den erhobenen Untersuchungsbefunden lässt auf einen **Lichen sclerosus et atrophicus** schließen. Hierbei handelt es sich um eine der häufigsten **Dermatosen** des Anogenitalbereichs. Trotz der recht eindeutigen Befunde müssen Sie verschiedene **Differenzialdiagnosen** im Kopf haben:

- **Lichen planus:** Erosionen am Introitus vaginae, netzartige Hyperkeratosen im Randbereich (Wickham-Streifen). Häufig Vaginalbefall. Symptome: Schmerzen, Pruritus.
- **Vitiligo:** scharf-berandete Weißfärbungen. Die Textur der Haut ist nicht verändert. Patientinnen haben keine Beschwerden.
- **Ekzem:** Erythem, ggf. Schuppung. Symptom: Juckreiz.
- **Psoriasis:** begrenzte Plaques, Schuppung, Labia majora betroffen. Symptom: Juckreiz.
- **Soor-Vulvitis:** Erythem mit weißlichen, abwischbaren Belägen. Textur der Haut nicht gestört. Symptom: Juckreiz.

MERKE

Der Lichen sclerosus et atrophicus ist eine der häufigsten anogenitalen Dermatosen. Im Alter von 80 Jahren sind ca. 3 % aller Frauen davon betroffen.

2. Diagnostik

Für den geübten Untersucher reicht häufig die klinische Untersuchung aus, um die Diagnose eines Lichen sclerosus zu stellen. Ist man mit der Erkrankung aber noch unvertraut oder der Befund nicht ganz eindeutig, sollte eine **Hautbiopsie** direkt aus einer Läsion entnommen werden. Dies ist in der Regel unter Lokalanästhesie möglich. Wichtig ist, dass die Probe entnommen wird, **bevor** man mit einer **Therapie** beginnt.

Die klassische Patientin, die sich mit einem Lichen vorstellt, ist über 50 und postmenopausal. Die Erkrankung kann aber **in jedem Alter** und sogar bei Kindern **auftreten.** Außerdem können nicht nur Frauen betroffen sein, sondern auch Männer, wobei Frauen deutlich häufiger erkranken Die **Prävalenz** liegt bei bei ca. **0,1 % bei Kindern** und bei ca. **3 % bei 80-jährigen Frauen**. Leider ist die Erkrankung in Deutschland unterdiagnostiziert und dadurch auch untertherapiert.

MERKE

Aktuelle Studien zeigen, dass eine frühzeitige Diagnose und Therapie des Lichen den Krankheitsverlauf positiv beeinflussen und irreversible Schädigungen hinauszögern und sogar verhindern können.

3. Klinik, Pathogenese, Trigger

Häufig zeigt sich zunächst ein **glänzendes Erythem** und im Anschluss die **fokale Depigmentierung.** Die **Haut** ist in diesen Bereichen **elfenbeinfarben und atroph** (seidenpapierdünn und vulnerabel). Kommt es parallel auch zu einer Depigmentierung im perinealen Bereich, nehmen die Weißverfärbungen häufig eine **charakteristische Acht-Form** an. Der Introitus vaginae wirkt verengt und unelastisch. Durch die Vulnerabilität der Haut entstehen **Purpura** und **Rhagaden.** Im Spätstadium kommt es zu einem zunehmenden Verlust der Anatomie des äußeren Genitals.

Das **Leitsymptom** ist der ausgeprägte **Pruritus.** Im weiteren Verlauf kommen Schmerzen und ein Wundgefühl dazu. Durch die zunehmende Atrophie entwickeln die Frauen zudem eine Dyspareunie (Schmerzen beim Geschlechtsverkehr) und teilweise auch eine Dysurie.

Die genaue Pathogenese der Erkrankung ist noch unklar. Es handelt sich um eine **chronische lymphozytär-vermittelte Dermatose,** bei der es zu einer Atrophie der Dermis und einem Verlust des subkutanen Fettgewebes kommt. Es scheint eine familiäre Häufung und eine Vergesellschaftung mit anderen Erkrankungen wie z. B. Schilddrüsenfunktionsstörungen, Vitiligo, chronisch-entzündlichen Darmerkrankungen, Psoriasis und rheumathoider Arthritis zu geben.

Verschiedene Studien haben gezeigt, dass Traumata wie Kratzen, Reibung (durch zu enge Kleidung), chirurgische Eingriffe oder auch sexueller Missbrauch zur Auslösung eines Lichen beitragen können. Eine Verbindung zu Infektionen, wie z. B. HPV, konnte bislang noch nicht nachgewiesen werden.

MERKE

Leitsymptom der Erkrankung ist der ausgeprägte Pruritus. Im Verlauf kommen Schmerzen, Wundgefühl, Dyspareunie und ggf. auch Dysurie hinzu.

4. Präkanzerose?

Frau J. ist besorgt, dass die Gewebsveränderung auch ein erhöhtes Risiko für eine Krebserkrankung in diesem Bereich nach sich zieht. Sie können Frau J. insofern beruhigen, als dass Sie ihr erklären, dass es sich bei der vorliegenden Erkrankung zunächst „nur" um eine **Degeneration** des Gewebes handelt und nicht um eine Dysplasie, bei der es zu einer Abweichung vom normalen histologischen Aufbau des Gewebes kommt und damit auch das Risiko für einen malignen Umbau steigt. Trotzdem ist der Lichen sclerosus ein **direkter Vorläufer** der **differenzierten vulvären intraepithelialen Neoplasie (d-VIN)** und muss deswegen engmaschig überwacht werden. Außerdem entwickeln sich in **15–20 % Leukoplakien** aus dem Lichen, die eine fakultative Präkanzerose darstellen.

Zunächst muss sich Frau J. also keine Sorgen machen, Sie werden sie aber zukünftig in regelmäßigen Abständen wieder einbestellen, um den Verlauf der Erkrankung überwachen zu können. Eine enge Anbindung gibt den Patientinnen häufig zusätzliche Sicherheit und beugt Ängsten vor.

5. Therapie

Auch hier können Sie Frau J. beruhigen: Eine Therapie ist natürlich noch möglich, auch wenn deren Einleitung verschleppt wurde. Inwieweit sich schon bestehende Veränderungen regredient zeigen werden, kann man erst im weiteren Verlauf feststellen.

Die Therapie besteht aus einem Salbenschema, dabei kommen sowohl kortison- als auch fetthaltige Salben zum Einsatz:

- **1. Monat:** Anwendung der Kortisonsalbe morgens und abends. Parallel täglich Rückfettung der Haut.
- **2. Monat:** Anwendung der Kortisonsalbe 3×/Woche. Parallel täglich Rückfettung der Haut.
- **3.Monat:** Anwendung der Kortisonsalbe 1×/Woche. Parallel täglich Rückfettung der Haut.

Für die Dauertherapie sollten Hautpflegemittel weiterhin täglich appliziert werden, zudem wird Seidenunterwäsche empfohlen und die Vermeidung von mechanischen Irritationen (raues Toilettenpapier, Fahrradsättel, enge Kleidung etc.).

MERKE

Zur Therapie des Lichen werden kortisonhaltige und rückfettende Salben eingesetzt. Zudem sollten allgemeine Maßnahmen beachtet werden.

ZUSAMMENFASSUNG

Der Lichen sclerosus et atrophicus gehört zu den häufigsten Dermatosen des Anogenitalbereichs. Leider herrschen weiterhin eine Unterdiagnostik und -therapie. Leitsymptom ist der ausgeprägte Juckreiz. In der Untersuchung stellen sich eindeutige Hautveränderungen wie Atrophie, Depigmentierung, Rhagaden und Verlust der Anatomie dar. Die Symptomatik wird mit zunehmendem Verlauf der Erkrankung ausgeprägter. Es kommen Schmerzen, Dyspareunie und Dysurie hinzu. Die Therapie besteht aus kortisonhaltigen und rückfettenden Salben, die nach verschiedenen Schemata appliziert werden. Die frühzeitige Therapie kann den Verlauf der Erkrankung positiv beeinflussen, Spätschäden hinauszögern und zum Teil verhindern.

WAS WÄRE, WENN …

- … die eingeleitete oben genannte Therapie nicht helfen würde?
  - Alternativ können Calcineurinantagonisten (z. B. Tacrolimus) eingesetzt werden (off-label), die die T-Zell-Aktivierung und proinflammatorischen Zytokine hemmen. Die Anwendung erfolgt ebenfalls topisch als Salbe. Hierbei handelt es sich um eine Second-line-Therapie, die effektiv und risikoarm zu sein scheint.

22

Ich erkenne mich nicht mehr wieder

Lisa Kreysa

Anamnese

In Ihrer Praxis stellt sich Ihre langjährige Patientin, Frau L. vor. Die 52-jährige Frau ist schlank, sportlich und wirkt deutlich jünger. Heute ist sie allerdings sehr erschöpft und berichtet, dass sie seit Monaten nicht mehr richtig schlafen könne. Ständig wache sie auf. Zudem sei ihr Zyklus komplett unvorhersehbar. Manchmal bleibe die Periode mehrere Monate aus und dann komme sie plötzlich dreimal kurz hintereinander und so stark, wie sie es gar nicht kenne. Außerdem sei sie oft niedergeschlagen, schnell gereizt und das Schwitzen sei das Unangenehmste überhaupt. Frau L. ist bisher immer gesund gewesen. Sie raucht nicht und trinkt wenig Alkohol.

Untersuchungsbefund

Spekulumeinstellung: Vulva/Vagina glatt, Portio sakral, Ektopie nicht einsehbar (T3-Zone). Fluor unauffällig. pH: 4,0.
Bimanuelle Palpation: Uterus antevertiert/anteflektiert, faustgroß, mobil. Keine Tastbefunde in der Adnexregion zu erheben. Kein Uteruskanten- oder Portioschiebeschmerz.
Transvaginale Sonografie: Uterus $8 \times 7 \times 8$ cm, Endometrium schmal. Ovarien bds. unauffällig.

1. **Frau L. beschreibt eine ausgeprägte Symptomatik. Welche Verdachtsdiagnose besprechen Sie mit ihr? Wie kommt es zu den Beschwerden und ist die Bestimmung des Hormonstatus sinnvoll/notwendig?**
2. **Welche Therapie empfehlen Sie Ihrer Patientin? Wie wird diese angewendet? Gibt es Risikofaktoren, die Sie beachten müssen?**
3. **Frau L. ist besorgt. Sie sagt, sie habe von einer Studie gehört, die gezeigt habe, dass das Risiko, ein Mammakarzinom zu entwickeln, deutlich erhöht sei, wenn man eine Hormontherapie (HT) erhalte. Was antworten Sie ihr?**
4. **Stellen Sie sich vor, Frau L. hätte ausschließlich Zyklusstörungen. Inwiefern würde sich Ihre Therapieempfehlung verändern? Wie sieht diese aus, wenn Frau L. 10 Zigaretten am Tag rauchen und 125 kg wiegen würde?**
5. **Frau L. lehnt eine Hormontherapie ab. Sie möchte zunächst alternative Methoden ausprobieren. Was können Sie Ihrer Patientin empfehlen?**

1. Verdachtsdiagnose, Ätiologie, Hormonstatus

Frau L. präsentiert sich in Ihrer Praxis mit dem Vollbild der **perimenopausalen Beschwerden.** Zum einen beschreibt die Patientin **Zyklusstörungen,** die vor allem für das **Periklimakterium** charakteristisch sind (➤ Abb. 22.1). Physiologischerweise nimmt die Ovarfunktion in der Perimenopause ab. Daraus resultieren stark schwankende Spiegel von Östradiol, Progesteron, LH und FSH. Die Follikelrekrutierung und Ovulation erfolgen zu früh und die Zyklen sind verkürzt. Dies wird ggf. noch durch eine Lutealphaseninsuffizienz unterstützt, die Abbruch- und Durchbruchblutungen durch das nur ungenügend transformierte Endometrium hervorrufen kann. Folgen sind ungleichmäßige Zyklen bis hin zur **Hyper- und Polymenorrhö.** Im weiteren Verlauf lässt die Ovarfunktion immer weiter nach und es entsteht die klassische Hormonkonstellation mit **niedrigem Östrogen und Progesteron,** aber **hohem LH und FSH.** Bei Frau L. treten also zum einen die periklimakterischen Zyklusstörungen und zum anderen bereits **Östrogenmangelsymptome** auf. Eine Bestimmung des Hormonstatus kann sicherlich durchgeführt werden, um Ihre Diagnose zu untermauern, die Therapie sollte davon aber nicht abhängig gemacht werden, sondern sich hauptsächlich nach der Klinik richten.

Östrogenmangelsymptome

Vasomotorisch:
- Hitzewallungen
- Schweißausbrüche
- Schwindel
- Migräne

Psychisch:
- Schlafstörungen
- Stimmungslabilität
- Depressive Verstimmung
- Antriebslosigkeit

Langzeitfolgen:
- Trockenheit von Haut und Schleimhäuten/vulvovaginale Atrophie
- Osteoporose
- Endothelschäden und dadurch Veränderungen im Herz-Kreislauf-System

MERKE

Die Analyse des Hormonstatus ist nicht ausschlaggebend für die Indikationsstellung zur Hormontherapie. Die Klinik ist führend, auch um die Wirksamkeit der eingeleiteten Therapie zu beurteilen. Sind die Symptome unter der Therapie verschwunden, ist die Patientin ausreichend gut therapiert, unabhängig vom Hormonstatus.

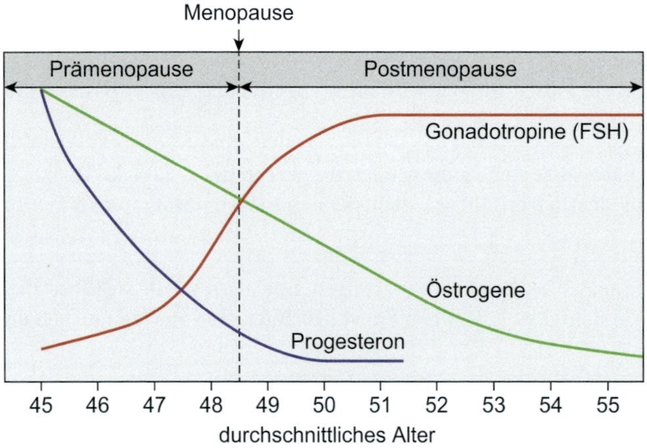

Abb. 22.1 Veränderung des Hormonhaushalts im Klimakterium [L231]

2. Therapie

Die **nachlassende Ovarfunktion** ist **physiologisch** und muss nicht unbedingt therapiert werden. Treten bei einer Patientin aber Symptome auf, sollte eine Hormontherapie abgewogen werden. Grundsätzlich muss eine **Nutzen-Risiko-Abwägung** erfolgen, bevor man mit der Therapie beginnt. Prinzipiell muss geprüft werden, ob bei der Patientin **kardiovaskuläre Risikofaktoren** oder eine manifeste **KHK** vorliegen, ob es in der Anamnese ein **Mamma- oder Endometriumkarzinom** gegeben hat oder **Risikofaktoren für thrombembolische Ereignisse** vorliegen.

Frau L.s Anamnese ist bezüglich der genannten Risikofaktoren leer. Gleichzeitig präsentiert sie umfangreiche Symptome, die sie belasten, sodass eine **Hormontherapie** für sie sinnvoll erscheint. Die **Stabilisierung des Zyklus** wird durch ein **Gestagen** erreicht. Die **Östrogenmangelsymptome** müssen durch eine **Östrogensubstitution** ausgeglichen werden. Grundsätzlich gibt es verschiedene Möglichkeiten der Applikation. Zum einen kommt ein **kombiniertes orales Kontrazeptivum** infrage, alternativ kann das **Östrogen kontinuierlich oral oder transdermal,** als Gel oder Schaum angewendet werden. Das **Gestagen** wird entweder **kontinuierlich** parallel dazu eingenommen **oder ab dem 10. Zyklustag.** Auch eine Applikation durch ein gestagenhaltiges IUD wäre möglich. Wichtig ist, dass das Gestagen jeden Monat in Transformationsdosis gegeben wird. Bei intaktem Uterus **darf keine Östrogen-Monotherapie** erfolgen, da diese das Endometriumkarzinomrisiko deutlich erhöhen würde (um den Faktor 10 nach 10 Jahren alleiniger Östrogentherapie!). Auch nach einer suprazervikalen Hysterektomie muss auf die Gestagengabe geachtet werden. Für Frau L. erscheint die kombinierte Gabe eines Östrogens und eines Gestagens sinnvoll. Bei der Applikationsform kann die Patientin natürlich mitentscheiden.

MERKE

In der **WHI-(Womens Health Initiative)Studie** hatte sich gezeigt, dass die Frauen, die eine kombinierte Hormontherapie erhielten, seltener kardiovaskuläre Komplikationen erlitten. Dieser Effekt sollte auch für die Sekundärprävention geprüft werden. Es zeigte sich aber, dass Frauen, die bereits schwere kardiovaskuläre Risikofaktoren aufwiesen, **nicht** von der HT profitieren, sondern diese bei diesem Patientenkollektiv sogar zu einer Zunahme der kardiovaskulären Komplikationen führte. Eine Sekundärprävention war also nicht möglich. Beginnt man bei gesunden Frauen frühzeitig mit der HT (wenn die Östrogenwirkung am Endothel nachlässt), hat sie aber tatsächlich einen kardioprotektiven Effekt („window of opportunity").

3. WHI-Studie

Frau L. spielt auf die initialen Ergebnisse der bereits erwähnten WHI-Studie an. Hierbei handelt es sich um die größte bislang durchgeführte, randomisierte, placebokontrollierte Studie zur Hormontherapie. 16.000 postmenopausale, nicht hysterektomierte Frauen erhielten im Mittel über 5,6 Jahre eine kombinierte HT oder ein Placebo. Parallel erhielten 10.000 hysterektomierte Frauen über ca. 7 Jahre eine Östrogen-Monotherapie bzw. ein Placebo. Das initial veröffentlichte Ergebnis lautete, dass eine Hormontherapie das Thrombose-, Herzinfarkt-, Schlaganfall- und Mammakarzinomrisiko erhöht. In der Folge erhielt fast niemand mehr eine Hormontherapie, ungeachtet des Beschwerdebildes. Mittlerweile haben sich selbst die Autoren der Studie von diesen Ergebnissen distanziert und bestätigt, dass es sich um eine Fehlinterpretation der Daten handelte. Die in die Studie eingeschlossenen Frauen waren nicht, wie häufig berichtet, gesund, sondern 50 % von ihnen wiesen kardiovaskuläre Risikofaktoren und 10 % sogar eine kardiovaskuläre Erkrankung auf. Die Patientinnen waren im Mittel 63 Jahre (!) alt, als sie mit der HT begannen, was deutlich über dem Alter liegt, in dem man normalerweise mit einer Symptomatik rechnen bzw. eine Therapie einleiten würde. Im Mittel treten perimenopausale Beschwerden bei Frauen zwischen dem 51. und 52. Lebensjahr auf. Die Daten der Studie wurden in der Folge nochmals nach Subgruppen analysiert und es zeigte sich, dass in der Gruppe zwischen 50 und 60 Jahren nur sehr wenige Ereignisse auftraten.

In absoluten Zahlen bedeutet dies (jeweils bezogen auf 1.000 Frauen):

- + 3 Fälle Mammakarzinom (statistische Signifikanz erst nach 5 Jahren der kombinierten Anwendung erreicht)
- + 2,5 Fälle Apoplex
- + 5,0 Fälle tiefe Beinvenenthrombose
- + 2,5 Fälle KHK

MERKE

Die initial kommunizierten Ergebnisse der WHI-Studie waren undifferenziert und einer Fehlinterpretation der Daten geschuldet. Patientinnen müssen hierüber und über die tatsächlichen Risiken dezidiert aufgeklärt werden.

4. HT in anderen Konstellationen

Vor Einleitung einer HT muss immer geklärt werden, ob lokale oder auch systemische Beschwerden bestehen und, wenn systemische Beschwerden bestehen, sich diese lediglich auf den Zyklus beziehen oder auch Östrogenmangelsymptome auftreten. Würde Frau L. ausschließlich unter Zyklusstörungen leiden, sollten Sie Ihr Therapiekonzept noch einmal überdenken. In diesem Fall wäre die alleinige Gabe eines zyklischen Gestagens ausreichend oder auch beispielsweise die Einlage einer gestagenhaltigen Spirale. Bei sehr ausgeprägten Zyklusstörungen kann auch ein kombiniertes orales Kontrazeptivum gegeben werden, wenn keine Kontraindikationen vorliegen.

Wäre Frau L. adipös und Raucherin, brächte sie bereits einige kardiovaskuläre Risikofaktoren mit, d. h., Sie müssen sie darüber informieren, dass durch eine Hormontherapie das Risiko für thrombembolische Ereignisse weiter gesteigert wird. Die Risikoerhöhung kommt durch die orale Gabe des Östrogens zustande. Deutlich reduziert werden kann dieses durch die **transdermale Anwendung des Östrogens.** Es liegen viele Studien vor, die zeigen, dass bei transdermaler Anwendung kein erhöhtes Thromboserisiko besteht. Man geht davon aus, dass dies auch für das Apoplexrisiko gilt, allerdings sind hier die Daten nicht ganz eindeutig.

5. Alternativen

Lehnt Frau L. die Hormontherapie zunächst ab, können Sie ihr verschiedene alternative Methoden anbieten: Sport und besonders Yoga können zu einer ausgeglicheneren Stimmung beitragen. Phytoöstrogene können über Nahrungsmittel (v. a. Soja-Produkte) aufgenommen werden und so dem sinkenden Östrogenspiegel entgegenwirken. Kalziumreiche Ernährung und die Substitution von Kalzium und Vitamin D vermindern den Knochenabbau. Verschiedene pflanzliche Präparate können ebenfalls unterstützen: Mönchspfeffer hilft, den Zyklus zu stabilisieren, Rotklee, Traubensilberkerze und Johanniskraut lindern Hitzewallungen.

ZUSAMMENFASSUNG

Die zwischenzeitlich sehr in Verruf geratene Hormontherapie ist mittlerweile rehabilitiert. Trotzdem sollte die Initiierung der Therapie gut abgewogen werden. Das individuelle Risikoprofil der Patientin muss unbedingt miteinbezogen und die Therapie von der Symptomatik der Patientin abhängig gemacht werden. Ängste vor der Hormontherapie können durch eine ausführliche Aufklärung und die Erläuterung der absoluten Zahlen abgebaut werden. Eine regelmäßige Überwachung der Brust macht aufgrund des leicht erhöhten Mammakarzinomrisikos sicherlich zusätzlich Sinn. Die kardiovaskulären Risiken können durch die transdermale Applikation des Östrogens deutlich gesenkt werden.

WAS WÄRE, WENN …

- … Frau L. vor 5 Jahren ein Hormonrezeptor-positives Mammakarzinom gehabt hätte?
  – Nach einer Mammakarzinomerkrankung, auch wenn diese erfolgreich behandelt wurde, ist eine Hormontherapie nicht möglich, obwohl die Patientinnen häufig stärker unter klimakterischen Beschwerden leiden. Auch die transdermale oder lokale (vaginale) Anwendung ist nicht möglich, da noch nicht klar ist, inwieweit diese Östrogene systemisch wirken. Verschiedene Symptome können aber über alternative Wege behandelt werden. Zum einen, wie oben beschrieben, über Lebensstilveränderungen oder pflanzliche Präparate, zum anderen beispielsweise auch über Antidepressiva. SSRIs und SNRIs lindern Hitzewallungen und wirken stimmungsaufhellend. Man kann also auch diesen Patientinnen Hilfen anbieten, um besser durch die Wechseljahre zu kommen.

23

Ich bin schwanger – mir ist so schlecht

Manuela Tavares de Sousa

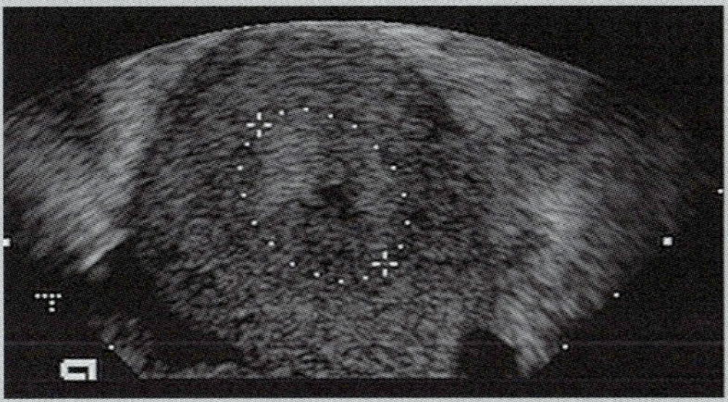

[M438]

Anamnese

Die 29-jährige Frau T. kommt mit akuten Beschwerden zu Ihnen in die Praxis. Nachdem ihre letzte Periodenblutung acht Wochen zurückliegt, hatte sie vor etwa drei Tagen einen Schwangerschaftstest durchgeführt, der ein positives Ergebnis zeigte. Das eigentliche Problem sei aber eine massive Übelkeit mit Erbrechen, die sie nun seit geraumer Zeit plage. Selbst von Wasser werde ihr schlecht. Bei ihrer letzten Schwangerschaft sei das ganz anders gewesen.

Untersuchungsbefunde

Körperliche Untersuchung: junge Frau in leicht reduziertem AZ und gutem EZ. Das Abdomen ist weich, kein Druckschmerz und keine Resistenzen, Nierenlager und Leisten sind frei.
Spekulumeinstellung: Portio und Scheidenwände glatt.
Bimanuelle Tastuntersuchung: Sie tasten einen antevertierten und anteflektierten, deutlich vergrößerten Uterus. Er ist weich und aufgelockert.
Transvaginale Ultraschalluntersuchung: ➤ Bild.

1. **Wie lautet Ihre Verdachtsdiagnose? Was erläutern Sie der Patientin?**

2. **Welche Blutentnahme wird in der Klinik als erste Maßnahme erfolgen?**

3. **Was wissen Sie über Ätiologie und Pathogenese?**

4. **Welche Therapie wird geplant?**

5. **Frau T. konnte unkompliziert operiert werden. Nun stellt sie sich zu Nachsorge vor. Was beachten Sie?**

6. **Welche non-villöse gestationsbedingte Trophoblasterkrankung wird gefürchtet?**

1. Verdachtsdiagnose

Amenorrhö, Übelkeit und Erbrechen, vergrößerter Uterus und ein positiver Schwangerschaftstest sprechen für eine **Schwangerschaft.** Eine intakte Schwangerschaft würde in der 8. Schwangerschaftswoche bereits sonografisch eine Fruchthöhle mit Embryo und Herzaktion darstellen müssen.

Stattdessen zeigt sich ein für das Gestationsalter zu großer, aufgelockerter Uterus. Im Cavum uteri befindet sich irreguläres, unstrukturiertes Material, das wie Schneegestöber imponiert. Eine Fruchthöhle mit Embryo ist nicht zu finden. Die Ovarien sind beidseits unauffällig.

Es handelt sich nicht um eine intakte Schwangerschaft mit zeitgerechter Entwicklung des Embryos. Bei dem aufgelockerten, großen Uterus mit sonografisch dargestelltem Schneegestöber haben Sie den Verdacht einer **Blasenmole, eine villöse gestationsbedingte Trophoblasterkrankung (GTD).**

Sie müssen nun Frau T. erläutern, dass sie leider kein Kind erwartet und Sie den Verdacht einer Blasenmole haben. Die Patientin hätte sehr gerne ein zweites Kind und ist zunächst äußerst erschüttert. Sie nehmen sich ausreichend Zeit. Auch wenn die Anlage der Schwangerschaft auffällig ist, so war die Patientin einen kurzen Augenblick schwanger. Lassen Sie ihre Trauer zu. Sie überweisen die Patientin in eine nahe gelegene Klinik und vereinbaren, dass sich Frau T jederzeit bei Ihnen melden kann. Sie übernehmen gerne die Nachsorge, zu der Sie sich bereits mit der Patientin verabreden.

2. HCG-Quantifizierung

Die Patientin hat bereits einen positiven Schwangerschaftstest aus dem Urin. Bei dem Verdacht einer Blasenmole sollte das **HCG** quantifiziert werden. Bei der HCG-Bestimmung wird ein Assay benutzt, der möglichst die irregulären Formen des HCG abbildet.

Bei der Blasenmole ist das HCG meist deutlich erhöht und damit der wichtigste Parameter zur Festlegung der Therapie, der Therapiedauer und der Beurteilung des Therapieeffekts. Die hohen HCG-Werte erklären auch die starke Übelkeit der Patientin.

Bei Frau T. ergibt dieser Test einen HCG-Wert von 60.000 IU/l.

3. Ätiologie und Pathogenese

In der Schwangerschaft wird die Plazenta neu gebildet und versorgt den Fetus mit Sauerstoff und Nährstoffen. Der Aufbau ist komplex und entsteht aus dem fetalen Trophoblasten und dem mütterlichen Endometrium. GTD sind Fehldifferenzierung und/oder Proliferation dieses Trophoblastepithels. Sie unterscheiden sich zytogenetisch und zeigen klinisch heterogene Krankheitsbilder.

Die **villöse GTD** unterscheidet sich in drei verschiedene Formen:

- **Partialmole:** In den meisten Fällen findet sich eine Triploidie (69XXX, 69XXY, 69XYY). Zwei Drittel des Genoms sind paternal, ein Drittel ist maternal. Es zeigt sich eine vergrößerte Plazenta mit teils blasigen Strukturen. Der Embryo bzw. Fetus ist darstellbar und zeigt multiple Fehlbildungen. Eine Lebensfähigkeit wird nur selten erreicht.
- **Blasenmole:** In der Mehrzahl der Fälle findet sich ein 46,XX-Chromosomensatz. Eine kernlose Eizelle (ohne DNA) wird durch ein haploides Spermium befruchtet, das väterliche Genom wird verdoppelt. Es entsteht ein diploider Chromosomensatz, der allein paternalen Ursprungs ist. Es zeigt sich ein vergrößerter Uterus mit zystischen Strukturen – ein Embryo bzw. Fetus ist nicht nachweisbar. Das Trophoblastgewebe führt zu deutlich erhöhten HCG-Werten im Serum und Urin, was wiederum Hyperemesis, Hyperthyreose oder Symptome einer Präeklampsie hervorrufen kann. Ein Drittel entwickelt Thekaluteinzysten des Ovars.
- **Invasive Mole:** Nachweis von Chorionzotten innerhalb des Myometriums, innerhalb der Lymph- und Blutgefäße oder deren vaskuläre Verschleppung in die Vagina oder Lunge. Der Nachweis gelingt nur an einem Hysterektomiepräparat.

MERKE

Der Terminus „partielle Mole" soll nicht mehr verwendet werden, um Verwechslungen mit der Blasenmole zu vermeiden. Beide erfordern eine unterschiedliche Therapie und sollten klar voneinander differenziert werden.

4. Therapie

Ziel der Therapie einer Partialmole und Blasenmole ist die vollständige Entleerung des Trophoblasten aus dem Cavum uteri. Dies wird durch eine **Saugkürettage** unter sonografischer Kontrolle erreicht. Es erfolgt die endgültige Diagnosesicherung mittels histopathologischer Auswertung.

Bei aufgelockertem Uterus bestehen eine erhöhte Perforationsgefahr und verstärkte Blutungsneigung. Erythrozyten-Konserven sind bereitzustellen. Bei atoner Blutung wird wie üblich medikamentös behandelt, eine Hysterektomie soll nur bei lebensbedrohlicher Blutung erfolgen.

Eine Anti-D-Prophylaxe wird bei rhesus-negativen Frauen bei der Partialmole, nicht bei der Blasenmole verabreicht. Im Falle einer Blasenmole wird Rhesus-Antigen D nicht exprimiert.

Im Falle einer invasiven Mole wird ein Staging mit CT-Thorax, CT-Abdomen, Schädel-MRT, gynäkologischer Untersuchung durchgeführt und eine Chemotherapie begonnen. Mittel der Wahl ist **Methotrexat.**

MERKE

Im Fall persistierender HCG-Werte ohne Fernmetastasen kann eine Re-Kürettage erwogen werden. Noch in utero verbliebenes Trophoblastgewebe wird entfernt und so bei einem Teil der Patientinnen eine Chemotherapie vermieden.

5. Nachsorge

Frau T. ist nach unkompliziertem Verlauf entlassen und stellt sich zur Nachsorge vor. Die Klinik hat zwischenzeitlich die Befunde der Histologie zugeschickt: Eine **Blasenmole** ist gesichert.

Im ersten Gespräch nach der Diagnose werden Sie erfragen, auf welchem Kenntnisstand die Patientin bezüglich der Erkrankung ist. Sie sind vorbereitet und haben zwischenzeitlich erneut die Leitlinie zu GTD gelesen. Sie können Information nachreichen und die Patientin aufklären, sollte dies nicht ausreichend in der Klinik erfolgt sein. Sie fragen erneut nach, wie es ihr geht und ob sie mit dem Verlust der Schwangerschaft zurechtkommt. Die Patientin wirkt stabil und ist von ihrer Familie gut unterstützt. Sie weisen Frau T. auf die Möglichkeit von Selbsthilfegruppen hin. Der weitere Nachsorgeverlauf wird lang und es ist sicher gut, von Betroffenen zu hören. Sie animieren die Patientin, sich selbst darum zu kümmern. Einige Dinge sollten Sie aktiv in der Eigenverantwortung von Frau T. belassen.

Zunächst werden aufgrund des Risikos der Entwicklung einer persistierenden GTD wöchentliche **HCG-Kontrollen** erfolgen. Sobald HCG zweimal in Folge nicht nachweisbar ist, stellen Sie den Kontrollzyklus über sechs Monate auf monatlich um. Frau T. hat zwar einen Kinderwunsch, Sie vereinbaren allerdings eine hormonelle Kontrazeption während dieser Zeit. Sie erläutern, dass jetzt ausreichende Zeit in der Nachsorge wichtig ist.

Sollten mehr als vier HCG-Werte hintereinander nicht abfallen, ein Anstieg der HCG-Werte nach zwei Messungen oder ein HCG über sechs Monate persistieren, so stellt sich die Diagnose einer **persistierenden** villösen GTD. Ein Staging mit gynäkologischer Untersuchung inklusive Transvaginalsonografie, CT des Thorax und Abdomen sowie MRT des Gehirns werden durchgeführt und eine Chemotherapie begonnen. Bei auffälligen Befunden ist eine psychosoziale und psychoonkologische Unterstützung notwendig und auch eine weiterführende fachliche Beratung sollte von Ihnen geplant werden.

6. Nicht-villöse GTD

Die nicht-villösen GTD haben nicht den Nachweis fehldifferenzierter Chorionzotten, das unterscheidet sie von den villösen GTD.

Zu den nicht-villösen GTD zählen:

- Der Plazentabettknoten
- Die hyperplastische Implantationsstelle
- Das Chorionkarzinom
- Der Plazentabett-Tumor
- Der epitheloide Trophoblasttumor

Das **Chorionkarzinom** zeigt eine Proliferation des Zyto- und Synzytiotrophoblasten, die von einer Angioinvasion begleitet ist. Die Patientinnen klagen über vaginale Blutungen und weisen HCG-Werte meist über 100.000 U/l auf. In mehr als der Hälfte der Fälle geht dem Chorionkarzinom eine Blasenmole voraus. Es kann aber auch nach Aborten, Terminschwangerschaften und Extrauteringravidität beobachtet werden. Wie bei der Blasenmole wird die Diagnose nur histologisch gestellt, dies erfolgt durch die Kürettage. Bei Nachweis wird unmittelbar eine Chemotherapie begonnen. Diese wird bis drei konsekutive wöchentliche negative HCG-Bestimmungen fortgeführt. Nach Abschluss der Therapie wird über ein Jahr monatlich HCG kontrolliert.

MERKE

Nach Sozialgesetzbuch V, VI, IX kann innerhalb von zwei Wochen nach einer Primärtherapie eine Anschlussheilbehandlung in einer Rehabilitationsklinik aufgenommen werden. Diese Maßnahmen werden über Sozialarbeiterinnen einer Klinik eingeleitet. Alternativ kann eine Heilbehandlung innerhalb von zwei Jahren nach einer Primärtherapie beantragt werden. Diese Informationen sollten Sie Ihrer Patientin, wenn möglich in einem Gespräch mit einer Sozialarbeiterin, zukommen lassen, sodass sie die Möglichkeit hat, dies in Anspruch zu nehmen.

ZUSAMMENFASSUNG

Die Blasenmole ist mit 1:591 Schwangerschaften eine nicht selten auftretende villöse **gestationsbedingte Trophoblasterkrankung (GTD).** GTD treten in 1:714 auf. Bei **Symptomen,** wie Blutungen in der Frühschwangerschaft, Hyperemesis gravidarum oder dem sonografischen Bild eines „Schneegestöbers“, sollte immer daran gedacht werden. Als **Diagnostik** und zur Überprüfung des therapeutischen Verlaufs eignet sich der HCG-Wert. Die **Therapie** besteht aus der Kürettage und der Kontrolle des β-HCGs. Eine sorgfältige Nachsorge ist wegen des Risikos einer Persistenz und der Gefahr der malignen Entartung unabdingbar.

WAS WÄRE, WENN …

- … eine Patientin nach GTD Kinderwunsch hätte? Wie beraten Sie?
  – Es gibt keine Verschlechterung der mütterlichen oder kindlichen Prognose. Etwa sechs Monate sollten zwischen der Therapie und einer erneuten Schwangerschaft liegen. Das Wiederholungsrisiko einer GTD liegt bei 2,6 %. Bei einer Chemotherapie ist die Langzeitnebenwirkung auf die Fertilität zu beachten.

Etwas stimmt nicht

Lisa Kreysa

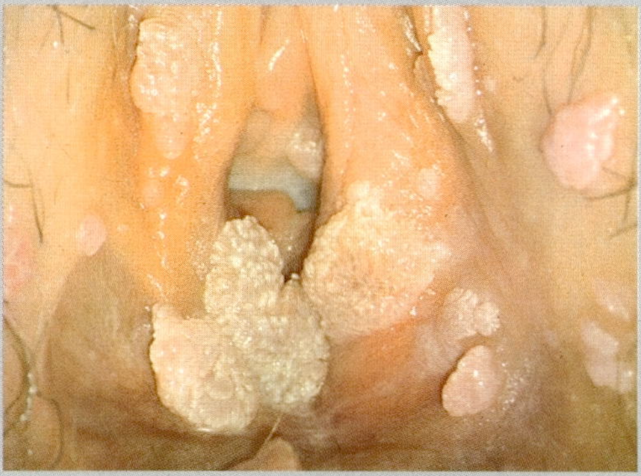

[M438]

Anamnese

In Ihrer Praxis stellt sich Ihre Patientin Frau J. vor. Die junge Frau ist 25 Jahre alt. Bislang haben Sie sie immer nur jährlich zur Krebsvorsorge gesehen, Beschwerden oder Probleme hatte sie nie gehabt. Auch die PAP-Abstriche waren immer unauffällig gewesen. Sie nimmt seit 10 Jahren die Pille ein und hat diese immer gut vertragen. Die Patientin berichtet, dass sie seit 2 Wochen kleine „Erhabenheiten" in der Perinealregion bemerkt habe. Zunächst habe sie diese für Pickel gehalten. Nun würden es aber immer mehr. Schmerzen tue es nicht, aber sie mache sich nun doch Sorgen.

Untersuchungsbefunde

Körperliche Untersuchung: junge, schlanke Patientin in gutem Allgemeinzustand.

Spekulumeinstelllung: unterhalb des Introitus, Richtung anal ziehend, zeigen sich multiple weiße, spitze, Hahnenkamm-artig angeordnete Warzen, die bei Berührung nicht schmerzhaft sind oder bluten (➤ Bild). An den Labien und intravaginal sind keine Herde abgrenzbar. Die Portio ist unauffällig, der Fluor ebenfalls. pH: 4,0.

Bimanuelle Palpation: Uterus antevertiert/anteflektiert, normal groß und gut beweglich. Kein Portioschiebeschmerz, kein Uteruskantenschmerz.

1. **Was ist Ihre Verdachtsdiagnose? Welche Differenzialdiagnosen haben Sie im Kopf? Müssen Sie weitere Untersuchungen einleiten?**
2. **Wodurch wird die Erkrankung verursacht?**
3. **Was möchten Sie von Frau J. noch zusätzlich wissen?**
4. **Welche Therapiekonzepte stehen zur Verfügung? Wie sind die Erfolgsaussichten einzuschätzen?**
5. **Was sollten Sie darüber hinaus beachten?**

1. Verdachtsdiagnose und Differenzialdiagnosen

Ihre Verdachtsdiagnose sind **Condylomata acuminata.** Die Anamnese der Patientin und der Untersuchungsbefund passen perfekt dazu.

Trotzdem sollten Sie an verschiedene **Differenzialdiagnosen** denken:

- **Condylomata lata:** Diese treten im Stadium II einer Lues-Infektion auf.
- **Gut- oder bösartige Hauttumoren**
- **Herpes genitalis:** Die Läsionen sind hier meist flüssigkeitsgefüllte Bläschen (➤ Abb. 24.1).
- **Mollusca contagiosum (Dellwarzen):** rundliche, 2–6 mm große, rötliche Effloreszenzen mit glänzender Oberfläche, die immer multipel auftreten (➤ Abb. 24.2). Verursacht werden sie durch das Mollusca-contagiosum-Virus, das zu den Pockenviren gehört.

Wichtig ist, dass man eine sichere Diagnose stellt. Bestehen Unsicherheiten, sollte eine Biopsie erfolgen. Geschlechtskrankheiten (Lues, Gonorrhö, Trichomonaden) können serologisch ausgeschlossen werden. Auch einen HIV-Test zum Ausschluss einer Immunsuppression könnte man mit der Patientin besprechen.

In unserem Fall ist das klinische Bild so eindeutig, dass von der Richtigkeit Ihrer Verdachtsdiagnose ausgegangen werden kann.

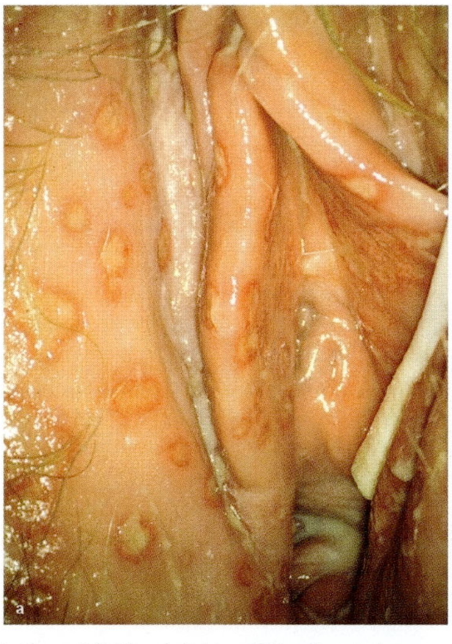

Abb. 24.1 Herpesinfektion (mit freundlicher Genehmigung von Prof. Dr. med. E. Petersen, Freiburg) [M441]

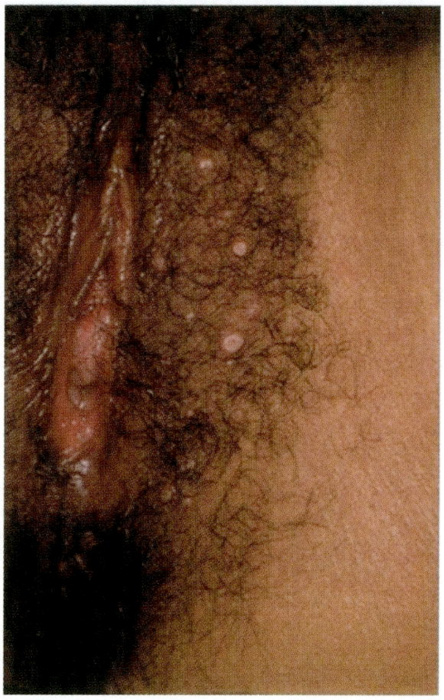

Abb. 24.2 Mollusca contagiosum [G247]

MERKE

In der Regel kann die Diagnose Condylomata acuminata anhand des klinischen Bildes gestellt werden. Im Zweifelsfall sollte großzügig eine Biopsie erfolgen.

2. Condylomata acuminata: Ätiologie

Condylomata acuminata oder Feigwarzen werden durch eine Infektion mit **Humanen Papillomaviren** verursacht. Man unterscheidet zwischen High- und Low-grade-Virustypen. Die Kondylome werden durch **Low-grade-Typen** verursacht, in 90 % der Fälle durch **HPV 6 oder 11**. Die High-grade-Typen sind für die Entstehung von Neoplasien an der Zervix verantwortlich.

Meist werden die Viren durch **Sexualkontakte** übertragen. In seltenen Fällen kann eine Infektion aber auch auf anderem Weg, z. B. durch eine Intimrasur, passieren. Durch die Mikroverletzungen können Viren in den Genitalbereich eindringen.

Kondylome gehören zu den **häufigsten sexuell übertragbaren Erkrankungen.** Jährlich werden europaweit bis zu 800.000 Menschen neu diagnostiziert.

MERKE

Condylomata acuminata werden durch HP-Viren verursacht. In 90 % der Fälle handelt sich um die Virustypen 6 und 11 (low-grade). Die Infektion wird in der Regel durch Sexualkontakt übertragen.

3. Weitere Anamnese

Interessant ist zum einen die Sexualanamnese Ihrer Patientin, also, ob es kürzlich einen **Partnerwechsel** gegeben haben könnte. Frau J. berichtet, dass sie seit 3 Monaten tatsächlich einen neuen Partner habe. Dieser sei aber immer beschwerdefrei gewesen. Auf die Frage nach der **Verhütungsmethode** sagt die junge Frau nur, dass „sie ja die Pille nehme". Dass trotzdem Geschlechtskrankheiten übertragen werden könnten, wisse sie zwar, aber darüber habe sie sich bislang keine großen Sorgen gemacht. Ihr Freund und sie seien ja gesund.

Zum anderen interessiert Sie, ob die Patientin in ihrer Jugend **gegen HPV geimpft** wurde. Verschiedene Impfstoffe wurden 2006 erstmals vorgestellt. Die Impfempfehlung der STIKO besteht seit 2007. Der eine Impfstoff schützte initial vor vier Virusstämmen, darunter auch die Low-risk-Typen 6 und 11. Der andere schützt nur vor den High-risk-Typen 16 und 18. Die erstgenannte Impfung wurde mittlerweile erweitert und schützt nun vor neun verschiedenen Virusstämmen. Frau J. wurde mit 14 geimpft, allerdings nur mit dem Zweifachimpfstoff, sodass sie keinen Schutz vor den Low-risk-HPV-Typen hat.

MERKE

Seit 2007 gibt es eine Impfempfehlung der STIKO, die mittlerweile noch erweitert wurde. Mädchen und Jungen zwischen 9 und 14 Jahren sollten gegen HPV geimpft werden. Es ist davon auszugehen, dass sowohl die Prävalenz der Genitalwarzen als auch des Zervixkarzinoms durch die Impfung deutlich zurückgehen wird.

4. Condylomata acuminata: Therapieplan

Ziel der Therapie ist es, die Warzen so schnell wie möglich zu eliminieren.

Bei weniger ausgeprägten Befunden ist eine **Lokaltherapie** möglich, die von den Patientinnen selbst angewendet werden kann. Infrage kommen verschiedene Präparate:

- **Imiquimod** (5-prozentige Creme): Hierbei handelt es sich um ein **Virostatikum,** das immunmodulatorisch wirkt.
  Anwendung: 3×/Woche vor dem Schlafengehen auftragen **bis zur Abheilung** (**maximale** Therapiedauer: **16 Wochen**). Erfolgsrate: 50–80 %. Rezidivrate: 15 %. **Cave:** Starke Entzündungsreaktionen sind möglich!
- **Podophyllotoxin** (0,15-prozentige Creme): **Zytostatikum.**
  Anwendung: 1×/Woche, insgesamt **3- bis 4-mal.** Erfolgsrate: 60–90 %. Rezidivrate: 7–38 %. **Cave: nur äußerliche** Anwendung, nicht intravaginal oder an der Portio, da hier eine zu hohe Resorption und die Gefahr für schwere Komplikationen besteht!
- **Extrakte aus grünem Tee** (Sinecatechine als 10-prozentige Salbe)

Bei schweren oder rezidivierenden Krankheitsbildern kann eine destruktive Therapie eingeleitet werden:

- **Schlingenabtragung**
- **Kryotherapie**
- **Abtragung mittels CO_2-Laser:** Erfolgsrate: bis zu 90 %, Rezidivrate: 15–50 %

Für Frau J. kommt bei der aktuell nur recht mild ausgeprägten Erkrankungssituation zunächst die lokale, immunmodulatorische Therapie infrage. Je nach weiterem Verlauf müssen ggf. weitere Maßnahmen ergriffen werden.

5. Woran Sie noch denken müssen …

Die HPV-Infektion ist eine sexuell übertragbare Erkrankung! Das bedeutet, dass Sie Frau J. nahebringen müssen, dass sich auch ihr neuer Partner untersuchen und behandeln lässt. Ansonsten kann es zu einem Pingpong-Effekt kommen, bei dem sich die Partner immer wieder gegenseitig anstecken.

Auch wenn die Patientin gegen HPV 16 und 18 geimpft wurde, sollte sie engmaschigere Zervixkontrollen erhalten, da das Risiko einer Infektion mit weiteren Virustypen hoch ist und damit auch das Risiko für die Entstehung einer Neoplasie der Zervix.

Die Rezidivraten sind insgesamt recht hoch. Sie sollten die Patientin darüber informieren, dass sie sich frühzeitig vorstellen sollte, wenn sie erneut Läsionen bemerkt, um ein Rezidiv möglichst zeitnah zu behandeln.

MERKE

Die Mitbehandlung des Partners ist essenziell, um einen langfristigen Therapieerfolg zu erzielen!

ZUSAMMENFASSUNG

Genitalwarzen (Condylomata acuminata) sind eine der häufigsten sexuell übertragbaren Erkrankungen. Verursacht werden sie durch Humane Papillomaviren vom Low-risk-Typ (vor allem 6 und 11). Eine Impfung im Kindesalter (zwischen 9 und 14 Jahren) kann vor einer Infektion mit diesen Virustypen und der Entstehung solcher Warzen schützen. Im Erkrankungsfall gibt es verschiedene Therapieoptionen. Bei mild ausgeprägter Erkrankung kann eine Lokaltherapie (immunmodulatorisch oder zytotoxisch) ausreichend sein. Bei ausgeprägtem Befall oder Rezidiven können auch lokal-destruktive Verfahren, wie Kryotherapie oder CO_2-Laser, Anwendung finden. Entscheidend sind die Mitbehandlung des Partners und die engmaschige Zervixkarzinomvorsorge.

WAS WÄRE, WENN ...

- … die Patientin in der 32. Woche schwanger wäre und zum ersten Mal Genitalwarzen feststellen würde?
  – Grundsätzlich können Kondylome auch in der Schwangerschaft mittels Laser abgetragen werden. Die Lasertherapie sollte in der 35.–36. Schwangerschaftswoche durchgeführt werden. Äußerliche Herde können unter der Geburt auch abgeklebt werden. Bei ausgeprägtem vaginalen Befall muss ggf. eine primäre Sectio in Erwägung gezogen werden, um die Infektion des Kindes mit HPV zu vermeiden.

25

Mein Kind kommt – ganz ohne Hilfe

Manuela Tavares de Sousa

Anamnese

Sie haben heute Kreißsaaldienst. Zu Ihnen kommt die 26-jährige Frau N., deren Wehen nun seit etwa 3 h regelmäßig alle 5 min kommen. Sie erwartet ihr erstes Kind. Bisher war die Schwangerschaft komplikationslos und der errechnete Termin wäre in drei Tagen. Ein Blick in den Mutterpass zeigt keine Besonderheiten.

Untersuchungsbefund

Körperliche Untersuchung: Palpation des Bauches: Fundus uteri steht zwei Querfinger unterhalb des Rippenbogens, der Rücken des Kindes liegt links (I. Stellung).

Vaginale Untersuchung: Portio aufgebraucht, zentriert, weich. Muttermund 3 cm eröffnet. Die Fruchtblase ist prall und der Kopf des Kindes steht fest im Beckeneingang.

Abdominelle Sonografie: Schädellage, geschätztes Gewicht: 3.400 g.

CTG: regelrecht mit normaler Herztonkurve und regelmäßigen Wehen alle 5 min.

1. **Was besprechen Sie mit Frau N.? Sind aktuell Maßnahmen erforderlich?**
2. **Welche Geburtsphasen kennen Sie? In welcher Geburtsphase befindet sich Frau N.? Was erläutern Sie der Patientin?**
3. **Frau N. ist 3 h später bei 8 cm. Sie fragt nach Schmerzmitteln. Welche Möglichkeiten bieten sich?**
4. **Der Muttermund ist nun vollständig und der Kopf steht auf I + 3. Was bedeutet das? Beschreiben Sie die Höhenstände nach De Lee.**
5. **Kurz vor Ende Ihres Dienstes steht die Geburt an. Beschreiben Sie die Rotation des Kopfes im maternalen Becken. Wie wird ein Dammschutz durchgeführt?**
6. **Das Kind ist geboren. Was tun Sie nun? Nennen Sie Lösungszeichen der Plazenta.**

1. Aufnahme zur Geburt

Die Geburt ist ein physiologischer Prozess, der in den meisten Fällen **keine medizinischen Maßnahmen** erfordert – viele Geburten werden bei Frauen ohne Risiko für sich oder ihr Kind stattfinden. Dennoch ist die Geburt eine kritische Phase im Leben einer Frau und eines Kindes, die mit einer hohen Morbidität und Mortalität einhergehen kann. Einige Kliniken empfehlen daher bei Aufnahme zur Geburt die Anlage eines Zugangs.

Sie informieren Frau N., dass alles physiologisch verläuft, und fragen, wonach ihr ist. Sie bieten ihr an, nochmal nach Hause zu gehen oder sich alternativ im Vorwehenzimmer auszuruhen oder in die Badewanne zu gehen. Frau N. nimmt das Angebot der Aufnahme gerne an. Sie kann sich in keinem Falle vorstellen, jetzt nach Hause zu gehen.

MERKE

Zu Beginn der Geburt kann Ausruhen in einer komfortablen Position den Geburtsverlauf positiv beeinflussen. Das vermehrte Treppenlaufen hat keine Evidenz für eine schnellere Geburt.

2. Geburtsphasen

Der Geburtsverlauf wird in drei Phasen unterteilt.

Die **Eröffnungsperiode (EP)** beginnt mit muttermundswirksamen Wehen. Nach Reifung der Portio kommt es zu einer Eröffnung des Muttermundes bis 10 cm Weite. Man kann sich dies wie das Anziehen eines Rollkragenpullovers vorstellen. Zunächst wird der Rollkragen ausgestülpt, bevor der Kopf durch das sich dehnende Kragenloch geschoben werden kann. Die EP wird in eine Latenzphase bis 6 cm und in eine aktive Phase bis 10 cm unterschieden. Während die Latenzphase bei Nulliparae bis zu 20 h dauern kann, so zeigt sich in der aktiven Phase eine Muttermundseröffnung von ca. 1 cm/h.

Es schließt sich die **Austreibungsperiode (AP)** an. Diese beschreibt die Zeitspanne nach vollständiger Eröffnung des Muttermundes bis zur Geburt des Kindes. Zunächst wird der Fetus durch den Geburtskanal getrieben, bis mit Einsetzen der Bauchpresse die Presswehen zur Geburt führen. Die AP kann bei Erstgebärenden 2 h ohne und 3 h mit Periduralanästhesie (PDA) und bei Mehrgebärenden 1 h mit und 2 h ohne PDA dauern. Unter engmaschiger Überwachung kann bei Wohlbefinden von Mutter und Kind jeweils eine weitere Stunde bis zu einer Intervention gewartet werden.

Die **Nachgeburtsphase** beginnt nach Abnabeln des Kindes und endet mit Geburt der Plazenta. Das Hauptrisiko sind verstärkte Blutungen, sodass diese Phase auf 30 min begrenzt ist.

Frau N. befindet sich in der Eröffnungsperiode. Informieren Sie Frau N., dass diese Phase unterschiedlich lange dauern kann und es keine etablierten Grenzen gibt. Jede Frau entbindet in unterschiedlicher Zeit und jede Geburt ist einzigartig. Sprechen Sie ihr Mut zu und unterstützen Sie sie in ihren Wünschen. Betonen Sie, wie gut es ist, dass sie jemanden zur Unterstützung dabeihat, und dass sie sich auf Sie und die Hebamme verlassen kann.

MERKE

Im März 2014 verabschiedeten das American College of Obstetricians and Gynecologists und die Society for Maternal-Fetal Medicine eine bahnbrechende Leitlinie. Die Dauer der Geburtsphasen wurde angepasst und ein längeres Abwarten erlaubt. Die in den 1950ern von Friedmann vorgeschlagenen zeitlichen Begrenzungen wurden verlassen. Dadurch kann die Rate an Sectiones ohne erhöhtes Risiko für Mutter und Kind reduziert werden.

3. Schmerzmittel unter der Geburt

Die Betreuung unter der Geburt und die Art und Intensität der Interaktion mit der Gebärenden beeinflussen sowohl den Wunsch nach als auch die Wahl des Schmerzmittels. Einige Evidenz deutet darauf hin, dass **Massagetechniken,** die **Position** der Gebärenden, ein warmes **Bad** und eine fürsorgliche, entspannende **Umgebung** schmerzlindernd sind und den Geburtsverlauf positiv beeinflussen. Die **psychische Unterstützung** der Schwangeren sollte durch medizinisches Fachpersonal gegeben sein und kann durch eine begleitende Person weiter ausgebaut werden.

Auf schulmedizinischer Seite stehen verschiedene Medikamente zur Verfügung. Sie unterscheiden sich nicht nur durch ihre schmerzlindernde Wirkung, sondern auch durch ihr Nebenwirkungsprofil.

- **Krampflösende Medikamente** werden häufig am Anfang der Eröffnungsperiode eingesetzt und haben keine fetalen Nebenwirkungen.
- **Opiate** sind analgetisch sehr wirkungsvoll, können jedoch zur Atemdepression des Kindes führen. Sie sollten nicht in der AP eingesetzt werden.

- **Regionale Anästhesieverfahren** (Periduralanästhesie) sind bei sehr starken Schmerzen indiziert. Pudendusblockaden werden nicht mehr durchgeführt.

Es gibt eine breite Palette an **komplementärmedizinischen Methoden,** die von Akupunktur bis Homöopathie reichen.

Bei der Wahl eines Schmerzmittels kann jede Gebärende nach ausführlicher Aufklärung für sich entscheiden, ob und welches sie in Anspruch nehmen möchte.

4. Höhenstand nach De Lee

Unter der Geburt wird das Tiefertreten des Kopfes zur Bestimmung des Geburtsverlaufs beschrieben.

Der Höhenstand wird durch eine vaginale Untersuchung ermittelt. Der tastende Finger ist dabei genau in der (bogenförmig verlaufenden) Führungslinie. Der Bezugspunkt am Kopf ist der tiefste, knöcherne Punkt und wird als Leitstelle bezeichnet. Bei einer Geburtsgeschwulst muss dieses in Zentimeter abgezogen werden.

Es hat sich etabliert, den **Höhenstand nach De Lee** anzugeben (➤ Abb. 25.1). Der Bezugspunkt im kleinen Becken der Mutter ist die Interspinalebene (I). Dabei wird eine gedachte Verbindungslinie zwischen den beiden Spinae ischiadicae gezogen und als Nullpunkt (I + 0) bezeichnet. Die Leitstelle wird dazu in cm vor (–) oder nach (+) der Interspinalebene angegeben. Wenn der größte Kopfdurchmesser die Interspinalebene überschritten hat, ist von einer vaginalen Entbindung auszugehen. Damit ist bei I + 2 zu rechnen.

5. Rotationen im Becken und Dammschutz

Zu Beginn einer Geburt steht der Kopf mit der Pfeilnaht quer im Beckeneingang. Um durch die runde Beckenmitte zu gelangen, wird der Kopf auf die Brust flektiert und kommt dadurch in den kleinsten, runden Durchmesser. Zur Geburt aus dem längsovalen Beckenausgang erfolgt eine (1.) Rotation und Deflexion des Kopfes. Nach der Kopfgeburt rotiert der Rücken nach vorne (2. Rotation), sodass die Schultern quer in dem queren Beckeneingang stehen. Auch diese müssen sich dann erneut rotieren (3. Rotation), um längs geboren zu werden. Das Gleiche passiert mit dem Hüftumfang (4. Rotation).

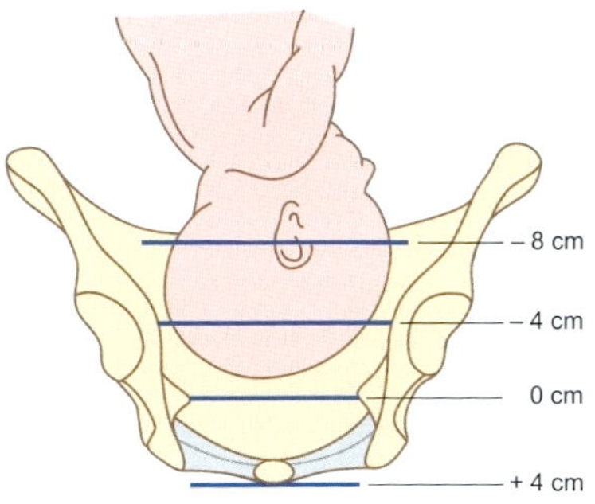

Abb. 25.1 Höhenstand nach De Lee [L234]

Die Geburt findet am häufigsten aus vorderer Hinterhauptseinstellung statt (➤ Abb. 25.2). Dabei wird der Kopf mit dem Hinterhaupt (als kleinstem Kopfumfang) über den Damm geboren. Die Hebamme hält mit einer Hand den Damm und mit der anderen Hand das Köpfchen (➤ Abb. 25.3). Sie gewährleistet damit ein **kontrolliertes Tiefertreten** und reduziert einen zu raschen Durchtritt. Die Gebärende wird angeleitet, nach eigenem Gefühl mitzuschieben.

Während man früher davon ausging, dass höhergradige Dammverletzungen durch einen Dammschnitt vermieden werden können, so geht man aktuell davon aus, dass dadurch die Wahrscheinlichkeit eher erhöht wird. Eine routinemäßige Episiotomie ist daher nicht indiziert. **Spontane Dammrisse** verursachen weniger Schmerzen und heilen besser.

MERKE

Fördern Sie bei einem physiologischen Geburtsverlauf die Entbindungsposition, die die Gebärende einnehmen möchte. Drängen Sie sie in keine Position und bestärken Sie eine aufrechte Position. Sollte es zum Beispiel für die Ableitung der kindlichen Herztöne notwendig sein, so erklären Sie den Grund für einen Positionswechsel.

6. Nachgeburtsperiode und Zeichen der Plazentalösung

Das Neugeborene sollte bei Wohlbefinden unmittelbar für mindestens 1 h im **Haut-zu-Haut-Kontakt** sein. Das erste **Stillen** sollte in dieser Zeit gefördert und unterstützt werden. Aktuell wird ein spätes **Abnabeln** (nach 1–3 min) empfohlen.

Nach Abnabeln des Kindes ist die prophylaktische Gabe von **Oxytocin** zur Prävention einer postpartalen Blutung bei allen Geburten indiziert. Zwischen 3–10 IE Oxytocin werden als Kurzinfusion appliziert.

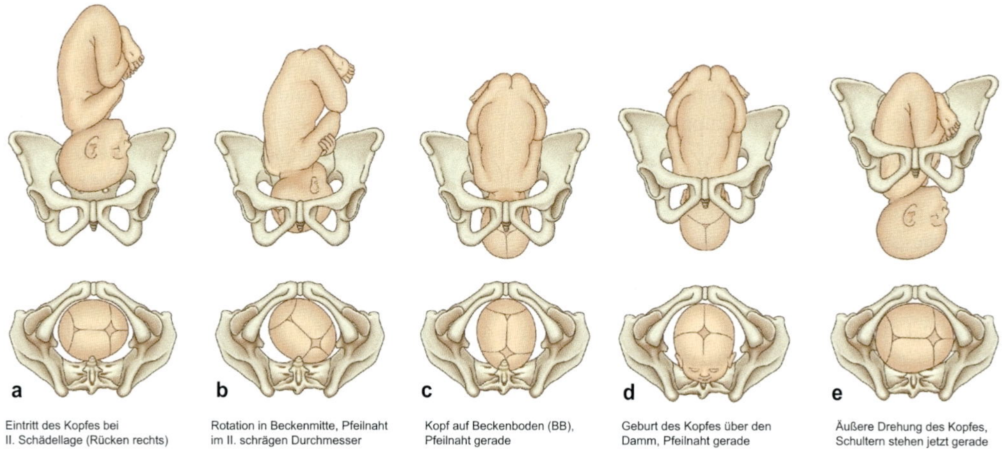

Abb. 25.2 Ablauf der regelhaften Geburt aus dorsoanteriorer Hinterhauptslage [L234]

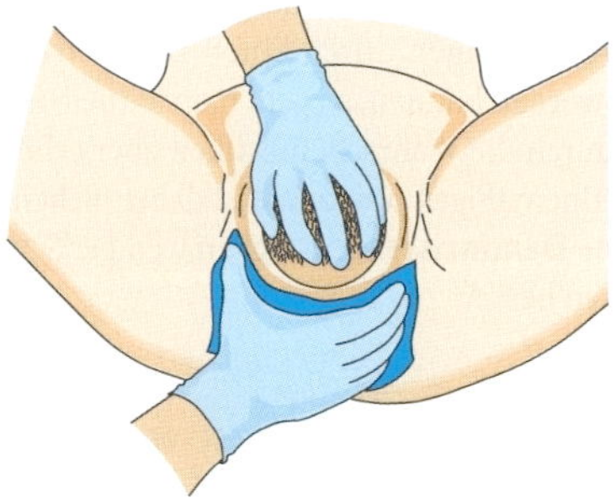

Abb. 25.3 Dammschutz [L157]

Die **Plazentalösungszeichen** geben Rückschlüsse darauf, ob die Plazenta gelöst ist. Ist die Plazenta im Corpus uteri gelöst, so steigt der Fundus uteri nach rechts **(Schröder)**. Bei gelöster Plazenta im unteren Uterinsegment stellt sich ein Vorrücken der Nabelklemme **(Ahlfeld)** dar. Bei gelöster Plazenta in der Vagina gibt die Gebärende erneut starken Druck auf den Darm an **(Afterbürde)**. Wenn eines dieser Zeichen vorliegt, kann man mit einer Hand hinter der Symphyse Druck ausüben. Wenn die Plazenta gelöst ist, kommt es zu keinem Zurückziehen der Nabelschnur mehr **(Küstner).** Durch vorsichtiges Klopfen auf den Uterus übertragen sich diese Schwingungen auf die Nabelschnur nur, wenn die Plazenta noch nicht gelöst ist **(Straßmann).** Wenn man annimmt, dass die Plazenta gelöst ist, so fordert man die Gebärende dazu auf, mit dosiertem Schieben diese zu gebären.

MERKE

Erst nach vollständiger Geburt der Plazenta ist die Geburt beendet und es wird gratuliert. Es hat sich etabliert, dass die Hebamme immer die erste Person ist, die die Glückwünsche ausspricht.

ZUSAMMENFASSUNG

Eine **Geburt** ist ein natürlicher Vorgang, der im Normalfall keine medizinischen Maßnahmen erfordert. Eine Frau kann ein Kind gebären und ein Kind kann geboren werden. Zurückhaltung ist gefordert. Nichts tun und da sein.

Viele Fachgesellschaften und die Weltgesundheitsorganisation setzen sich dafür ein, um Frauen eine solche natürliche Geburt zu ermöglichen und Interventionen zu vermeiden. Mit ihren Empfehlung wollen sie evidenzbasiert Frauen bezüglich ihrer Wünsche zu ihrer Geburt bekräftigen. Auch Sie als Studierende können dies tun, indem Sie respektvoll handeln und immer erklären, was Sie tun und warum es notwendig ist. Nicht nur bei einer Geburt.

WAS WÄRE, WENN ...

- … die Patientin im Geburtshaus oder zu Hause entbinden möchte? Wie beraten Sie?
  – Die sog. außerklinische Geburtshilfe wird durch erfahrene Hebammen durchgeführt. Eine sorgfältige Anamnese schließt besondere Risiken, die einen klinischen Aufenthalt erfordern, aus. Als Ärztin unterstützen Sie die Wünsche der Patientin, sollten keine Kontraindikationen vorliegen.

26

Mein Kind kommt – zu spät

Manuela Tavares de Sousa

Anamnese

Sie haben am Wochenende Dienst im Kreißsaal und sind gerade zur Visite auf der Wochenbettstation. Sie erhalten einen Anruf von der zuständigen Hebamme, die Ihnen eine Patientin übergeben möchte. Frau H. stellt sich 3 Tage nach dem errechneten Termin in der Klinik vor. Das CTG sei bereits geschrieben und unauffällig.

Untersuchungsbefund

CTG: Baseline 145 bpm, unauffällige Oszillation, Akzelerationen vorhanden, keine Wehentätigkeit. Figo N.
Urin-Stix: keine Proteinurie.
Blutdruck/Puls: 130/75 mmHg, 80 bpm.

1. Um welche Situation handelt es sich und was tun Sie als Nächstes?

2. Welche Risiken gibt es in dieser Situation?

3. Frau H. macht sich Sorgen, weil sie noch immer schwanger ist. Was empfehlen Sie der Patientin?

4. Wie wird eine Geburtseinleitung durchgeführt? Welche Nebenwirkungen kennen Sie?

5. Was ist eine Off-Label-Anwendung? Welche Besonderheiten hat das Medikament Misoprostol *Cytotec*®?

6. Welche weiteren Indikationen zur Einleitung der Geburt kennen Sie?

1. Definition und ambulantes Vorgehen bei Terminüberschreitung

Die normale Schwangerschaft wird nach dem ersten Tag der letzten Regel berechnet und dauert 280 Tage (entspricht 40+0 SSW). Die frühe Bestimmung und Anpassung des Gestationsalters anhand der **Berechnung der Scheitel-Steiß-Länge (SSL)** erreicht eine genauere Terminbestimmung und wird flächendeckend in Deutschland durchgeführt. Wird der errechnete Termin (ET) überschritten, so spricht man zunächst von einer **Terminüberschreitung** und ab 14 Tagen nach ET von einer **Übertragung.**

Bei Frau H. handelt es sich um eine Schwangerschaft 3 Tage nach dem ET und damit um eine **Terminüberschreitung.** Ein exspektatives Vorgehen nach dem ET ist nur für risikoarme Schwangerschaften ohne spezifische Schwangerschaftsrisiken zulässig.

Es handelt sich um keine Notfallsituation, daher beenden Sie zunächst Ihr Gespräch auf der Wochenbettstation, bevor Sie – immer die wartende Patientin im Blick habend – zum Kreißsaal gehen, um die ambulante Untersuchung durchzuführen. Sie bitten Frau H. in Ihr Untersuchungszimmer und wollen nun feststellen, ob keine weiteren Risiken vorliegen. Daher schließen Sie der CTG-, Blutdruck- und Urinstatus-Untersuchung noch eine Biometrie und Kontrolle des tiefsten vertikalen Fruchtwasserdepots an. Der Fetus befindet sich in I. Schädellage mit einem Schätzgewicht um 3.450 g und einem FW-Depot von 3,8 cm.

2. Risikofaktoren

Bei einer Überschreitung des Entbindungstermins spielt die Plazentafunktion eine wichtige Rolle.

Bei zunehmendem Schwangerschaftsalter finden sich vermehrte Verkalkungen und Infarktareale der Plazenta. Es kann zu einer **Plazentainsuffizienz** kommen, die mit einer erhöhten perinatalen Morbidität assoziiert ist. Häufiger zeigt sich ein Oligohydramnion und dadurch bedingt treten mehr Nabelschnurkompressionen und Hypoxien wie auch Mekoniumaspiratonssyndrome auf. Das Risiko eines intrauterinen Fruchttodes steigt kontinuierlich von 38+0 SSW (1,8/1.000) bis 41+0 SSW (3,8/1.000) und danach sprunghaft auf 5,4/1.000 ab 42+0 SSW.

Andererseits finden sich bei unbeeinträchtigter Plazentafunktion mehr Neugeborene mit einem **Geburtsgewicht über 4.000 g.** Dieses birgt für Mutter und Kind geburtshilfliche Risiken wie protrahierte Verläufe mit operativen Entbindungen, höheren Dammverletzungen und erschwerten Kindesentwicklungen mit Schulterdystokie.

MERKE

Nur etwa 4 % der Schwangeren entbinden am berechneten Entbindungstermin.

3. Empfehlungen

Bei Frau H. handelt es sich um eine risikoarme Terminüberschreitung. Sie erklären der Patientin ausführlich, dass die Fruchtwassermenge in der Norm ist, der Fetus ein unauffälliges Schätzgewicht hat und mütterliche Risikofaktoren wie erhöhter Blutdruck und auffälliger Urinstatus nicht vorliegen. Sie erklären der Patientin, dass sie nicht allein ist. Viele Frauen überschreiten den ET und die meisten kommen selbst in den nächsten Tagen unter die Geburt. Erst ab 42+0 SSW nehmen die neonatalen Risiken deutlich zu – dies wäre bei Frau H. erst in 11 Tagen. Sie nehmen sich viel Zeit für die Aufklärung und betonen, dass aktuell kein Grund zur Sorge besteht.

Frau H. ist nun etwas beruhigt. Sie fragt, wie es nun weitergeht. In 3 Tagen wird die nächste Kontrolle mit CTG und Messung des tiefsten vertikalen Fruchtwasserdepots stattfinden. Sollten sich keine neuen Erkenntnisse ergeben, wird 7 Tage nach dem Entbindungstermin erstmalig eine Geburtseinleitung angeboten.

Jetzt erschrickt Frau H. erneut. Eine Einleitung der Geburt wollte sie in jedem Falle umgehen. Sie fragt, ob dies die einzige Möglichkeit sei. Sie beruhigen die Patientin erneut. Ein weiteres Zuwarten ist auch darüber hinaus mit zweitägigen Verlaufskontrollen möglich. Allerdings wäre 10 Tage nach dem Entbindungstermin eine Einleitung zu empfehlen. Sie betonen erneut, dass auch der spontane Wehenbeginn wahrscheinlich ist. Sie entlassen Frau H. mit einem zwinkernden Auge: „Ich habe morgen Nachtdienst, kommen Sie dann doch gerne mit Wehen wieder. Ich würde mich sehr freuen." Sie beide lachen.

MERKE

Aufgrund der maternalen und neonatalen Risiken einer Terminüberschreitung ist ein risikoadaptiertes und individuelles Vorgehen zu empfehlen. Die werdenden Eltern werden in diese Entscheidungsfindung miteinbezogen. Eine Einleitung der Geburt wird 7 Tage nach Entbindungstermin angeboten, 10 Tage danach empfohlen und 14 Tage danach indiziert.

4. Methoden der Einleitung einer Geburt

Bei jeder Geburtseinleitung besteht das Risiko einer uterinen Überstimulation. Daher ist die Indikation zur Einleitung immer kritisch zu überprüfen und nicht leichtfertig zu stellen. Eine anhaltende Wehentätigkeit kann zu einer Uterusruptur und intrauterinen Asphyxie führen. Bei jeder Einleitung sollten eine intensive Überwachung von Mutter und Kind und die Möglichkeit einer zügigen Sectio gegeben sein – ein stationärer Aufenthalt ist daher gefordert.

Auch wenn die Einleitung einer Geburt bereits Jahrzehnte praktiziert wird, so ändern sich medikamentöse Zulassungen und Anwendungsbereiche regelmäßig. Kaum etwas wird in der Geburtshilfe so stark diskutiert wie die Einleitung einer Geburt. Es werden daher nur übersichtshalber einzelne Methoden aufgeführt – diese können bereits bei Erscheinen des Buches keine Gültigkeit mehr aufweisen. Der Wirkmechanismus der Methoden ist meist eine Erhöhung von Prostaglandinen direkt oder indirekt, die zu einer Reifung der Zervix führen. Anhand des **Bishop-Score (ABB)** werden die Reife des Muttermundes und die Art der Einleitung festgelegt (➤ Tab. 26.1).

Mechanische Methoden zur Einleitung einer Geburt

- **Eipollösung:** Durch eine vaginale Untersuchung wird die Fruchtblase im Bereich des unteren Uterinsegments von der Uteruswand gelöst.
- **Ballonkatheter:** Ein Katheter wird durch den Muttermund gelegt, mit Kochsalz befüllt. Meist handelt es sich um einen Doppelballon, es werden jeweils zwei kleine Ballons vor und hinter der Portio gefüllt. Diese verbleiben bis zu 24 h.
- **Quellstifte:** Osmotische Dilatatoren werden zervikal eingeführt, die Flüssigkeit absorbieren und lokal quellen. Sie werden bis zu 12 h belassen.
- **Amniotomie:** Mit einem Fingerling mit kleinem Häkchen daran wird eine vaginale Untersuchung durchgeführt und die Fruchtblase eröffnet.

Medikamentöse Methoden zur Einleitung einer Geburt

- **Wehencocktail:** Eine Mischung aus Rizinusöl mit Saft und Mandelmus, manchmal auch Eisenkraut, wird getrunken. Dies wirkt abführend und wehenfördernd. Es ist kein Alkohol enthalten.
- **Prostaglandinderivate:** Einzelne Derivate des Prostaglandins werden als Tablette, Zäpfchen oder Gel oral oder vaginal bei unreifem MM-Befund (niedriger Bishop-Score) appliziert. Unterschiedliche Zulassungen ändern sich oft und eine fachärztliche Aufklärung über die Anwendung wird empfohlen.
- **Oxytocin:** Der sog. Wehentropf wird als Infusion angewandt und führt nicht zu einer Reifung der Zervix, sondern einer uterinen Kontraktion. Daher ist diese Methode reifen MM-Befunden (hoher Bishop-Score) vorbehalten.

5. Off-Label-Use in der Geburtshilfe: Anwendung von Misoprostol

Für jedes Medikament kann eine Zulassung beantragt werden, bei der genau festgelegt ist, bei welchen Beschwerden, Erkrankungen und Patientinnengruppen es eingesetzt werden darf. Ein Zulassungsverfahren ist

Tab. 26.1 Bishop Score [F875-003]

Befunde	0 Punkte	1 Punkt	2 Punkte	3 Punkte
Portiostand	Sakral	Mediosakral	Zentriert, in der Führungslinie	
Portiolänge	2 cm	1 cm	0,5 cm	Verstrichen
Portiokonsistenz	Derb	Mittel	Weich	
Muttermundsweite	Geschlossen	1 cm	2 cm	3 cm
Leitstelle des VT	2 cm über der Interspinalebene	1 cm über der Interspinalebene	1–2 cm unter der Interspinalebene	

mit einem hohen personellen und finanziellen Aufwand verbunden und ist in der Geburtshilfe oft nicht rentabel. Dem Arzt ist es erlaubt, ein Medikament auch außerhalb der eigentlichen Zulassung anzuwenden. In der Geburtshilfe werden daher wiederholt Medikamente eingesetzt, welche bei den zuständigen Behörden keine Zulassung für die Indikation und Patientinnengruppe haben. Dies nennt sich **Off-Label-Use.** Ausreichend wissenschaftliche Daten im entsprechenden Anwendungsgebiet liegen vor und der Nutzen ist belegt, allerdings ist der Wirkstoff eben dafür nicht zugelassen. Eine fehlende Zulassung bedeutet also **nicht,** dass ein Wirkstoff nicht geeignet oder zu nebenwirkungsreich ist.

Ein gutes Beispiel dafür ist der Wirkstoff Misoprostol, ein Prostaglandin-E1-Analogon. Es gibt mehr als 80 randomisiert-kontrollierte Studien zur oralen Anwendung, die den Nutzen zur Geburtseinleitung belegen und die Wirksamkeit und das Nebenwirkungsprofil im Vergleich zu anderen Methoden darlegen. In einer Dosierung von 200 µg ist es unter dem Namen *Cytotec®* für die Behandlung von Magenerkrankungen zugelassen, in Deutschland aber nicht für die Einleitung einer Geburt. In niedrigen Dosierung von 50 µg ist das Medikament (meist von den hauseigenen Apotheken zur Verfügung gestellt) seit Jahren in der Einleitung als Off-Label-Use angewandt worden. Im Februar 2020 kam es in Deutschland zu einer großen Debatte bezüglich Misoprostol. Es wurde behauptet, dass es auf Erfahrungen und lediglich Anwendungsbeobachtungen eingesetzt wird und sehr gefährlich ist. Die einseitige Berichterstattung führte zu einer enormen Verunsicherung der Schwangeren und resultierte in einer zügigen Stellungnahme der Fachgesellschaft. In diesem Zusammenhang stellte sich erneut heraus, dass eine ausführliche Aufklärung (vor allem in der Off-Label-Anwendung) ein Angelpunkt im ärztlichen Alltag ist.

Nehmen Sie sich dafür immer Zeit und seien Sie immer informiert über die Geschehnisse in Ihrem Umfeld.

6. Indikationen zur Geburtseinleitung

Es gibt maternale und fetale Risiken, die das geburtshilfliche Risiko erhöhen und daher zu einer Empfehlung der vorzeitigen Einleitung einer Geburt führen. Einige Beispiele werden im Folgenden aufgeführt, vielleicht können Sie die Liste auch noch weiter ergänzen:

- **Maternale Indikation:** Präeklampsie, Diabetes mellitus, vorzeitiger Blasensprung, Mehrlingsschwangerschaft, Terminüberschreitung
- **Fetale Indikation:** Makrosomie, intrauterine Wachstumsrestriktion, suspektes CTG, Oligohydramnion

ZUSAMMENFASSUNG

Die **Terminüberschreitung** betrifft viele Schwangere und ein abwartendes Verhalten ist in risikoarmer Konstellation mit einem gering erhöhten Risiko für Mutter und Kind gerechtfertigt. Nach sieben Tagen sollte eine Einleitung der Geburt angeboten und nach zehn empfohlen werden.

WAS WÄRE, WENN ...?

- … die Patientin einen Kaiserschnitt in der Vorgeschichte hätte? Was würden Sie empfehlen?
  - Nach einer Uterusoperation (wie einem Kaiserschnitt in der Vorgeschichte) ist bei einer Einleitung unter Prostaglandinen mit einem etwa dreifach erhöhten Risiko für eine Uterusruptur im Vergleich zu spontanem Wehenbeginn zu rechnen. Sie ist daher mit diesen Medikamenten nicht erlaubt. Eine Einleitung mit anderen Methoden wäre daher sehr streng abzuwägen und die Indikation eines erneuten Kaiserschnitts wäre zu überdenken.

27

Mein Kind ist zu klein

Manuela Tavares de Sousa

Anamnese

Frau O. stellt sich in der 36. SSW in der Klinik zur Beratung bei Beckenendlage bei Ihnen vor. Sie erwartet ihr erstes Kind, ist 34 Jahre und hat bisher einen unauffälligen Schwangerschaftsverlauf. Sie rufen die Patientin in Ihr Untersuchungszimmer.

Untersuchungsbefund

Körperliche Untersuchung: Fundus zwei Querfinger unterhalb des Rippenbogens.

1. **Wie hoch sollte der Fundus stehen? Wie unterscheidet sich eine Small-for-gestational-age (SGA)-Situation von einer Wachstumsrestriktion (IUGR)?**
2. **Es findet sich keine Unstimmigkeit bezüglich des errechneten Termins. Bei der Fetometrie zeigt sich eine Schädellage mit fetalem Wachstum an der 4. Perzentile, der Bauch- ist kleiner als der Kopfumfang. Die Fruchtwassermenge liegt bei 1,8 cm. Welche weiteren Untersuchungen sind jetzt wichtig?**
3. **Was wissen Sie über die Inzidenz und Ätiologie einer IUGR-Situation und welche Risikofaktoren kennen Sie?**
4. **Welche weiteren Untersuchungen führen Sie durch, um die möglichen Ätiologien auszuschließen?**
5. **Frau O. fragt nach den möglichen Komplikationen. Wie können Sie beraten?**
6. **Die Situation ist stabil und der Fetus wächst an der 8. Perzentile. Wie ist das weitere Vorgehen bis zur Geburt? Wann und wie ist die Entbindung anzustreben?**

1. Fundusstand, Definition IUGR/SGA

Fundusstand

Der Fundusstand wird gemäß der Mutterschaftsrichtlinie bei jeder Untersuchung in der Schwangerschaft erhoben. Erst nach der 12. SSW lässt sich der Uterus oberhalb der Symphyse tasten. Bei der 24. SSW findet sich der Uterus am Nabel, bei der 36. SSW am Rippenbogen, bevor er sich die letzten vier Wochen senkt und am Termin etwa zwei Querfinger unterhalb des Rippenbogens zu tasten ist (➤ Abb. 27.1). Diese Angaben beziehen sich auf einen Einling mit regelrechter Fruchtwassermenge. Der Fundusstand ist ein ungenaues Messinstrument zur klinischen Evaluation des kindlichen Wachstums. Bei Frau O. ist der Fundus zwei Querfinger unterhalb des Rippenbogens zu klein und Sie vermuten daher ein „kleines Kind".

Small for gestational age (SGA)

Ein zu „kleines Kind" kann unterschiedliche Ursachen haben und wird wie folgt definiert:
Wenn das Schätzgewicht (SG) eines Fetus für sein Gestationsalter zu gering ist (definiert als SG < 10. Perzentile), bezeichnet man den Fetus als *small for gestational age* (SGA). Bis zu 70 % der Feten unterhalb der 10. Perzentile gehören zu den konstitutionell bedingten SGA-Feten. Die Diagnose SGA beschreibt ein SG am unteren Ende der Normalverteilung und muss keinen pathologischen Wert haben. Erst ab einem SG < 3. Perzentile ist mit einer erhöhten perinatalen Morbidität zu rechnen.

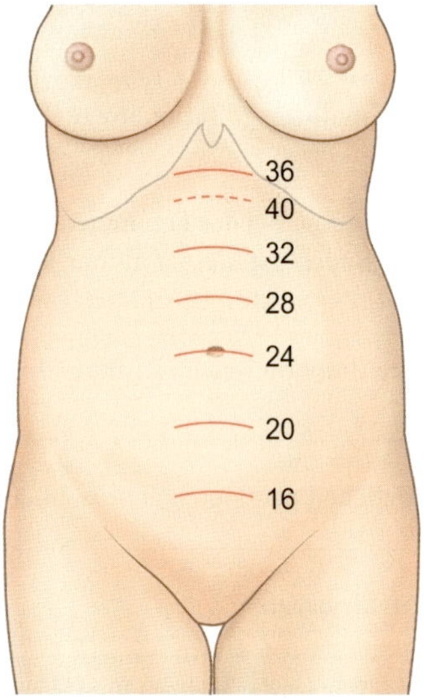

Abb. 27.1 Fundusstand [L234]

Intrauterine Wachstumsrestriktion (IUGR)

Eine intrauterine Wachstumsrestriktion (IUGR) liegt vor, wenn das Schätzgewicht < 10 Perzentile liegt und/oder das Wachstum nicht perzentilengerecht verläuft **und** ein pathologischer Doppler der A. umbilicalis **oder** der A. uterinae **oder** ein Oligohydramnion vorliegt. Der Fetus erreicht sein genetisch determiniertes Wachstumspotenzial aufgrund einer Pathologie nicht. Das Schätzgewicht kann auch oberhalb der 10. Perzentile liegen, aber im Verlauf von zum Beispiel der 70. Perzentile auf die 30. Perzentile fallen. Abhängig vom Gestationsalter unterscheiden sich eine frühe (< 34. SSW) von einer späten IUGR (> 34. SSW).

2. Weitere Diagnostik und Vorgehen

Bei Verdacht auf ein SGA/IUGR sollte im ersten Schritt das Gestationsalter anhand der **Scheitel-Steiß-Länge,** die im Mutterpass dokumentiert ist, überprüft werden. Um die Diagnose einer IUGR/SGA-Situation zu sichern, führen Sie eine Ultraschalluntersuchung durch. Eine **Fetometrie** beinhaltet die Messung des fetalen Kopfes (biparietaler Durchmesser, Kopfumfang), des fetalen Abdomens (transversaler/sagittaler Durchmesser, Abdomenumfang) und des fetalen Oberschenkelknochens. Anhand hinterlegter Formeln wird das fetale Schätzgewicht berechnet und in Relation zur SSW gesetzt. Die **Fruchtwassermenge** wird anhand des tiefsten vertikalen Depots erfasst. Eine exakte Bestimmung ist nicht möglich. Ein Wert < 2 cm wird als **Oligohydramnion** bezeichnet.
Zur weiteren Abklärung einer IUGR wird bei einem SG < 10. Perzentile eine **Dopplersonografie** durchgeführt. Es werden die maternalen Aa. uterinae sowie die fetalen A. umbilicalis, A. cerebri media und der Ductus venosus untersucht. Die Dopplersonografie kann die SGA von der IUGR unterscheiden, den fetalen Zustand beurteilen und auch Rückschlüsse auf die Ätiologie geben.
Bei dem Verdacht einer IUGR wird eine **Kardiotokografie (CTG)** durchgeführt, wenn auch eher akute hypoxische Zustände als chronische Verläufe gut beurteilt

werden können. Die Sensitivität eines konventionellen CTGs kann verbessert und die Falsch-positiv-Rate verringert werden, wenn in der Überwachung einer IUGR ein **Computer-CTG** eingesetzt wird.

MERKE
Vor der Diagnose einer intrauterinen Wachstumsrestriktion sollte immer anhand der Scheitelsteißlänge das Gestationsalter überprüft werden.

3. Inzidenz und Ätiologie

Die IUGR ist mit 5–10 % aller Schwangerschaften eine häufige Komplikation. Die Ätiologie ist vielfältig und kann in maternale, fetale und plazentare Ursachen eingeteilt werden. Eine ausführliche Anamnese ist daher essenziell, um ein erhöhtes Risiko für eine IUGR zu identifizieren und engmaschige Verlaufskontrollen zu terminieren.

Maternale Faktoren

- Alkohol-, Drogen- und Nikotinabusus
- Schwangerschaftsbedingte hypertensive Erkrankungen
- Maternales Alter > 40 Jahre
- Sehr hoher/niedriger BMI
- Niedriger sozioökonomischer Status
- Z. n. hypertensiver Erkrankung, Z. n. SGA/IUGR oder intrauterinen Fruchttod
- Präexistente Erkrankungen (chronische Atemwegserkrankung, Hypertonie, Nierenerkrankungen, Diabetes, systemischer Lupus erythematodes)

Fetale Faktoren

- Chromosomenstörung
- Intrauterine Infektionen (Zytomegalie, Toxoplasmose)
- Mehrlingsschwangerschaft

Plazentare Faktoren

- Plazentalösung
- Insertionsstörung der Nabelschnur
- Plazentatumore

4. Weitere Diagnostik

Strukturelle Auffälligkeiten, die auf eine genetische und/oder syndromale Erkrankung deuten könnten, werden durch eine **sonografische Feindiagnostik** im Weitesten ausgeschlossen. Während dieser Diagnostik beurteilen Sie auch die Plazentamorphologie und -lokalisation. Eine unauffällige Ultraschalluntersuchung schließt eine genetische Erkrankung allerdings nicht aus. Je früher eine IUGR auftritt und je schwerer sie ist, desto wahrscheinlicher ist eine genetische Erkrankung. Eine Karyotypisierung sollte dann in Erwägung gezogen werden, besonders wenn auch strukturelle Auffälligkeiten vorliegen.

Infektionen sind ein weiterer Grund für eine IUGR. Eine **infektiologische Abklärung** durch eine Blutentnahme auf Immunität zu Zytomegalivirus und Toxoplasmose wird immer, in Einzelfällen auch auf Malaria und Syphilis, durchgeführt.

Frau O. ist in der 36. SSW. Die sonografische Diagnostik ergab in der 20. SSW keinen Anhalt für eine strukturelle Auffälligkeit und auch jetzt erscheint der Fetus sonografisch unauffällig. Eine Karyotypsierung macht daher zu diesem späten Zeitpunkt eher weniger Sinn und wird auch von der Patientin nicht gewünscht.

5. Beratung und Komplikationen

Bei Vorliegen einer IUGR wird ein ausführliches Aufklärungs- und Beratungsgespräch geführt. Dieses erfolgt im Rahmen eines interdisziplinären Settings mit den Teams aus Pränatalmedizin, Geburtshilfe und Neonatalogie. Bei Vorliegen einer strukturellen Anomalie werden zusätzlich spezialisierte pädiatrische und humangenetische Fachärztinnen hinzugezogen.

Die möglichen Ursachen werden in verständlichen Worten genannt und die Kurz- und Langzeitfolgen für Mutter und Kind dargestellt. Die **neonatalen Komplikationen** hängen vom Zeitpunkt der Entbindung ab. Vor allem Frühgeborene zeigen eine erhöhte Morbidität und auch Mortalität. Sie haben ein erhöhtes Risiko für Hypoglykämien, Hyperbilirubinämie, Hirnblutungen, infantile Zerebralparese, nekrotisierende Enterokolitis, Sepsis, Atemnotsyndrom und bronchopulmonale Dysplasie. Auch hämatologische Veränderungen treten häufiger auf. Die Risiken einer Frühgeburtlichkeit bei Entbindung werden denen eines intrauterinen Fruchttodes bei weiterem Abwarten gegenübergestellt. Die Mutter hat ein erhöhtes Risiko für kardiovaskuläre Ereignisse.

Insbesondere bei den frühen Formen einer IUGR sind die Optionen Entbindung versus Abwarten ausführ-

lich darzulegen und mit den Eltern der weitere Ablauf gemeinsam festzulegen. Dies kann zu einer extremen Belastungssituation führen. Eine enge Zusammenarbeit mit den Psychologen ist besonders wichtig.
Bei Frau O. handelt es sich um eine späte IUGR. Die neonatalen Komplikationen sind gering.

MERKE
Das Gestationsalter bei Geburt ist ein unabhängiger Prädiktor der neonatalen Morbidität und Mortalität.

6. Management und Entbindung
Sie empfehlen bei Vorliegen von Risikofaktoren, diese bestmöglich zu reduzieren und beispielsweise auf Nikotin zu verzichten.
Das weitere Management beinhaltet **serielle, sonografische Kontrollen des fetalen Schätzgewichts (SG).** Die Ermittlung eines fetalen Schätzgewichts variiert +/−15 %. Ein großzügiges Intervall von mindestens zwei Wochen ist zwischen den einzelnen Untersuchungen zu wählen.
Das Zeitintervall zwischen den **Doppler-Kontrollen** wird an den Schweregrad der IUGR angepasst. Bei positivem enddiastolischen Fluss der **A. umbilicalis (AU)** mit einem Widerstandsindex < 95. Perzentile werden zweiwöchige Intervalle gewählt. Bei einem Nullfluss oder reversem diastolischen Blutfluss können in Abhängigkeit von der SSW tägliche und sogar 12-stündige Verlaufskontrollen indiziert sein. In jedem Falle wird eine stationäre Aufnahme empfohlen. Die Veränderungen in der AU geben Rückschlüsse auf die plazentare Versorgung des Fetus und perinatale Todesfälle können durch eine frühe Entbindung reduziert werden. Auch die Dopplersonografie der **A. cerebri media (ACM)** liefert Informationen zur fetalen Hämodynamik. Eine Hypoxie führt zur Erweiterung der zerebralen Arterien und Abnahme der Widerstandsindizes < 5. Perzentile (sog. *brain-sparing*). Die z(c)erebro-plazentare Ratio (CPR) aus den Widerständen der ACM und AU mit einem absoluten Wert < 1 ist ein Prädiktor für ein schlechtes perinatales Outcome. Bei der frühen IUGR wird der **Ductus venosus (DV)** untersucht. Veränderungen im venösen System treten zu einem späten Zeitpunkt auf und zeigen eine myokardiale Hypoxämie mit Erhöhung des Drucks im rechten Vorhof und sind ein spätes Zeichen einer fetalen Dekompensation.

Bei dem Vorliegen einer IUGR empfehlen Sie die Entbindung in einer Klinik mit neonatologischer Versorgung. Der Entbindungszeitpunkt hängt von den Befunden und der SSW ab. In der frühen IUGR wird vor allem abhängig vom Ductus venosus aufgrund der Frühgeburtlichkeit recht spät, in der späten IUGR wiederum abhängig von der CPR recht früh entbunden.
Frau O. hat einen stabilen Befund mit fetalem Wachstum an der 8. Perzentile. Eine Terminüberschreitung sollte vermieden werden. Eine vaginale Entbindung kann bei positivem Fluss der AU angestrebt werden. Eine Sectio wird bei pathologischem Befund des Ductus venosus und bei Null- oder Reverse-Fluss der AU erwogen.

MERKE
Ein großer Durchbruch in der Versorgung der frühen IUGR waren die Zwei-Jahres-Ergebnisse der TRUFFLE-Studie (Trial of Umbilicial and Fetal Flow in Europe, *Lancet* 2015; 385: 2162–72). Sie zeigten, dass bei der frühen IUGR eine späte Entbindung mit einem hohen Anteil (95 %) an neurologisch unauffälligen Kindern im Alter von 2 Jahren einhergeht.

ZUSAMMENFASSUNG
Die **intrauterine Wachstumsrestriktion** ist besonders in frühen Schwangerschaftswochen und bei unterschiedlichen Ätiologien eine interdisziplinäre Herausforderung. Serielle Ultraschalluntersuchungen mit Dopplersonografie werden durchgeführt, um den optimalen Zeitpunkt einer Entbindung zu avisieren. Bei einem Abwarten wird ein intrauteriner Fruchttod in Kauf genommen, bei einer frühen Entbindung die erhöhte Morbidität und Mortalität aufgrund der Frühgeburtlichkeit. Die psychische Belastungssituation ist nicht unerheblich und sollte in der Aufklärung und Betreuung genügend Raum finden. Eine IUGR ist per se keine Indikation für eine Sectio. Die Entbindung sollte in einem Perinatalzentrum mit angeschlossener Kinderklinik erfolgen.

WAS WÄRE, WENN …
- … Sie in der Dopplersonografie pathologische Befunde in der 26. SSW erheben würden? Was würden Sie noch empfehlen?
  – Da eine Entbindung anstehen könnte, würden Sie zwischen 24+0 und 34+0 SSW die Lungenreifeinduktion mit Kortikosteroiden empfehlen.

28

Ich kann vor Schmerzen nicht mehr sitzen

Lisa Kreysa

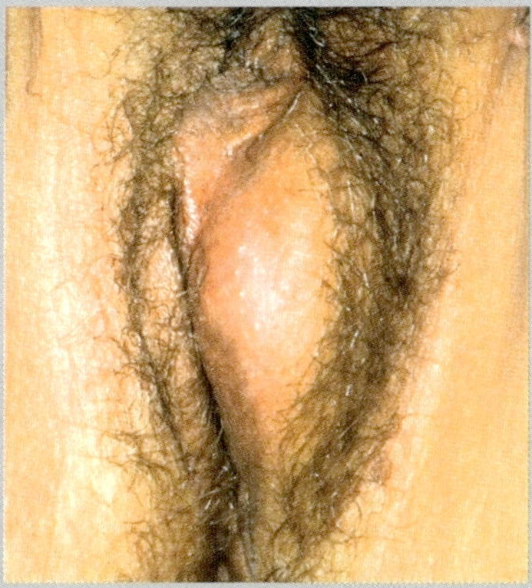

[M438]

Anamnese

Nach einem anstrengenden Tagdienst in der Notaufnahme sitzen Sie um 17:00 Uhr zum ersten Mal an Ihrem Schreibtisch und beißen in Ihr Brot. Gerade als Sie überlegen, was Sie nach Ihrer kurzen Pause noch tun müssen, klopft es an der Tür und eine der Krankenpflegeschülerinnen kommt herein. Sie wirkt unsicher und scheint sich zu schämen. Sie bitten sie herein und fragen sie, was Sie für sie tun können. Die junge Frau erzählt Ihnen, dass sie seit 4 Tagen starke Schmerzen am Scheideneingang habe und linksseitig auch eine Verhärtung tasten könne, die in den letzten Tagen deutlich größer geworden sei. Sie habe sich bereits gestern bei der Gynäkologin vorgestellt, die eine Salbe verschrieben habe, die aber kaum helfe. Heute seien die Schmerzen so stark, dass sie kaum noch sitzen könne. Sie habe noch nie irgendwelche gynäkologischen Probleme gehabt. Ihr Zyklus sei regelmäßig und einen Partnerwechsel habe es auch in der letzten Zeit nicht gegeben. Sie beruhigen die junge Frau und nehmen sie mit in Ihr Untersuchungszimmer.

Untersuchungsbefund

Sie bitten Klara, so heißt die Krankenpflegeschülerin, den Unterkörper zu entkleiden und sich auf den gynäkologischen Stuhl zu setzen.

Körperliche Untersuchung: Bereits auf den ersten Blick sehen Sie eine etwa walnussgroße Raumforderung im Bereich der Labia majora links (➤ Bild). Durch das Spreizen der Schamlippen erkennen Sie zudem eine deutliche Rötung des Gebiets.

Bimanuelle Palpation: Der Befund ist prall-elastisch und deutlich druckdolent. Bei Berührung springt die Patientin fast vom Stuhl auf.

Spekulumeinstellung: Die Spekulumuntersuchung ist aufgrund der deutlich schmerzbelasteten Patientin nicht möglich. Von außen betrachtet sieht die Vagina reizlos aus. Keine Bläschen oder andere Herdbefunde, Fluor albus. Der pH in der Scheide ist 4,0.

Vitalzeichen: Blutdruck: 118/75 mmHg, Puls: 73 bpm, Temp. 36,5 °C.

1. **Was ist Ihre Verdachtsdiagnose in der Zusammenschau der Befunde? Welche Differenzialdiagnosen kommen in Betracht?**

2. **Klara fragt, wie es dazu kommen konnte. Was erklären Sie ihr?**

3. **Welche therapeutischen Optionen gibt es? Muss Klara antibiotisch behandelt werden?**

4. **Was sind mögliche Erreger? Muss eine Mitbehandlung des Partners erfolgen?**

Fall 28 Ich kann vor Schmerzen nicht mehr sitzen

1. Verdachts- und Differenzialdiagnosen

Sie lassen Klara sich wieder anziehen und erklären ihr, dass es sich am ehesten um eine **Bartholin-Zyste** oder einen **Bartholin-Abszess** handelt. Vor allem die Lage der Raumforderung im unteren Bereich der Labia majora spricht für Ihren Verdacht.

Differenzialdiagnosen könnten sein:

- **Follikulitis:** Entzündung eines Haarfollikels
- **Furunkel:** Entzündung eines Haarbalgs mit zentraler Einschmelzung
- **Acne inversa:** eitrige Knötchen/Knoten vulvär und inguinal, ausgehend von den terminalen Hautfollikeln

MERKE

Typisch für eine Bartholin-Zyste oder einen Bartholin-Abszess ist die schmerzhafte Schwellung im hinteren Drittel der Vulva.

2. Ätiologie

Klara ist sehr aufgewühlt und beteuert mehrfach, wie unangenehm es ihr sei, eine Entzündung in diesem Bereich zu haben. Sie will Ihnen unbedingt vermitteln, dass sie sehr auf Intimhygiene achtet und keine häufig wechselnden Geschlechtspartner hat.

Sie beruhigen Klara, indem Sie sagen, dass dieser Befund nicht ihre Schuld sei und sie sich nicht rechtfertigen müsse. Sie erklären, wie es zu einer **Entzündung der Bartholin-Drüse** kommen kann. Die Bartholin-Drüsen sind paarige akzessorische Geschlechtsdrüsen. Sie münden zwischen den Labia minora in den Scheidenvorhof (etwa bei 4 und 8 h) (➤ Abb. 28.1). Die Drüsen sind für die Lubrikation bei sexueller Erregung der Frau mitverantwortlich. Ist dieser Ausführungsgang, z. B. durch Talg, verlegt, kann das Sekret nicht mehr ablaufen und staut sich zurück. Es entsteht zunächst eine Zyste. Im weiteren Verlauf können sich Bakterien einnisten und eine Infektion hervorrufen, was letztlich zu einem Empyem führt.

3. Therapie

Klara fragt nach den nächsten Schritten. Sie kann diese Schmerzen nicht noch länger aushalten. Sie fragt, ob eine umgehende antibiotische Therapie ausreichend sein könnte.

In der fortgeschrittenen Situation bleibt nur die **chirurgische Intervention,** was auch die Therapie der Wahl ist. Entscheidend ist vor allem, putrides Sekret so schnell wie möglich zu entlasten, damit die Infektion abklingt und sich nicht auf den restlichen Organismus ausbreitet. Durch die abgekapselte Lage der Entzündung erscheint eine ausschließlich antibiotische Therapie nur wenig hilfreich. In der Regel ist bei einem Bartholin-Abszess gar keine antibiotische Therapie notwendig, lediglich bei Nachweis bestimmter Keime muss eine Antibiose erfolgen (s. u.). Klara ist schockiert, damit hatte sie nicht gerechnet. Sie fragt nach dem genauen Ablauf der OP.

Sie erklären: Nach Anlage einer kurzen Vollnarkose wird eine etwa 2 cm lange Inzision im Bereich des Ausführungsgangs gemacht und das seröse oder putride

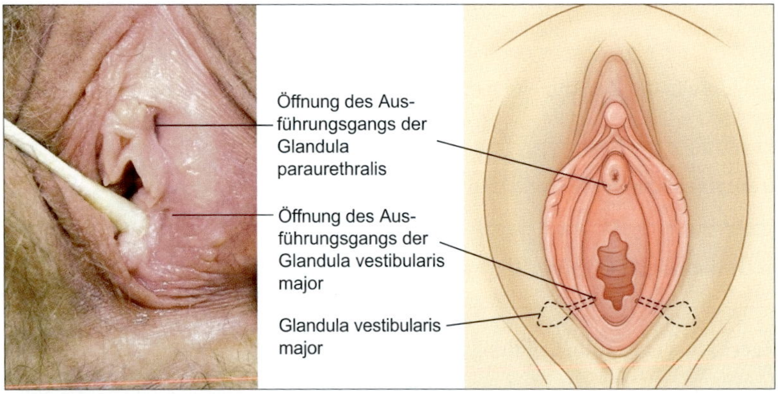

Abb. 28.1 Lage der Bartholin-Drüsen im äußeren weiblichen Genitale [R309]

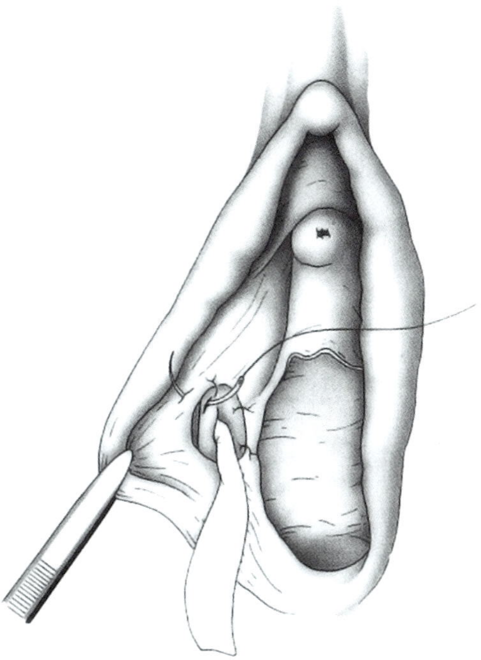

Abb. 28.2 Marsupialisation eines Bartholin-Abszesses [R419]

Sekret drainiert. Anschließend entnimmt man einen Abstrich aus der ehemaligen Abszesshöhle, um ggf. Bakterien nachweisen zu können. Die Höhle wird ausgiebig gespült und im letzten Schritt werden die Zystenränder durch Einzelknopfnähte mit der Haut der Labia minora vernäht **(Marsupialisation),** damit die Drainage nach außen weiterhin möglich ist und die Abszesshöhle austrocknet (➤ Abb. 28.2). Die OP dauert etwa 15 min. Die Patientin kann die Klinik noch am gleichen Tag wieder verlassen.
Aufgrund der ausgeprägten Beschwerdesymptomatik empfehlen Sie Klara, die OP noch heute durchführen zu lassen.

Eine antibiotische Therapie ist in den meisten Fällen nicht notwendig.

MERKE

Therapie der Wahl bei Bartholin-Zyste oder -Empyem ist die Marsupialisation, um die weitere Drainage nach außen zu gewährleisten. In leichten Fällen können Sitzbäder, Umschläge oder lokale Antibiotika helfen.

4. Erreger

Ein breites Spektrum an Bakterien kann an der Entwickelung eines Bartholin-Empyems aus einer Zyste beteiligt sein: zum einen Anaerobier, wie z.B. *E. coli*-Bakterien, aber auch Chlamydien oder *Neisseria gonorrhoeae* sind mögliche Erreger. Lässt sich ein solcher Keim durch Abstrichentnahme nachweisen, sollte eine antibiotische Therapie beider Partner erfolgen, da dieser Erreger sexuell übertragbarer Erkrankungen ist.

ZUSAMMENFASSUNG

Ein Bartholin-Abszess entsteht durch den Verschluss des Ausführungsgangs der Bartholin-Drüse. In milden Formen reicht häufig die Behandlung mit Sitzbädern oder Umschlägen, bei fortgeschrittenen Befunden muss eine Marsupialisation erfolgen. Bei chronischen oder rezidivierenden Entzündungen können die Drüsen komplett entfernt werden. Diese OP sollte möglichst im Intervall erfolgen, wenn die akute Infektion abgeklungen ist.

WAS WÄRE, WENN ...

- ... Sie bei Klara während der gynäkologischen Untersuchung lediglich eine Stichinzision des Befundes durchgeführt hätten?
  – Höchstwahrscheinlich hätte dies eine kurzfristige Entlastung und Erleichterung gebracht. In den meisten Fällen erreicht man dadurch aber keine definitive Heilung, da nicht die komplette Abszesshöhle drainiert wird und sich ein neuer Abszess bildet, sobald sich die Inzision verschlossen hat.

29

Die Periode ist zu stark und ich werde nicht schwanger

Lisa Kreysa

Anamnese

In Ihrer Praxis stellt sich die 28-jährige Frau A. vor. Sie berichtet von einer immer deutlich verstärkten und verlängerten Regelblutung sowie einem unerfüllten Kinderwunsch seit nun drei Jahren. Zeitweise habe sie dumpfe Unterbauchschmerzen. Eine gynäkologische Untersuchung sei bislang nicht erfolgt. Vorerkrankungen liegen nicht vor. Medikamente nimmt die Patientin ebenfalls nicht ein.

Untersuchungsbefund

Körperliche Untersuchung: junge Patientin in gutem Allgemein- und normalem Ernährungszustand.

Spekulumeinstellung: Vulva, Vagina, Portio glatt, Muttermund geschlossen. Unauffälliger Fluor. Keine Blutung ex CK. pH: 4,0.

Bimanuelle Palpation: Adnexlogen frei, Uterus beweglich. Kein Portio-Schiebeschmerz. Im Fundusbereich tasten Sie mehrere glatt begrenzte Resistenzen in verschiedenen Größen.

1. **Frau A. hat bemerkt, dass Ihnen etwas aufgefallen ist, und blickt Sie besorgt an. Welche Verdachtsdiagnose haben Sie? Was können Sie ihr zu den Ursachen sagen? Sie fragen Frau A. nach einer weiteren Symptomatik. Welche wäre das?**

2. **Sie erklären Frau A., dass Sie noch eine weitere Untersuchung durchführen müssen, um die Diagnose zu sichern. Welches Ergebnis erwarten Sie und wie können Ihre Befunde klassifiziert werden?**

3. **Frau A. fragt Sie, ob die Erkrankung auch der Grund für den unerfüllten Kinderwunsch sei und ob sie jetzt niemals Kinder bekommen könne. Was können Sie ihr bezüglich der Fertilität sagen?**

4. **Welche Therapieoptionen sind generell möglich? Welche wäre in der vorliegenden Situation die sinnvollste?**

5. **Über welche Gefahren müssen Sie Ihre Patientin unbedingt aufklären, sowohl präoperativ als auch in Bezug auf eine zukünftige Schwangerschaft?**

Fall 29 Die Periode ist zu stark und ich werde nicht schwanger

1. Verdachtsdiagnose

Frau A. ist ganz aufgeregt. Sie wenden sich ihr zu und versuchen zu beruhigen. Sie erklären ihr, dass es sich am ehesten um einen **Uterus myomatosus** handelt, was bedeutet, dass sich in der Gebärmuttermuskulatur gutartige Knoten bilden.
Frau A. blickt Sie ungläubig an und fragt, warum das ausgerechnet ihr passieren müsse. Sie erläutern, dass sie auf keinen Fall eine Ausnahme ist, sondern **25–50 % aller Frauen** Myome haben. Die Beschwerdesymptomatik kann sehr unterschiedlich sein. Die genaue Entstehung der Myome ist noch nicht endgültig geklärt. Man weiß, dass es eine genetische Prädisposition geben kann. Zudem wachsen Myome östrogenabhängig, sodass Frauen im fertilen Alter deutlich stärker betroffen sind als peri- oder postmenopausale Frauen.
Aufgrund der Beschreibung der Hypermenorrhö und Menorrhagie und dem damit verbundenen Blutverlust vermuten Sie zudem, dass die Patientin eine **sekundäre Anämie** entwickelt haben könnte. Sie fragen die Patientin nach Leistungsfähigkeit und Belastbarkeit. Sie berichtet, dass sie sich in der letzten Zeit immer sehr schwach fühle und auch schon bei leichter Belastung schnell außer Atem sei, obwohl sie sonst immer sportlich gewesen sei. Bisher habe sie die Erschöpfung aber immer auf die Belastung durch den unerfüllten Kinderwunsch geschoben.

MERKE
Viele Frauen sind von Myomen betroffen. Häufig verläuft die Erkrankung asymptomatisch und muss dann auch nicht behandelt werden. Eine Therapieindikation besteht erst bei starken Symptomen, wie Hypermenorrhö, Blutungsanämie, Schmerzen, Infertilität, Pollakisurie, Nykturie oder Harnstau.

2. Diagnostik und Klassifikation

Diagnostik

Zur Klärung Ihrer Verdachtsdiagnose führen Sie im nächsten Schritt zunächst eine **transvaginale Sonografie** durch. Hier zeigt sich der folgende Befund:
TVUS: Uterus antevertiert/anteflektiert: 9 × 8 × 8 cm, Endometrium verläuft wellig, ist aber schmal. An der Vorderwand zeigen sich zwei solide echoarme rundliche Strukturen mit zirkulärer Blutversorgung von 6 × 5 cm und 2 × 3 cm Größe, die erste mit Kontakt zum Endometrium, die zweite ohne. Zudem zeigt sich eine 4,5 × 5 cm große, a. e. gestielte Raumforderung, von der Hinterwand ausgehend. Keine freie Flüssigkeit im Douglas-Raum.
Im Anschluss führen Sie eine transabdominale Sonografie durch, um einen Harnstau auszuschließen, der durch Druck der Myome auf die Ureteren entstehen könnte. Die Nieren zeigen sich auf beiden Seiten unauffällig.
Um Ihre Vermutung der sekundären Anämie zu klären, nehmen Sie zusätzlich ein Blutbild ab. Hier zeigt sich ein **Hb von 9,4 g/dl.**

Klassifikation

Frau A. hat Ihre Untersuchung auf dem Bildschirm beobachtet und fragt, wie sie sich das mit den Myomen genau vorstellen müsse. Sie erklären, dass Myome je nach ihrer Lokalisation eingeteilt werden (➤ Abb. 29.1):

- **Intramurale Myome:** Sie liegen in der Gebärmutterwand und können die Kontraktilität einschränken, was zu Blutungsstörungen und Anämie führt.
- **Subseröse Myome:** Sie liegen unter der Serosa und sind häufig gestielt. Beschwerden entstehen durch Stieldrehung oder Druck auf andere Organe.
- **Submuköse Myome:** Sie liegen unter dem Endometrium und prädestinieren für Hypermenorrhöen und andere Blutungsstörungen.
- **Intraligamentäre Myome:** Sie liegen häufig im Lig. latum und machen Beschwerden durch Verdrängungserscheinungen.

Eingeteilt werden die Myome zudem nach FIGO (➤ Tab. 29.1).
→ Bei Ihrer Patientin handelt es sich a. e. um zwei intramurale Myome an der Vorderwand und ein subserös, gestieltes Myom an der Hinterwand.

MERKE
Die präoperative Diagnostik kann ein Myom **nicht** von einem Sarkom unterscheiden!

3. Infertilität bei Myomen

Frau A. ist sehr belastet durch den bislang unerfüllten Kinderwunsch und nun noch mehr, da sie davon ausgeht, dass die Diagnose gleichbedeutend mit Kinderlosigkeit ist. Erneut nehmen Sie sich Zeit und versuchen zunächst zu erklären, wie die Myome überhaupt zu einer

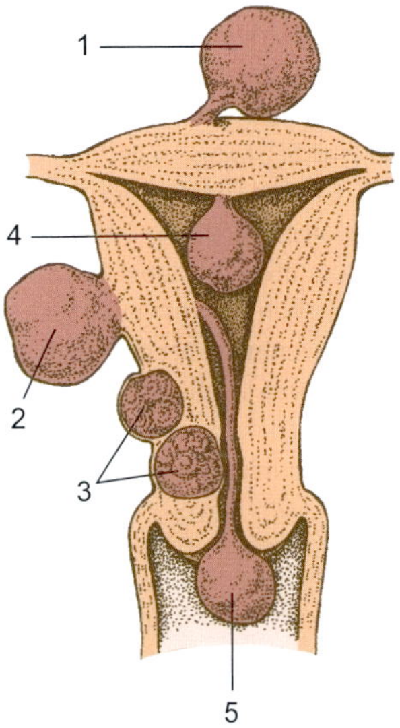

Abb. 29.1 Lokalisation der Myome [L234]

Tab. 29.1 FIGO-Klassifikation der Myome

	Stadium	Merkmale
Submukös	0	Intrakavitär gestielt
	1	< 50 % intramural
	2	≥ 50 % intramural
Intramural	3	Intramural mit Kontakt zum Endometrium
	4	Komplett intramural ohne Kontakt zum Endometrium
Subserös	5	Subserös, ≥ 50 % intramural
	6	Subserös, < 50 % intramural
	7	Subserös gestielt

Infertilität führen. Es gibt sowohl **mechanische** als auch **immunologische** Ursachen: Die Myome verändern die Anatomie des Cavums, was zu einer **dysfunktionellen Uteruskontraktilität** führen kann. Myome können zudem die **Tubenostien verlegen** und so **Spermien- und Eitransport behindern**. Außerdem kann es durch die veränderte Geometrie zu **Vaskularisierungsstörungen** des Endometriums und somit zu **Implantationsstörungen** und einer erhöhten Abortrate kommen. Darüber hinaus wird eine Entzündungsreaktion des Endometriums ausgelöst, was das Milieu für die Nidation negativ verändert. Besonders negativ wirken sich intrakavitäre und submuköse Myome auf die Fertilität aus sowie intramurale, die in das Cavum „vorbuckeln".

Sie beruhigen Ihre Patientin und erläutern ihr, dass es die Möglichkeit gibt, die Myome operativ zu entfernen. Hierdurch kann eine signifikante Verbesserung der Fertilität erreicht werden (in Studien bis zu 70 % v. a. nach Resektion von intrakavitären und submukösen Myomen).

4. Therapie

Bei Ihrer jungen Patientin, die sich mit einer Vielzahl von Symptomen präsentiert, ist eine Therapie dringend erforderlich. Verschiedene Möglichkeiten stehen zur Verfügung.

Medikamentöse Therapie

- **Ulipristalacetat (UPA = selektiver Progesteronrezeptormodulator**
  - Ziel: **Größenreduktion** und somit Symptomkontrolle und bessere OP-Bedingungen (Therapie über 3 Monate)
  - **5 mg/Tag über 3 Monate**
  - Intervalltherapie ebenfalls möglich, falls keine OP möglich oder gewünscht
  - **Cave: hepatotoxisch!** → engmaschiges Monitoring der Leberwerte, darf bei vorbestehenden Lebererkrankungen nicht angewendet werden.
- **GnRH-Analoga:**
  - Günstig bei intrakavitären Myomen, da UPA das Endometrium verändert. Eine Hysteroskopie (HSK) ist dann erschwert.
  - Nachteile: Östrogenmangelsymptome und erschwerte intraoperative Präparation, da ausgeprägte Fibrose der Myome

Operative Therapie (➤ Abb. 29.2)

- **Hysteroskopisch:**
  - Bei intrakavitär gestielten oder vorwiegend intrakavitär liegenden Myomen
  - Abstand zur Serosa 5–8 mm
- **Laparoskopisch**
  - Intramurale oder subseröse Myome
  - Myom sollte nicht größer als 10–12 cm sein.
  - Uterus muss mehrschichtig verschlossen werden.

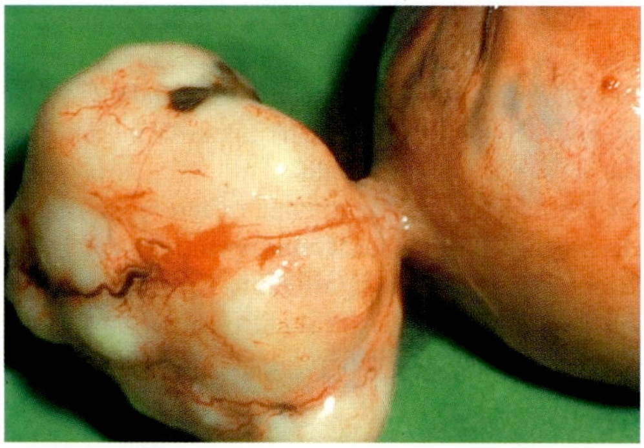

Abb. 29.2 OP-Präparat: gestieltes subseröses Myom [M436]

Interventionelle Therapie

- **Uterusarterienembolisation (UAE)**
  - Bei abgeschlossener Familienplanung, großen Myomen und eingeschränkter Operabilität möglich
- **MR-geführter fokussierter Ultraschall:**
  - Punktuelle Erwärmung des Myoms durch Ultraschall auf 60–80 °C
  - Nicht möglich, wenn mehr als fünf Myome vorliegen und der Einzeldurchmesser > 10 cm liegt
- **Radiofrequenzablation:**
  - Experimentell
  - Über eine Sonde wird Wechselstrom in das Myom eingebracht.

Für Ihre Patientin wäre sicherlich die laparoskopische Myomenukleation die Therapie der Wahl.

5. Risikofaktoren: präoperativ und bei einer Schwangerschaft

Präoperativ kann zwischen einem Myom und einem **Sarkom,** einer bösartigen Neubildung der Muskulatur, nicht sicher unterschieden werden. Es besteht somit ein sehr geringes Risiko (1:416), ein Sarkom statt eines Myoms intraoperativ zu morcellieren. In einem solchen Fall würde man Sarkomzellen im ganzen Bauchraum verteilen, was für die weitere Prognose der Patientin besonders schlecht wäre. Um das Risiko so gering wie möglich zu halten, sollte man Risikofaktoren für die Entstehung eines Sarkoms erfragen. Solche wären: eine **pelvine Bestrahlung, antihormonelle Therapie** mit Tamoxifen, eine **genetische Prädisposition** im Sinne eines **Lynch-Syndroms** beispielsweise. Sie beruhigen Ihre Patientin: Ein Sarkom ist insgesamt sehr selten mit jährlich 2,02 Fällen/100.000 Frauen. Die meisten dieser Patientinnen sind außerdem bereits postmenopausal.

In Bezug auf eine Schwangerschaft muss der Patientin dazu geraten werden, nach einer laparoskopischen Myomenukleation mindesten 8–12 Monate abzuwarten. Sollte das Cavum uteri intraoperativ eröffnet worden sein, muss zusätzlich eine primäre Sectio empfohlen werden (die Entscheidung über den Geburtsmodus sollte der Operateur treffen). Außerdem muss die Patientin wissen, dass das Risiko für eine Uterusruptur nach ausgedehnter Myomenukleation auf 1–10 % steigen kann.

MERKE

Nach erfolgter laparoskopischer oder offen-chirurgischer Myomenukleation sollten bis zum Eintritt einer Schwangerschaft 8–12 Monate abgewartet werden.

ZUSAMMENFASSUNG

25–50 % aller Frauen sind von Myomen des Uterus in unterschiedlich starker Ausprägung betroffen. Die genaue Ätiologie ist noch nicht geklärt. Myome wachsen östrogenabhängig. Außerdem scheint es eine genetische Prädisposition zu geben. Die Therapie sollte sich an der Symptomatik der Patientin orientieren. Machen Myome gar keine Beschwerden, ist eine Therapie auch nicht notwendig.

WAS WÄRE, WENN …

- … Ihre Patientin 42 Jahre alt wäre, sehr starke Symptome und die Familienplanung abgeschlossen hätte?
  - In dieser Situation könnte der Patientin natürlich auch die Hysterektomie angeboten werden. Diese könnte ebenfalls laparoskopisch und unter Erhalt der Cervix uteri erfolgen, wodurch die Geometrie im kleinen Becken nicht gestört würde und das Risiko für Inkontinenzen nach der Entfernung der Gebärmutter reduziert würde. Die Ovarien würde man aufgrund der prämenopausalen Situation belassen, über die Entfernung der Tuben kann man mit der Patientin sprechen, da sich viele Ovarialkarzinome primär aus den Tuben entwickeln und man diesem Risiko vorbeugen könnte. Sollte die Zervix belassen werden, muss die Patientin darüber aufgeklärt werden, weiterhin zur regulären Zervixkarzinomvorsorge zu erscheinen.

30

Ich bin schwanger – und rhesus-negativ

Manuela Tavares de Sousa

Anamnese

Frau U. kommt zu Ihnen in die Praxis. Sie hat gerade die Stadt gewechselt und stellt sich erstmalig bei Ihnen vor. Sie erwartet ihr erstes Kind und ist in der 17. SSW. Vor einem Jahr hatte sie eine Fehlgeburt. Damals sei keine Operation notwendig gewesen, da sie erst in der 3. SSW gewesen sei. Sie habe damals keine Ärztin aufgesucht. Aktuell sei sie durch den Umzug noch nicht zur Vorsorge gewesen. Sie hat ein schlechtes Gewissen, hat es aber in dem Stress und der Angst wegen der Fehlgeburt im letzten Lahr nicht geschafft. Daher freut sie sich, bei Ihnen einen Termin bekommen zu haben. Sie ist sehr aufgeregt.

Untersuchungsbefund

Klinische Untersuchung: 25-jährige Patientin in gutem AZ und EZ.
Spekulumeinstellung und Tastuntersuchung: ohne pathologischen Befund.
Ultraschall: zeitgerechte Fetometrie mit unauffälliger Herzfrequenz. Die Plazenta wirkt etwas verdickt und hell, Fruchtwasser obere Norm, Verdacht auf fetalen Aszites.

1. **An was denken Sie bei fetalem Aszites und Fruchtwassermenge im oberen Normbereich?**
2. **Welche Untersuchungen führen Sie durch, um Ihre Verdachtsdiagnose zu bestätigen?**
3. **Frau U. ist 0 rhesus-negativ und zeigt einen anti-D-AK-Titer von 1:128. Wie erklärt sich die fetale Anämie?**
4. **Sie weisen die Patientin umgehend in die Klinik mit einem Schwerpunkt für Pränatalmedizin ein. Welche Therapieoptionen bestehen?**
5. **Welche Risiken bestehen für das Kind?**
6. **Wie hätte das Auftreten vermieden werden können?**

1. Verdachtsdiagnose

Als **Aszites** wird eine Flüssigkeitsansammlung im Bauchraum bezeichnet. Wenn mindestens zwei fetale Kompartimente von einer vermehrten Flüssigkeitsansammlung betroffen sind (Haut, Pleura, Perikard, Fruchthöhle, Plazenta), wird dies pränatal als **Hydrops fetalis** bezeichnet.

Bei Frau U. stellt sich ein Aszites mit einer Fruchtwassermenge im oberen Normbereich und einer verdickten Plazenta dar. Damit stellen Sie die Diagnose eines Hydrops fetalis. Vor allem bei Aszites ist zunächst an eine **fetale Anämie** zu denken.

2. Diagnostik

Die fetale Anämie kann durch eine **farbkodierte Dopplersonografie** vermutet werden. 1995 konnte gezeigt werden, dass die systolische Maximalgeschwindigkeit (V_{max}) in der A. cerebri media (ACM) die Viskosität des fetalen Bluts widerspiegelt. Bei einer fetalen Anämie ist das Blut verdünnt und die Viskosität nimmt stark ab, während die Geschwindigkeiten stark zunehmen. Die V_{max} liegt bei einer fetalen Anämie oberhalb der 1,5 Multiple of the Median.

Sie führen diese Untersuchung durch und finden eine V_{max} von 40 cm/s. Die Patientin ist in der 16+3 SSW, damit liegt die V_{max} bei 1,86 MoM. Dies bekräftigt Ihre Verdachtsdiagnose einer fetalen Anämie. Als Faustregel kann man sich merken, dass die V_{max} immer niedriger als SSW × 2 liegen sollte (in diesem Fall wäre das 32).

Bei einer fetalen Anämie muss an eine **Blutgruppenunverträglichkeit** zwischen Mutter und Kind, eine **fetomaternale Makrotransfuion** und ein **fetale Infektion** gedacht werden. Sie führen daher noch weitere Untersuchungen durch:

- **Bestimmung der mütterlichen Blutgruppe**
- **Antikörpersuchtest:** Das Screening sollte die irregulären IgG-Antikörper gegen C, c, D (Rhesus), E, e, K (Kell) und Fya (Duffy) umfassen.
- **Kleihauer-Betke-Test:** quantitativer Nachweis von fetalem Hämoglobin (HbF) im maternalen Blut (Erwachsene zeigen HbA) als Zeichen einer fetomaternalen Transfusion.
- **Infektionsstatus der Mutter:** Parvovirus, Zytomegalievirus

Ein Hydrops fetalis ist eine pränatale Notfallsituation, da es zu einem intrauterinen Fruchttod kommen kann. Sie überweisen Frau U. umgehend in ein Krankenhaus mit pränatalem Schwerpunkt und schreiben „V. a. auf fetale Anämie bei Hydrops fetalis" auf den Einweisungsschein.

3. Pathophysiologie

Die Erythrozytenmembran trägt verschiedene Oberflächenmerkmale, die auch als Blutgruppeneigenschaften bezeichnet werden. Sie sind genetisch bedingt.

- **AB0-System:** Es gibt zwei Antigene: A und B. Oder keine der beiden ist vorhanden (0). Im Serum sind primär angeborene Antikörper (AK) gegen die Antigene, die nicht vorliegen. Beispielsweise haben Patientinnen mit der Blutgruppe A (Antigen A) AK gegen Blutgruppe B (Anti-B). Diese Antikörper sind Immunglobuline Typ M (IgM). Sie sind nicht plazentagängig.
- **Rhesus-System:** Es gibt fünf Antigene: D, C, c, E und e. Anders als im AB0-System sind im Serum keine Antikörper gegen diese Antigene vorhanden. Sie können jedoch ausgebildet werden, wenn es Berührung zu den Antigenen gibt. Die Antikörper sind IgG und damit plazentagängig. Dies kann zu Komplikationen in der Schwangerschaft führen. **Rh-positiv** (Rh-pos oder D+) ist in 85 % und **rh-negativ** (rh-neg oder d–) in 15 % der deutschen Bevölkerung zu erwarten. Diese Verteilung unterscheidet sich weltweit stark, in Asien ist nur 1 % der Bevölkerung rh-neg.
- Es gibt noch **weitere Oberflächenmoleküle,** gegen die irreguläre maternale Antikörper gebildet werden können. Dazu gehören Anti-Kell, Anti-Duffy, Anti-Kidd, Anti-Lewis und Anti-Diego.
- Die meisten Menschen in Deutschland sind A+ (37 %) und weitere 35 % sind 0+. B+ ist in 9 %, A- und 0- jeweils in 6 % und AB+ in 4 % zu erwarten. Am seltensten ist mit B- (2 %) und AB- (1 %) zu rechnen.
- In der Geburtshilfe spielt die **rhesus-negative Schwangere** eine besondere Rolle. Es sind zunächst keine Antikörper im Blut. Um diese zu bilden, muss in ausreichender Menge Kontakt zu kindlichem, Antigen-tragendem Blut vorliegen. Die Wahrscheinlichkeit ist dafür bei der Geburt am höchsten, aber auch bei invasiven Eingriffen, einer äußeren Wendung, Blutungen in der Schwangerschaft oder

einem Abort können sie gebildet werden. Der erste Kontakt führt zur Ausbildung von AK (Rhesus-Sensibilisierung). Diese können in einer erneuten Schwangerschaft mit einem rhesus-positiven Kind zu einer hämolytischen Anämie führen. Etwa sechs von zehn rhesus-negativen Schwangeren erwarten ein rhesus-positives Kind.
- Frau U. ist rhesus-negativ und hat anti-D-AK von 1:128. Diese Antikörper können in der vorangehenden Abortsituation gebildet worden sein. In dieser zweiten Schwangerschaft führen diese IgG-Antikörper zu einer fetalen Anämie, wenn der Fetus rhesus-positiv ist.

MERKE

Von einer **Rhesus-Inkompatibilität** spricht man, wenn eine rh-negative Mutter ein rh-positives Kind erwartet. Die Ausbildung von Antikörpern gegen das D-Antigen nennt man Rhesus-Sensibilisierung.

4. Therapie

Bei einer Sensibilisierung der Schwangeren und einem Titer von > 1:32 müssen alle zwei Wochen dopplersonografische Kontrollen der ACM erfolgen. Bei dem Verdacht einer fetalen Anämie wird eine **Chordozentese** durchgeführt. Dies ist eine Nabelvenenpunktion, die unter sonografischer Sicht durchgeführt wird.

Es ist ein diagnostischer und zeitgleich therapeutischer Eingriff. Zunächst wird das Hämoglobin (Hb) aus dem fetalen Blut bestimmt. Sollte dieses unter 10 g/dl liegen, wird die fetale Anämie bestätigt. Im gleichen Eingriff wird eine Transfusion von Erythrozyten durchgeführt. Dieses Erythrozytenkonzentrat ist speziell aufbereitet, mit besonders hohem Hb-Wert, immer 0- und bestrahlt, sodass kein Zytomegalievirus enthalten ist. Das transfundierte Volumen wird dem präoperativen Hb-Wert angepasst.

Schwer anämische Feten mit Hydrops fetalis zwischen 18 und 22 Wochen haben ein 33-prozentiges Mortalitätsrisiko. Obwohl es aus ethischen Gründen nie randomisierte Studien gab, besteht kein Zweifel, dass die Maßnahme einer Transfusion zum Überleben dieser Feten beiträgt. Durch den Eingriff kommt es in etwa 2 % zu einer notfallmäßigen Entbindung, sodass dieser immer in Sectiobereitschaft und nach einer Lungenreifeinduktion erfolgt, sollte er nach der 24. SSW stattfinden.

5. Fetale und neonatale Risikofaktoren

Bei einer schweren fetalen Anämie unter 6 g/dl kommt es zu einer Minderperfusion der Koronararterien. Dies kann zu einer Herzinsuffizienz mit fetaler Kardiomegalie, Aszites und Hautödem führen. Vor allem bei Hydrops fetalis besteht ein Risiko für zerebrale Schädigungen und Entwicklungsverzögerungen oder einen intrauterinen Fruchttod. Es geht daher immer darum, eine fetale Anämie früh zu diagnostizieren und möglichst bei einem Wert über 6 g/dl die erste Transfusion durchzuführen.

Nach der Entbindung kann die Hämolyse zu einer vermehrten Entstehung von Bilirubin führen. Durch die zunächst physiologisch reduzierte Aktivität der Glukuronyltransferase kann das Bilirubin nicht abgebaut werden und es kann zu einem Ikterus kommen. Es besteht das Risiko eines Kernikterus mit erhöhten zerebralen Konzentrationen. Eine Phototherapie oder Austauschtransfusion werden notwendig sein.

6. Rhesus-Prophylaxe

Da eine einmal eingetretene Rhesus-Sensibilisierung nicht mehr rückgängig zu machen ist, muss sie primär verhindert werden. 1971 wurde von der Weltgesundheitsorganisation erstmals die Rhesus-Prophylaxe nach der Geburt empfohlen. In den 1990er-Jahren kam die Rhesus-Prophylaxe in der Schwangerschaft dazu.

Der Mutter werden 300 µg Anti-D-Immunglobulin je nach Präparat intravenös oder intramuskulär gespritzt. Dieser Vorgang nennt sich **Rhesus-Prophylaxe** oder **Anti-D-Prophylaxe.** Die Gabe führt dazu, dass kindlich übertretende Erythrozyten mit dem Antigen-D entfernt werden, bevor das maternale Immunsystem aktiviert wird.

Nach der Mutterschaftsrichtlinie wird bei dem ersten Besuch in der Schwangerschaft die Blutgruppe inklusive Rhesusfaktor bestimmt und nach irregulären Antikörpern gesucht. Bei einer rhesus-negativen, nicht sensibilisierten Schwangeren besteht bisher ein einheitliches Vorgehen aus drei Schritten:
- **Rh-Prophylaxe in der 28.–30. SSW**
- **Rh-Prophylaxe nach der Geburt spätestens innerhalb von 72 h,** wenn das Neugeborene rhesus-positiv ist
- **Rh-Prophylaxe bei Blutungen, invasiven Eingriffen oder äußerer Wendung in der Schwangerschaft**

Durch dieses Vorgehen kann das Risiko für eine Sensibilisierung von 99 % auf 0,8 % gesenkt werden.
Während die postpartale Prophylaxe nur bei einem D-positiven Kind gezielt erfolgt, wird in der präpartalen Prophylaxe **jeder rhesus-negativen Schwangeren,** unabhängig vom fetalen Rhesusfaktor, Anti-D-Immunglobulin, verabreicht. Aktuell bekommen 15 % der Schwangeren die Prophylaxe, was etwa 110.000 Schwangeren pro Jahr in Deutschland entspricht. Etwa 6 von 10 Feten werden rhesus-positiv sein und 40 % der Schwangeren werden daher unnötig behandelt, da die Kinder ebenfalls rhesus-negativ sind.
Bei den **Anti-D-Immunglobulinen** handelt es sich um humane Blutprodukte aus Plasma. Eine Virusinaktivierung eliminiert umhüllte Viren und gängige Infektionen werden getestet. Ein Restrisiko für eine Übertragung von Infektionserkrankungen bleibt bestehen. Ebenso lassen sich typische Nebenwirkungen humaner Immunglobuline (Tachykardie, Hypotonie, Anaphylaxie, Übelkeit, Arthralgie) in 1:1.000 bis 1:10.000 Fällen beobachten.
Die Vermeidung unnötiger Gaben von Blutprodukten ist ein hohes Gut und dementsprechend wurde in 2017 die Hämotherapie-Richtlinie novelliert. Die fetale Blutgruppe kann aus maternalem Blut bestimmt werden. Es wird in der Richtlinie die **pränatale Bestimmung des fetalen RhD-Status in der 20. SSW** empfohlen, sodass nur Schwangere mit einem rhesus-positiven Fetus therapiert werden. Das Institut für Qualität und Wirtschaftlichkeit im Gesundheitswesen hat 2017 eine Stellungnahme dazu erstellt. Es fehlen aktuell noch Studien, die den Vorteil für Mutter und Kind belegen, auch wenn der Test als zuverlässig eingestuft wird. Daher werden die Kosten (ca. 140 €) in Deutschland aktuell noch nicht von den gesetzlichen Kassen übernommen werden. Die weitere Entwicklung bleibt abzuwarten.

MERKE

Durch die Kombination aus präpartaler und postnataler Rhesus-Prophylaxe kann das Risiko für eine Rhesus-Sensibilisierung bei rhesus-negativen Schwangeren mit einem rhesus-positiven Kind von 99 % auf 0,8 % gesenkt werden.

ZUSAMMENFASSUNG

Durch die prophylaktische Gabe von Anti-D-Immunglobulinen in der Schwangerschaft und nach der Geburt kann die **Rhesus-Sensibilisierung** bei rhesus-negativen Schwangeren auf unter 1 % gesenkt werden. Daher ist das Vollbild einer fetalen Anämie bei verpasster Prophylaxe nur noch selten im klinischen Alltag zu sehen. Eine Erythrozytentransfusion wird bei einer fetalen Anämie durchgeführt und vermeidet einige Fälle eines intrauterinen Fruchttodes. Postpartal können erhöhte kindliche Bilirubinwerte auftreten, die einer Phototherapie oder Austauschtransfusion bedürfen.

WAS WÄRE, WENN …

- … die Patientin auf Immunglobuline verzichten würde, weil der Partner auch rhesus-negativ ist? Wie beraten Sie?
  – Bei einer rhesus-negativen Mutter und einem rhesus-negativen Vater wird die Blutgruppe des Kindes ebenfalls rhesus-negativ ausfallen. Sollte keine (nichtinvasive) Rhesus-Bestimmung erfolgt sein, lassen Sie sich die Ablehnung der Gabe unterschreiben.

31

Ich fühle mich richtig krank

Lisa Kreysa

Anamnese

Sie werden von der Notaufnahme angerufen. Soeben wurde eine junge Patientin mit dem Rettungswagen eingeliefert, die bei Fieber und starken Schmerzen im gesamten Unterbauch den Notarzt gerufen habe. Sie ordnen die Abnahme eines Aufnahmelabors inklusive Gerinnungsstatus an und begeben sich in die ZNA.

Im Behandlungsraum finden Sie die 20-jährige Frau S. vor, die gekrümmt auf der Trage liegt und sich den Unterbauch hält. Sie berichtet, dass sie seit gestern Schmerzen im gesamten Unterbauch habe, die zunächst besser geworden seien, sich heute Nacht aber deutlich verschlimmert hätten. Zudem habe sie zu Hause Fieber bis 39,5 °C gemessen. Übelkeit oder Erbrechen bestünden nicht. Stuhlgang regelmäßig, keine Diarrhöen. Sie sei sonst gesund, ihre letzte Periode sei vor einer Woche zu Ende gegangen. Die letzte gynäkologische Vorsorge vor 6 Monaten sei unauffällig gewesen.

Untersuchungsbefund

Abdominelle Palpation: schlanke Bauchdecke, weich, im Unterbauch deutliche Druckdolenz und Abwehrspannung. Mc-Burney-und Lanz-Punkt unauffällig. Nierenlager frei.

Spekulumeinstellung: Vulva/Vagina glatt, Portio sakral, Ektopie gut einsehbar und unauffällig, putrider Fluor ex CK. pH: 7,5. Bakterielle Abstriche von hinterem Scheidengewölbe und Zervix entnommen.

Bimanuelle Palpation: Uterus antevertiert/anteflektiert, ausgeprägter Portioschiebeschmerz nach rechts. Resistenz im Douglas tastbar.

Transvaginale Sonografie: Uterus 8 × 7,3× 7,4 cm, Endometrium schmal. Ovar links mit zwei reizlosen ca. 1,5 × 1 cm großen Follikelzysten, Ovar rechts ebenfalls regelrecht darstellbar, direkt angrenzend zeigt sich eine flaue, unscharf begrenzte Struktur von ca. 4 × 5 cm Größe, die hinter den Uterus zieht und der getasteten Resistenz zu entsprechen scheint. Keine freie Flüssigkeit im Douglas-Raum.

Vitalzeichen: Blutdruck: 118/63 mmHg, Puls: 85 bpm. Temperatur 38,7 °C.

1. **Welche Verdachtsdiagnose besprechen Sie mit Frau S.? Welche Differenzialdiagnosen gehen Ihnen durch den Kopf? Welcher wichtige Befund ist noch ausstehend?**
2. **Frau S. möchte wissen, wie es zu der Erkrankung kam. Was können Sie der Patientin dazu sagen? Wieso haben Sie zwei Abstriche entnommen?**
3. **Sie erhalten die Laborwerte. Der Hb liegt bei 12 g/dl, die Leukozyten sind 19 × 10^6/l, das CRP ist 126 mg/l und β-HCG < 2 IU/l. Die anderen Laborwerte inklusive Gerinnungsstatus sind unauffällig. „Muss ich heute noch operiert werden?“, fragt sie Sie. Wie sieht Ihr Therapieplan aus?**
4. **Frau S. ist besorgt, ob die Infektion ihre zukünftige Familienplanung beeinflussen könnte. Was sagen Sie dazu?**
5. **Stellen Sie sich vor, das Labor von Frau S. sehe folgendermaßen aus: Hb 12,0 g/dl, Lz 10 × 10^6/l, CRP 3 mg/l und β-HCG 59 IU/l. Der Schwangerschaftstest im Urin ist negativ. Was ist jetzt Ihre Verdachtsdiagnose und was tun Sie?**

1. Verdachtsdiagnose und Differenzialdiagnosen
Die Patientin ist schmerzgeplagt, hat Fieber und Sie tasten eine Resistenz im Douglas-Raum, die sich auch sonografisch reproduzieren lässt. Die Befunde sprechen in der Zusammenschau für eine **Adnexitis** mit zudem bestehendem **Tuboovarialabszess,** a. e. ausgehend vom rechten Adnex. Der ausgeprägte Portioschiebeschmerz und der putride Fluor unterstützen die Hypothese. Zudem interessieren Sie die Ergebnisse der Urinuntersuchung und insbesondere des Schwangerschaftstests. Sie erhalten die Auskunft, dass der Schwangerschaftstest negativ ist und der Urin ansonsten ebenfalls unauffällig.

Differenzialdiagnosen

- **Extrauterine Gravidität:** Bei starken Schmerzen im Unterbauch bei einer jungen Patientin muss man die EUG immer in Betracht ziehen. Eine Schwangerschaft muss unbedingt ausgeschlossen werden. Das negative β-HCG im Urin ist häufig nicht ausreichend, sondern es sollte zudem die Bestimmung im Serum erfolgen.
- **Stielgedrehtes Ovar:** Eine Stieldrehung führt zu stärksten Unterbauchschmerzen. In der Regel kann die Perfusion der Ovarien per Dopplersonografie dargestellt werden. Zudem erkennt man bei einer Stieldrehung am Ovar meist große Zysten, die für ein Ungleichgewicht sorgen.
- **Appendizitis:** bei rechtsseitigen Unterbauchschmerzen und Fieber immer auch daran denken.
- **Zystitis:** Die Zystitis kann mit einer sehr ausgeprägten Symptomatik einhergehen (➤ Abb. 31.1). Bei auffälligem U-Stix sollte eine Urinkultur angelegt werden.

MERKE
Bei jeder Frau im gebärfähigen Alter, die sich mit Unterbauchschmerzen vorstellt, muss ein Schwangerschaftstest durchgeführt werden.

2. Ätiologie und Erreger
Frau S. ist nachdenklich. Sie sagt, sie habe noch nie gynäkologische Probleme gehabt. In der letzten Zeit sei nichts anders gewesen als sonst. Auch mit ihrem Partner sei sie schon drei Jahre zusammen. Sie ergreifen das Wort und erklären, dass schon kleine Veränderungen der Vaginalflora und damit des vaginalen pHs dazu führen können, dass es zu einem Anstieg physiologisch vorkommender Bakterien in der Scheide kommt. Ein Überschuss von potenziell pathogenen Bakterien kann dann zu einer Infektion führen, meist in der Vagina. Diese Bakterien können, z. B. im Rahmen der Periode, wenn die Zervix geöffnet ist, **aszendieren** und im weiteren Verlauf eine Adnexitis hervorrufen (➤ Abb. 31.1). Frau S. fragt, ob Sie schon sagen könnten, um welche Bakterien

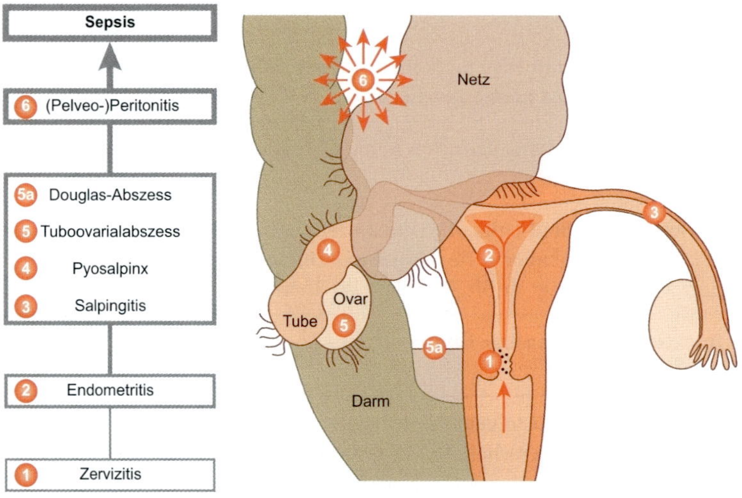

Abb. 31.1 Keimaszension nach Zervizitis [L231]

es sich handele. Sie erklären, dass es ein Erregerspektrum gebe, das häufig solche Infektionen auslöse, wie z. B. **E. coli** oder **Enterokokken,** aber auch **Chlamydien, Gonokokken** oder **Mykoplasmen** kämen infrage. Um den genauen Erreger nachzuweisen, haben Sie die Abstriche entnommen. Wichtig ist, dass sich **Chlamydien** meist nur in einem **Zervixabstrich** nachweisen lassen.

MERKE

Eine Adnexitis entsteht meist durch aszendierende Keime. Aber auch eine hämatogene Keimaussaat ist möglich, z. B. bei Tuberkulose. Außerdem kann es zu einer sekundären Beteiligung der Adnexe kommen, z. B. im Rahmen eines perityphlitischen Abszesses (Ausbreitung per continuitatem von der Appendix).

3. Therapie

Die Laborwerte passen zu Ihrer Verdachtsdiagnose und spiegeln die ausgeprägte Infektion, die sich im Körper der Patientin abspielt, wider. Auch die EUG können Sie nun definitiv ausschließen, da das β-HCG Serum im normalen Bereich liegt.

Bei der akuten Adnexitis mit Tuboovarialabszess wird zunehmend von der primär operativen Therapie abgesehen, da die Operation zusätzlich Stress für den Organismus bedeutet und dies zu schwerwiegenden Komplikationen führen kann. Sie können Frau S. also zunächst beruhigen und erklären ihr, warum heute keine OP ansteht. Stattdessen beginnen Sie mit einer **Dreifach-Antibiose,** die gegen alle potenzielle Keime wirken soll. Die Standardtherapie beinhaltet ein **Cephalosporin,** meist **Ceftriaxon** in Kombination mit **Metronidazol.** Beide Präparate werden über 10 Tage i. v. verabreicht. Zudem erhält die Patientin ein **Tetrazyklin,** meist **Doxycyclin** über 14 Tage oral, um die möglicherweise vorliegenden Chlamydien mitzubehandeln.

Die Patientin wird also stationär aufgenommen. Sie legen einen i. v.-Zugang, über den die Erstgabe der Antibiose appliziert wird. Dann melden Sie die Patientin auf der gynäkologischen Station an. Eine sonografische Verlaufskontrolle wird in zwei Tagen erfolgen, um die Wirksamkeit der antibiotischen Therapie nachzuvollziehen. Sollte sich der Befund nicht regredient zeigen oder sich der Allgemeinzustand der Patientin nicht adäquat bessern, müssen die Umstellung der Therapie und ggf. auch die Operation erwogen werden. Die Entzündungswerte werden zunächst täglich kontrolliert, bis sie sich deutlich fallend zeigen.

MERKE

In der akuten Entzündungssituation sollte nur in Ausnahmefällen primär eine Operation erfolgen. Therapie der Wahl ist zunächst die kombinierte Gabe von Antibiotika. Es ist v. a. wichtig, immer auch die potenziell vorliegenden Chlamydien mit einem Tetrazyklin mitzubehandeln.

4. Kinderwunsch

Sie können Frau S. insofern beruhigen, als dass Sie ihr zunächst sagen, dass die Funktion der Ovarien durch die Infektion nicht beeinflusst wird. Es könnte theoretisch jedoch sein, dass sich durch den Infekt Adhäsionen, sowohl in der Tube als auch im kleinen Becken, bilden, die zu **mechanischen Problemen** führen könnten. Das bedeutet, dass die Eizellen nicht durch die Tube zum Uterus transportiert werden (erhöhtes Risiko für EUG) oder die **Tubenmotilität** so stark **eingeschränkt** ist, dass die Eizelle nicht aufgenommen werden kann.

Die Infektion von Frau S. wurde aber früh festgestellt und wird nun adäquat therapiert, sodass die begründete Hoffnung besteht, dass sie folgenlos abheilen wird. Sollte es in der Zukunft Probleme bei der Konzeption geben, könnte zeitnah die weitere Diagnostik eingeleitet werden.

5. β-HCG im Blut erhöht, Ez-Werte negativ

Sie haben mit der Patientin schon den ganzen Therapieplan besprochen, als Sie die Laborwerte erhalten. Jetzt müssen Sie Ihre Verdachtsdiagnose doch noch einmal hinterfragen: Die Entzündungswerte im Blut sind negativ, zudem ist aber das β-HCG erhöht, obwohl der Schwangerschaftstest im Urin negativ war. Das heißt, laborchemisch liegt eine Schwangerschaft vor. Die wahrscheinlichste Ursache für die Beschwerdesymptomatik ist nun die **EUG.** Sie bitten die Patientin, sich noch einmal auf den gynäkologischen Stuhl zu setzen. Sie möchten den Befund reevaluieren. Seit der ersten Untersuchung sind ungefähr 2 h vergangen. Es zeigt sich nun reichlich freie Flüssigkeit im Douglas-Raum. Der zuvor flaue Befund flottiert jetzt frei in der Flüssigkeitsansammlung und entspricht a. e. der aufgetriebenen Tube. Bei näherer Betrachtung hat man das Gefühl, dass es aus einer Stelle der Tube kontinuierlich blutet. Die Verdachtsdiagnose lautet nun **akute EUG mit am ehesten Tubarabort** und akuter Blutung. Die Patientin wird umgehend von Ihnen für die Laparoskopie aufgeklärt, da man bei Verdacht auf eine akute Blutung keine Zeit verlieren sollte. Frau S. wird für die OP vorbereitet und von Ihnen bei der Anästhesie und OP-Pflege nachgemeldet. Etwa 20 min später sind Sie im OP und operieren die Patientin. Als Sie das Bild des kleinen Beckens auf dem Bildschirm sehen, ist Ihre Verdachtsdiagnose bestätigt. Es befinden sich etwa 500 ml Blut im Bauch. Die rechte Tube ist an einer Stelle rupturiert, aus der es sickernd blutet. Darunter erkennt man das Abortmaterial.

MERKE

Es ist wichtig, eine initial gestellte Diagnose immer wieder zu hinterfragen, vor allem wenn man neue Befunde erhält, die nicht komplett dazu passen. Man sollte sich großzügig immer noch einmal ein Bild von der Patientin machen oder eine Kollegin bitten, die Patientin zu reevaluieren.

ZUSAMMENFASSUNG

Eine Adnexitis entsteht meist durch eine **aufsteigende Infektion** mit Darmkeimen **(E. coli, Enterokokken)** oder **Chlamydien.** Auch eine hämatogene Aussaat der Keime oder eine Infektion per continuitatem ist möglich. Die Behandlung sollte zunächst mit einer **Breitbandantibiose,** insbesondere auch unter Einbezug der möglicherweise vorliegenden Chlamydien, erfolgen. Engmaschige Verlaufskontrollen sind notwendig, um den Erfolg der Therapie zu überprüfen. Von einer primär operativen Therapie wird zunehmend abgeraten.

WAS WÄRE, WENN ...

- ... die Patientin mit einem IUP verhütet hätte?
  - Der Rückholfaden des IUP liegt in der Scheide und ist eine gern genutzte Eintrittspforte für Bakterien, um in den Uterus zu gelangen. Im Falle einer Adnexitis sollte das IUP gezogen werden, damit keine weitere Keimaszension über den Faden stattfinden kann.

32

Alle für eine

Manuela Tavares de Sousa

Anamnese

Sie sind heute in der Ambulanz zuständig. Die erste Patientin ist die 28-jährige Frau A., die ihr erstes Kind erwartet und in der 32. SSW ist. Sie berichtet, dass sie mit einem Herzfehler der Mitralklappe geboren sei und im Alter von 14 Jahren eine mechanische Klappe erhalten habe. Aufgrund dieser habe sie ihr Leben lang eine Antikoagulation erhalten, die jetzt in der Schwangerschaft mit niedermolekularem Heparin in therapeutischer Dosis durchgeführt werde. Sie stellt sich zur Geburtsanmeldung bei Ihnen vor.

Untersuchungsbefund

Auskultation des Herzen: deutliches Klappengeräusch im Bereich des 5. Interkostalraums links medioklavikular, Lunge beidseits frei.

Abdominale Palpation: Fundus uteri entsprechend der 32. SSW, weich, keine Druckdolenzen.

Ultraschall: Herzaktion positiv, Einling in II. Schädellage mit einem Schätzgewicht unter der 3. Perzentile, Plazenta an der Vorderwand, unauffällige Fruchtwassermenge, Doppler fetal grenzwertig, aber noch im Normbereich, maternal mit erhöhten uterinen Widerständen beidseits.

1. **Sie sind noch nicht sehr erfahren und wollen daher die Patientin in der perinatologischen Fallkonferenz vorstellen. Welche Teams anderer Fachabteilungen würden Sie zur Konferenz einladen?**
2. **In der Verlaufskontrolle eine Woche später zeigen sich nun auffällige fetale Doppler. Die Patientin wird stationär aufgenommen. Welche Teams binden Sie mit ein?**
3. **Die Entbindung wird per Kaiserschnitt geplant, die Patientin ist niedergeschlagen und aufgewühlt. Wie gehen Sie mit der Patientin um? Wen müssen Sie für die Durchführung des Kaiserschnitts informieren und was sprechen Sie mit den Teams jeweils kurz an?**
4. **Frau A. liegt postpartal zunächst auf der Kardiologie. Sie möchte sehr gern stillen, ist aber frustriert, dass noch keine Milch gekommen ist. Wie reagieren Sie auf die Patientin und wen involvieren Sie für die Stillberatung?**
5. **Nach Verlegung auf die Wochenbettstation zeigt sich Frau A. sehr beunruhigt. Sie kann sich gar nicht richtig über ihr Kind freuen. Wen informieren Sie?**
6. **Die Entlassung steht an. An wen richten Sie Ihren Entlassbrief und welche zentralen Informationen sollten enthalten sein?**

1. Interdisziplinäre Fallkonferenz

Sie sind im ersten Jahre Ihrer Weiterbildung und sehen, dass dieser Fall sehr komplex ist. Die Schwangere bringt einige Risiken aufgrund der Herzerkrankungen mit und ist zusätzlich auch therapeutisch antikoaguliert. Ebenso fällt Ihnen auf, dass das Kind zu klein gewachsen ist und die maternalen Doppler auffällig sind. Daher laden Sie zu einer perinatologischen Fallkonferenz folgende Fachdisziplinen ein:

- **Kardiologie:** Das Kollegium bezüglich der künstlichen Mitralklappe ihre Expertise einbringen.
- **Hämato-Onkologie:** Sie wissen, dass eine therapeutische Antikoagulation mit einem erhöhten Blutungsrisiko einhergeht, und wollen das Team bezüglich der Fortführung dieser um die Geburt herum und im Wochenbett konsultieren.
- **Neonatologie:** Der Fetus ist unter der 3. Perzentile gewachsen und es sind erhöhte uterine Widerstände darstellbar. Möglicherweise wird eine Übernahme des Kindes nach der Geburt notwendig sein, daher binden Sie das neonatologische Team mit ein.
- **Anästhesiologie:** Sie wollen die Möglichkeiten der Analgesie unter Antikoagulation mit dem Kollegium dieser Abteilung diskutieren.

MERKE

Die Verbesserung der medizinischen Standards in anderen Fachdisziplinen führt dazu, dass heute Patientinnen schwanger werden können, die multiple Begleiterkrankungen aufweisen. Eine Betreuung der Schwangerschaft wird in einem Setting durchgeführt, welches alle Teams einschließt, die mit der Erkrankung der Patientin vertraut sind.

2. Interdisziplinäre Betreuung nach Aufnahme auf die Präpartalstation

Aufgrund der fetalen Dopplerwerte wird Frau A. stationär aufgenommen. Es erfolgen tägliche Kontrollen des Fetus mittels Kardiotokografie und Dopplersonografie. Da die Patientin erst in der 33. SSW ist und eine Entbindung aufgrund der aktuellen kindlichen Situation in naher Zukunft ansteht, beginnen Sie die Lungenreifeinduktion. Frau A. ist sehr in Sorge. „Was wird mit meinem Kind? Was passiert mit mir nach der Geburt?" sind die Fragen, die sie am meisten beunruhigen.

Sie involvieren daher zunächst das Team **der Neonatologie.** Diese können besser als Sie selbst Frau A. erläutern, dass das Kind zwar klein, aber von der Schwangerschaftswoche schon recht reif ist. Sie muss sich daher keine großen Sorgen bezüglich Komplikationen einer Frühgeburtlichkeit machen. Eine Übernahme auf die neonatologische Station wird dennoch anstehen und wird der Patientin ausführlich beschrieben, sodass sie besser vorbereitet ist.
Ebenso involvieren Sie das Team **der Kardiologie.** Frau A. wird nach der Geburt kardiologisch überwacht werden müssen. Die Mitarbeitenden können mit ihr daher bereits jetzt die Übernahme planen und ihr den Verlauf nach der Geburt erläutern.

3. Kommunikation und Planung des Kaiserschnitts in einem interdisziplinären Setting

Bei der heutigen Kontrolle der fetalen Dopplerwerte zeigen sich auffällige Befunde, die eine zeitnahe Entbindung erfordern. Die Patientin ist inzwischen in der 33+4 SSW.
Zwar rechnet Frau A. täglich mit der Entscheidung zur Entbindung. Aber jetzt, wo es wirklich so weit ist, fängt sie an zu weinen. Zunächst beruhigen Sie die Patientin. Sie ermutigen Frau A., indem Sie darstellen, dass das Kind sicherlich von den letzten 2 Wochen in ihrem Bauch profitiert habe. Wie toll sie die 2 Wochen ausgehalten habe und sogar die Lungenreifeinduktion habe bereits stattgefunden! Zusätzlich erläutern Sie, wie gut es ist, dass jetzt alles in Ruhe für den Folgetag geplant werden kann. Und dass das Team aus sehr erfahrenen Personen besteht, die einen solchen Eingriff gut beherrschen … Sie bitten die Patientin, für den folgenden Morgen nüchtern zu bleiben. Sie könne vor Aufregung jetzt eh nichts mehr essen, gibt Frau A. an.
Da die fetalen Dopplerparameter auffällig sind, aber das CTG noch unauffällig, planen Sie in Rücksprache mit Ihrer Oberärztin die Entbindung für den nächsten Tag. Zunächst informieren Sie die **OP-Koordination.** Sie bitten die OP-Pflege, bereits jetzt ein geburtshilfliches OP-Sieb in den kardiochirurgischen OP zu bringen. Im Anschluss informieren Sie die **Anästhesiologie.** Eine **Entbindung in rückenmarksnaher Betäubung,** sodass die Patientin bei der Geburt anwesend sein kann, würden Sie sehr befürworten. Dies ist möglich, wenn die therapeutische Antikoagulation auf einen Heparinper-

fusor umgestellt wird, der kurz vor der Spinalnarkose pausiert wird. Einzelheiten dieses Vorgehens besprechen Sie mit dem Team der **Hämato-Onkologie.** Sie informieren Frau A. direkt über diese Möglichkeit, die sich sehr freut, keine Vollnarkose zu bekommen.

Im Anschluss gehen Sie nun auf die neonatologische Station und besprechen sich dort mit der **neonatologischen Schichtleiterin.** Für den Folgetag wird ein neonatologisches Bett gebraucht. Erfreulicherweise ist die Planung unproblematisch.

Die Planung der OP im kardiochirurgischen Bereich unter Stand-by der Herz-Lungen-Maschine besprechen Sie zunächst mit der **technischen Assistenz.** Ebenso wird die **Kardiochirurgie** involviert. Für den postoperativen Verlauf haben Sie die **Bettenkoordination** informiert; die Übernahme auf die Überwachungsstation ist geplant.

Sie atmen kurz durch: Inzwischen haben Sie bereits 2 h mit der Planung verbracht. Haben Sie an alle/s gedacht? Sie gehen eine Checkliste in Ihrem Kopf durch: Die Versorgung des Kindes ist gewährleistet, ebenso die der Mutter unmittelbar nach der Geburt. Alle Mitarbeitenden, die für die Narkose und Betreuung verantwortlich sind, haben Sie informiert. Jetzt fehlt nur noch die Anmeldung im Computersystem. Und das Daumendrücken für den nächsten Tag.

MERKE

Die Entbindung einer Schwangeren mit schweren Begleiterkrankungen erfordert ein **strukturiertes Vorgehen unter Einbindung eines interprofessionellen Teams.**

4. Interdisziplinäre Betreuung in der Stillzeit

Der Kaiserschnitt ist ohne weitere Komplikationen verlaufen und Frau A. ist auf der Überwachungsstation. Sie gehen sie noch am gleichen Tag besuchen. Frau A. berichtet, dass sie müde sei und Schmerzen habe. Der Bauch tue weh. Sie sei sich auch nicht sicher, ob sie stillen könne. Bisher sei keine Milch gekommen.

Zunächst erläutern Sie, dass der Milcheinschuss am dritten Tag nach der Geburt zu erwarten sei. Sie müsse sich also keine Gedanken machen. Sie habe bereits vor der Geburt ihre Geduld bewiesen und Sie sprechen ihr Mut zu, dass auch diese Zeit vergehen werde. Bei der Inspektion der Brust zeigt sich diese weich und unauffällig.

Ihr Sohn sei auf der Kinderstation und sie glaube nicht, dass sie es schaffen könne. Sie sprechen ihr nochmals Mut zu und sagen ihr, dass Sie sich um Hilfe kümmern werden.

Zunächst gehen Sie in den Kreißsaal. Sie treffen dort eine **Hebamme,** die Sie besonders schätzen. Sie wissen, wie gut sie die Stillberatung macht, und bitten sie darum, nach Frau A. zu schauen. Auf dem Weg zu Frau A. gehen Sie auf die Kinderstation. Dort fragen Sie nach der Möglichkeit, ob der Sohn mit einer **Kinderpflegefachkraft** zu Frau A. gebracht werden kann. Netterweise findet sich direkt eine Kollegin und sie gehen alle gemeinsam zu Frau A.

Das Neugeborene wird durch die Hebamme angelegt und die Kinderkrankenschwester erläutert, wie der Besuch in den nächsten Tagen weitergeht. Ebenso wird die Patientin zum Abpumpen eingewiesen, sodass zwischendurch auch die Milchbildung angeregt wird. Kurz bevor Sie zurück auf Station gehen, sehen Sie, wie Frau A. mit einem Lächeln im Gesicht ihren Sohn anlegt.

5. Versorgung von Patientinnen nach der Geburt

Der weitere Verlauf auf der kardiologischen Station verlief sehr unkompliziert, sodass Frau A. auf die Wochenbettstation verlegt werden kann. Bei der Visite weint sie viel und gibt an, sich gar nicht mehr über das Kind freuen zu können. Zunächst gehen Sie ausführlich auf die Sorgen der Patientin ein. Sie erläutern, dass viele Frauen am dritten Tag über einen Babyblues berichten. Frau A. ist wirklich sehr beunruhigt. Ihr Sohn überfordere sie und sie könne auch gar nicht schlafen. Sie erklären der Patientin den Fragebogen für die **Edinburgh-Postnatal-Depressions-Skala** und händigen ihr schließlich den Bogen aus. Ebenso informieren Sie die **Psychologin** der Station und vereinbaren auch mit der Patientin, im Verlauf das Team der **Psychiatrie** einzubinden.

MERKE

10–15 % der Patientinnen leiden nach der Geburt unter einer **Depression,** die kaum vom **Babyblues** zu unterscheiden ist. Wichtig ist, dass die Symptome oft nicht augenfällig sind. Sorgen sind ernst zu nehmen, die von den Wöchnerinnen berichtet werden. Es ist besonders wichtig, offen mit dem Thema umzugehen und interdisziplinär frühzeitig eine Anbindung der Patientin zu gewährleisten.

6. Interdisziplinäre Betreuung nach Entlassung
Frau A. ist eine Patientin mit einer kardiologischen Begleiterkrankung, einer Entbindung per Kaiserschnitt in der Zeit einer Frühgeburtlichkeit und einer möglichen Depression, zumindest Verstimmung, im Wochenbett. Die Entlassung wird von Ihnen vorbereitet, indem zunächst die nachsorgende **Hebamme** informiert wird. Diese wird Frau A. in den Tagen nach der Geburt im häuslichen Umfeld visitieren, sodass es sehr wichtig ist, dass eine ausführliche Übergabe stattfindet. **Wochenbettpyschosen** treten häufig erst zu einem späteren Zeitpunkt auf, weshalb auch eine ausführliche Übergabe an die nachsorgende **Gynäkologin** durchzuführen ist. Eine Umstellung auf Marcumar® bei der mechanischen Herzklappe wird Frau A. bei ihrem niedergelassenen **Kardiologen** durchführen lassen, sodass auch dieser einen Entlassbrief bekommt. Die behandelnde **Kinderärztin** wird vom neonatologischen Team über den Verlauf des Kindes auf der Kinderintensivstation informiert.

ZUSAMMENFASSUNG

Die **Schwangere mit Begleiterkrankungen** ist eine Herausforderung in der Geburtshilfe, die einer interprofessionellen Zusammenarbeit bedarf. Dabei wird das Kollegium der Fachdisziplin entsprechend der Grunderkrankung der Patientin involviert und sowohl die Geburt als auch das Wochenbett gemeinsam betreut.

WAS WÄRE, WENN ...

- ... die Schwangere postpartal nicht stillen möchte?
  - Sie beraten die Patientin und ziehen auch eine Stillberaterin dazu. Eine ausführliche Beratung (in verständlichen Worten) der Vor- und Nachteile für Mutter und Kind bezüglich des Stillens wird in Kooperation mit einer Hebamme und Stillberaterin bereits vor der Geburt durchgeführt. Ängste können geklärt werden. Abschließend unterstützen und respektieren Sie den Wunsch der Frau.

33

Mein Ausfluss hat sich verändert

Lisa Kreysa

Anamnese

Kurz vor Ende Ihrer Sprechstunde kommt Ihre Mitarbeiterin Frau K. zu Ihnen und berichtet, dass die 25-jährige Frau F. gerade noch zur Tür hereingekommen sei – ohne Termin! Sie fragt Sie, wie man jetzt verfahren solle und ob man die Patientin nicht lieber direkt in die Klinik schicken könne. Da sie Frau F. schon länger kennen und die junge Frau sehr belastet wirkt, beschließen Sie, sie selbst zu untersuchen. Die Patientin erklärt, dass sie seit Tagen einen krümeligen Ausfluss bemerke und sich seit gestern ein zunehmender vaginaler Schmerz und Juckreiz entwickelt hätten. Sie habe große Angst, sich eine sexuell übertragbare Erkrankung eingefangen zu haben, da sie seit kurzem auch einen neuen Freund habe. Zusätzlich sei sie geschwächt durch eine Mittelohrentzündung, die in der letzten Woche antibiotisch behandelt werden musste.

Untersuchungsbefund

Sie bitten Frau F., hinter dem Paravent in Ihrem Untersuchungszimmer ihren Unterkörper zu entkleiden.

Körperliche Untersuchung: junge Patientin in leicht reduziertem AZ und gutem EZ.

Spekulumeinstellung: Vulva glatt, die Vaginalwände sind stark gerötet und geschwollen. Es zeigt sich ein zäher, krümeliger, weißlicher Fluor. Die Portio ist sakral, die Ektopie gut einsehbar und unauffällig. Keine vaginale Blutung aus der Zervix. pH: 4,0. Ein Nativ- sowie mikrobiologischer Abstrich werden entnommen.

Bimanuelle Palpation: Uterus antevertiert/anteflektiert. Kein Portioschiebeschmerz oder Uteruskantenschmerz.

1. **Wie ist die normale Scheidenflora aufgebaut?**
2. **Wie lautet Ihre Verdachtsdiagnose und was erwarten Sie von dem entnommenen Nativabstrich?**
3. **Welche Fragen quälen die Patientin, wie beruhigen Sie sie?**
4. **Welche Differenzialdiagnosen kommen in Betracht? Wie würden sich diese darstellen?**
5. **Welche Ursachen vermuten Sie für die Soorkolpitis von Frau F.? Welche anderen Ursachen kennen Sie?**
6. **Welche Therapie empfehlen Sie Ihrer Patientin? Wie würde sich die Empfehlung verändern, wäre die Patientin bereits zum vierten Mal in diesem Jahr erkrankt?**

1. Scheidenflora

In der reproduktiven Phase herrscht in der Scheide normalerweise eine Laktobazillen-Dominanz vor **(Döderlein Bakterien).** Diese Stäbchenbakterien sind östrogenabhängig und setzen Glykogen aus dem Plattenepithel zu Milchsäure um, wodurch der physiologisch niedrige pH-Wert (< 4,5) erzielt wird. Durch das saure Milieu in der Scheide werden potenziell pathogene Erreger, wie *Gardnerella vaginalis, E. coli, Pseudomonas aeruginosa* oder B-Streptokokken, unter einer kritischen Grenze gehalten. Solange keine Symptome bestehen, muss auch keine Therapie erfolgen. Obligat ist die Therapie allerdings beim Nachweis von Streptokokken A oder sexuell übertragbaren Erkrankungen, wie Trichomonaden, Gonokokken, Chlamydien oder *Treponema pallidum*.

2. Verdachtsdiagnose

Ihre Verdachtsdiagnose ist die **Soorkolpitis.** Hierfür typisch sind der beschriebene starke Juckreiz sowie die Entzündungszeichen, im Sinne der Rötung und Schwellung intravaginal, und der weißlich krümelige Fluor (➤ Abb. 33.1). Charakteristisch ist zudem, dass keine Erhöhung des pH-Werts vorliegt.

Bei Verdacht auf eine vaginale Infektion sollte immer auch ein Nativabstrich entnommen werden. Dieser wird auf einem Objektträger ausgestrichen, mit NaCl 0,9 % fixiert und anschließend direkt unter dem Mikroskop beurteilt. Mithilfe der 40-fachen Vergrößerung in der **Auflichtmikroskopie** können entscheidende Hinweise auf die Erreger der Entzündung erkannt werden.

Auch Sie untersuchen den Nativabstrich unter Ihrem Mikroskop (➤ Abb. 33.2). Neben den physiologischerweise vorkommenden Laktobazillen, die sich als große Stäbchenbakterien darstellen, erkennen Sie langgestreckte Sprosszellen, sog. **Pseudomyzelien,** die für die vermutete Mykose sprechen. In 80 % der Fälle handelt es sich um eine Infektion mit *Candida albicans*, bei 10 % der Patientinnen wird *Candida glabrata* nachgewiesen und in 10 % eine andere *Candida*-Art.

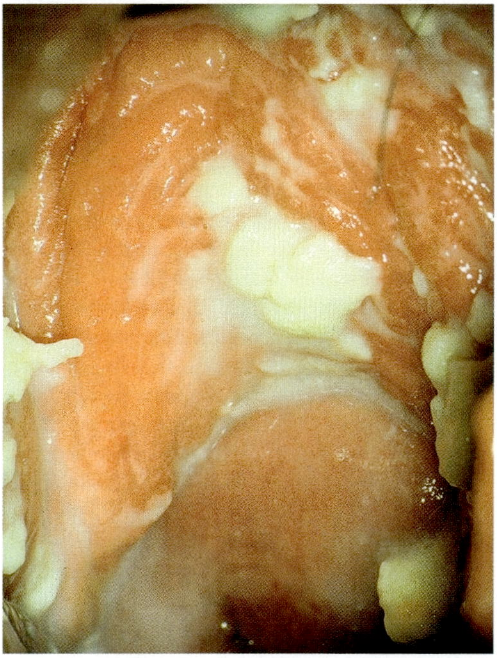

Abb. 33.1 Soorkolpitis durch *Candida albicans* mit krümeligem Fluor [M438]

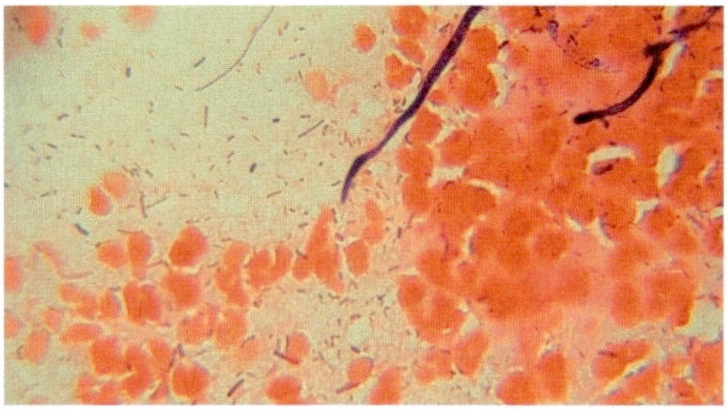

Abb. 33.2 Nativabstrich: Dargestellt sind Epithelzellen und Myzelien von Pilzen (dunkler). [M438]

3. Beratung der Patientin

Frau F. hat sich nach der Untersuchung wieder angezogen und sitzt Ihnen mit weiterhin besorgtem Blick gegenüber. Sie versuchen, sie zu beruhigen, und erklären ihr in einfachen Worten, dass bisher alle Befunde auf eine vaginale Pilzinfektion und keine schwere sexuell übertragbare Erkrankung hindeuten. Außerdem versuchen Sie, der Patientin verständlich zu machen, dass ihr diese Infektion nicht peinlich sein muss und sie 75 % aller Frauen im Laufe ihres Lebens betrifft. Die Ursachen sind vielfältig, hierauf kommen Sie später nochmal zurück. Die Infektion ist aber in jedem Fall kein Zeichen für ein unvernünftiges Sexualverhalten. Hier können Sie die Patientin ebenfalls entlasten.

Sie erklären weiterhin, dass sich eine Soorkolpitis in der Regel sehr gut und schnell therapieren lässt und die Patientin bereits in wenigen Tagen von allen Symptomen befreit sein sollte. Die Patientin fragt, wie sie sich ihrem Partner gegenüber verhalten solle. Sie sagen ihr, dass sie offen mit ihm darüber sprechen sollte und die beiden bis zur vollständigen Beschwerdefreiheit keinen Geschlechtsverkehr haben sollten. Dies kommt für die Patientin aktuell sowieso nicht infrage. Da die Candida-Infektion bei Männern häufig asymptomatisch verläuft, könnte sich der Partner entweder prophylaktisch mitbehandeln oder einen Abstrich machen lassen.

4. Differenzialdiagnosen

Die Diagnose wird definitiv durch die Auswertung des mikrobiologischen Abstrichs gestellt. Hierfür muss dieser in ein externes Labor geschickt werden. Dort wird eine Kultur angelegt, die über mehrere Tage angezüchtet wird, sodass man auch erst dann mit einer endgültigen Diagnose rechnen kann.
Differenzialdiagnostisch kommen andere Formen der Vaginose in Betracht, die sich je nach Erreger bzw. Ursache unterschiedlich darstellen.

Bakterielle Vaginose

Es handelt sich um die häufigste mikrobiologische Störung des Scheidenmilieus. Der Leitkeim ist *Gardnerella vaginalis*. Die Diagnose gilt als gesichert, wenn drei der folgenden vier Faktoren vorliegen:

- Dünnflüssiger, homogener Fluor
- Erhöhung des Scheiden-pHs über 4,5
- Amingeruch des Fluors, insbesondere nach Alkalisierung mit Kalilauge (KOH)
- Nachweis von Clue Cells im Nativpräparat

Clue Cells sind pathognomonisch für die bakterielle Vaginose. Hierbei erkennt man unter dem Mikroskop mit Bakterien beladene Epithelzellen. Die Anzahl der Laktobazillen ist entscheidend reduziert. Für die Darstellung der Clue Cells muss der Nativabstrich statt mit NaCl mit Methylenblau fixiert werden (➤ Abb. 33.3).

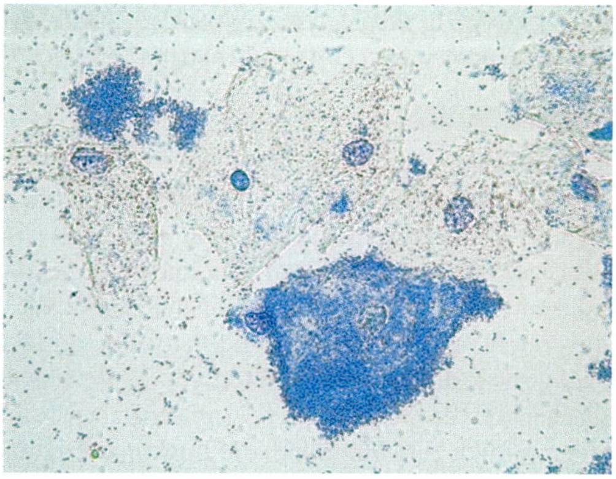

Abb. 33.3 Clue Cells bei bakterieller Vaginose: Die Epithelzelle ist mit Bakterien besetzt. (mit freundlicher Genehmigung von Prof. Dr. med. E. Petersen, Freiburg) [M441]

Trichomonadenkolpitis

Ausgelöst wird diese Infektion durch *Trichomonas vaginalis*. Pathognomonisch ist ein schäumender, grünlicher, übelriechender, brennender Fluor. Die Patientinnen geben einen brennenden Schmerz während der Miktion an, aber nicht danach (DD: Zytitis). Der vaginale pH ist > 5. Im Vaginalabstrich können die Trichomonaden als birnenförmige, begeißelte Flagellaten, die sich ruckartig bewegen, identifiziert werden. Beim Nachweis einer Trichomonadenkolpitis müssen andere sexuell übertragbare Krankheiten ausgeschlossen werden.

Herpes genitalis

Ursächlich können sowohl Herpes simplex Typ 2 (genitaler Typ) als auch Herpes simplex Typ 1 (oraler Typ) sein. 50 % der Infektionen verlaufen klinisch asymptomatisch. Nur 30 % manifestieren sich klinisch eindeutig mit starken Schmerzen, Brennen und Jucken sowie den pathognomonischen kleinen, rosettenförmig angeordneten Bläschen mit klarem Inhalt. Zur Diagnosesicherung muss mit einem trockenen Watteträger der Bläscheninhalt abgestrichen und anschließend virologisch untersucht werden. Auch hier ist die Mitbehandlung des Partners entscheidend.

Colpitis senilis

Bedingt durch den Östrogenmangel, v. a. in der Postmenopause, atrophiert das Epithel. Das Gewebe ist dadurch sehr verletzlich, es kommt zu petechialen Blutungen und Schmerzen beim Geschlechtsverkehr. Der pH ist > 6, da auch die Laktobazillen östrogenabhängig sind und in dieser Situation die Umsetzung von Glykogen zu Milchsäure nicht mehr funktioniert.

Im Nativabstrich erkennt man hauptsächlich Basalzellen und keine ausgereiften Epithelzellen mehr.

5. Ätiologie

Die Scheidenflora ist ein sehr sensibles Milieu. Schon kleine Veränderungen können zu Störungen dieses Gleichgewichts führen, die letztlich in einer Infektion sowohl mit Hefen als auch mit Bakterien münden können. Bei Frau F. vermuten Sie, dass die stattgehabte Otitis media sowie die folgende antibiotische Therapie entscheidend zu der Soorkolpitis beigetragen haben. Zum einen war die Patientin durch die Infektion immungeschwächt, zum anderen hat das Antibiotikum auch der Vaginalflora geschadet, was ein vermehrtes Wachstum der Hefen und anderer pathogener Keime begünstigt.

Da Candida östrogenabhängig wächst, kann auch eine Veränderung des Hormonhaushalts zu einer Infektion beitragen, z. B. durch die Einnahme der Pille oder anderer hormoneller Verhütungsmittel. Auch eine Schwangerschaft kann durch den gleichen Mechanismus eine Soorkolpitis begünstigen. Zudem sind Frauen mit einer Immunschwäche oder einem schlecht eingestellten Diabetes mellitus besonders prädisponiert. Und auch Stress fördert das Auftreten einer solchen Infektion.

Den neuen Partner der Patientin kann man also kaum verantwortlich für die Situation machen. Der Partnerwechsel könnte die Infektion lediglich zusätzlich begünstigt haben. Denn durch Geschlechtsverkehr wird der bakterielle Biofilm des Partners übertragen und so die Balance der Scheidenflora verändert.

6. Therapie

Bei einer unkomplizierten Erstinfektion mit *Candida albicans* ist normalerweise eine Lokaltherapie mit Clotrimazol ausreichend. Hierfür stehen Zäpfchen und Salben zur Verfügung. Sie rezeptieren Frau F. eine Einmaltherapie mit einem 500 mg Zäpfchen Clotrimazol. Alternativ wären auch niedriger dosierte Zäpfchen für 3 Tage möglich (200 mg). Das Zäpfchen sollte abends vor dem Schlafengehen eingeführt werden, damit es über Nacht wirken kann.

Von einer **chronisch rezidivierenden Candidose** spricht man, wenn mindestens vier Infektionen pro Jahr vorliegen. In einem solchen Fall muss eine umfangreiche Eradikation erfolgen (Behandlungsdauer mindestens 1 Jahr).

MERKE

Der vaginale pH ist im Falle einer Soorkolpitis in der Regel unauffällig.

ZUSAMMENFASSUNG

Ungefähr drei von vier Frauen erkranken im Laufe ihres Lebens an einer Soorkolpitis. In den meisten Fällen kann die Diagnose durch das klinische Erscheinungsbild im Sinne des krümelig weißlichen Fluors, vaginalen Juckreiz sowie des Nachweises von Pseudomyzelien im Nativabstrich gestellt werden. In der überwiegenden Zahl der Fälle genügt eine einmalige Anwendung eines Clotrimazol-haltigen Ovulums zur Therapie. Eine orale Therapie ist lediglich bei anderen Organmanifestationen (z. B. des Darms) oder bei rezidivierenden Erkrankungen notwendig.

WAS WÄRE, WENN …

- … die Patientin nicht 25, sondern 65 Jahre alt wäre?
  - Hefen wachsen östrogenabhängig. Eine Soorkolpitis bei einer älteren Frau, die keine lokale Östrogentherapie anwendet, ist somit unwahrscheinlich. Hier müsste man eher an eine Colpitis senilis denken, bei der es durch Östrogenmangel und eine dadurch bedingte Atrophie des Epithels zu ähnlichen Beschwerden kommt.
- … Sie in dem vorliegenden Fall Kalilauge auf Ihren Nativabstrich geträufelt hätten?
  - Das oben genannte Vorgehen beschreibt den Whiff-Test, der für den Nachweis der bakteriellen Vaginose wichtig ist. Bei einer Infektion mit *Gardnerella vaginalis* kommt es dann zu dem pathognomonisch fischigen Geruch. In unserem Fall würde sich keine Veränderung ergeben.

34

Ich habe Fieber in der Schwangerschaft

Manuela Tavares de Sousa

Anamnese

Die 26-jährige Frau F. stellt sich bei Ihnen in der 29. SSW vor. Sie hatte um einen zeitnahen Termin gebeten, da es ihr nicht gut gehe. Seit Tagen fühle sie sich schlapp und habe nun auch eine erhöhte Temperatur gemessen. Der 2-jährige Sohn sei im Kindergarten. Sie mache sich Sorgen, ob mit dem ungeborenen Kind alles in Ordnung sei.

Untersuchungsbefund

Klinische Untersuchung: RR 110/70 mmHg, HF 70/min, Temperatur 38,3 °C, Urinstix unauffällig.
Ultraschall: unauffällige Entwicklung.
CTG: ohne pathologischen Befund.

1. **An welche Viruserkrankung denken Sie, wenn eine Patientin mit einem 2-jährigen Sohn einen fieberhaften Infekt hat?**
2. **Auf Nachfrage gibt Frau F. an, dass sie eine kleine Katze besitze. An welche Infektion denken Sie jetzt?**
3. **Frau F. ist bereits vor der Schwangerschaft bei Ihnen gewesen und Sie hatten ihren Impfstatus überprüft. Es lag ein vollständiger Impfschutz vor. Sollte in der Schwangerschaft noch eine Impfung erfolgen?**
4. **Welche Impfungen sollten in der Schwangerschaft nicht aufgefrischt werden, sollte kein Immunschutz vorliegen?**
5. **Welche Gefahren drohen, sollten diese unter Punkt 4 genannten Impfungen nicht durchgeführt worden sein?**
6. **Frau F. kommt in der 36. SSW zur Vorsorge zu Ihnen. Bei der vaginalen Untersuchung sehen Sie kleine Bläschen, die schmerzen und jucken. Was tun Sie?**

1. Zytomegalievirus-Infektion in graviditate

Übertragung

Kleinkinder bis zum 3. Lebensjahr stellen eine mögliche Infektionsquelle für eine **Zytomegalievirus (CMV)**-Infektion dar. Sie zeigen häufig keine Symptome und scheiden nach dem Ende der Infektion noch lange Viren aus. Studien zeigen, dass bei seronegativen Schwangeren das Infektionsrisiko deutlich gesenkt wird, wenn sie informiert sind und eine **Hygieneberatung** erhalten. Die Seroprävalenz ist von sozioökonomischen Faktoren, dem Alter und Sexualpartner (über Spermien übertragbar) abhängig. In Deutschland sind etwa **55 %** der Frauen im gebärfähigen Alter **CMV-negativ.**

Klinik

Die Erkrankung verläuft meist asymptomatisch, kann aber Symptome einer leichten Grippe zeigen. In Fällen einer Primärinfektion besteht im 1. Trimenon ein niedriges Risiko für eine Transmission, dieses steigt auf 80 % im 3. Trimenon. Sollte die Infektion zu dem Zeitraum der Organogenese stattfinden, ist in 50 % mit schweren neurologischen Folgen zu rechnen. Im 3. Trimenon werden kaum fetale Beeinträchtigungen sein.
In Deutschland werden etwa 3.000–4.000 Kinder mit einer konnatalen CMV-Infektion geboren. Damit handelt es sich um die **häufigste konnatale Infektion.** 90 % der infizierten Kinder sind bei Geburt asymptomatisch, entwickeln allerdings in 10 % unterschiedlich schwere Spätfolgen (Schwerhörigkeit, Entwicklungsverzögerungen). 10 % der infizierten Kinder sind bei Geburt symptomatisch (Mikrozephalie, neurologische Einschränkungen, Hepatitis, Pneumonie), nur 10 % entwickeln sich unauffällig.

Diagnostik

Das erstmalige Auftreten von **CMV-IgG-Antikörpern** vermutet eine frische Infektion. Zur Sicherung der Diagnose werden zwei Blutproben im Abstand von 14 Tagen untersucht. IgM ist aufgrund von Kreuzreaktionen häufig falsch positiv. Die Untersuchung der IgG-Avidität ist hilfreich, um den Zeitpunkt einzugrenzen. Bei einer **niedrigen Avidität** handelt es sich um eine kurz zurückliegende Infektion.

Therapie

CMV ist über die Muttermilch übertragbar, mit einer Infektion ist in 35 % zu rechnen. Für reifgeborene Kinder stellt dies kein Problem dar. Bei einer Geburt < 32. SSW wird allerdings empfohlen, die Muttermilch abzupumpen und vor der Gabe zu pasteurisieren.
Bezüglich der Behandlung einer CMV-Infektion in graviditate gibt es eine widersprüchliche Datenlage, kontroverse Debatten und keine zugelassene Therapie. Im Rahmen eines individuellen Heilversuchs werden Immunglobuline intravenös im 1. Trimenon angeboten. Auch die Behandlung mit Valaciclor zeigt erste Erfolge.

MERKE

Die CMV-Antikörperbestimmung ist in Deutschland nicht als Screening vorgesehen. Ohne begründeten Verdachtsfall auf eine Infektion oder einen relevanten Kontakt wird sie nicht von den gesetzlichen Krankenkassen übernommen und ist eine individuelle Gesundheitsleistung.

2. Toxoplasmose-Infektion in graviditate

Übertragung

Es werden hauptsächlich zwei Infektionswege der **Toxoplasmen** für den Menschen beschrieben: orale Aufnahme der Zysten über Fleisch/Salat oder der sporulierenden Oozyten durch Kontakt zu Katzen/Gartenarbeit. Schwangere sollten **präventiv** beraten werden, auf Gartenarbeit oder Kontakt zu Katzen zu verzichten und Fleisch nicht roh zu verzehren und Salate gut zu waschen.
Toxoplasmose ist eine durch *Toxoplasma gondii* verursachte Zoonose. In Deutschland sind etwa **70 %** der Frauen im gebärfähigen Alter **Toxoplasmose-negativ.** Im 1. Trimenon besteht ein Risiko von 15 % und im 3. von 60 % für eine diaplazentare Übertragung (➤ Abb. 34.1). In Deutschland werden jährlich bis zu 23 Kinder mit einer konnatalen Toxoplasmose-Infektion gemeldet, die Dunkelziffer (bei asymptomatischem Verlauf und ohne Screening) wird 15-mal höher vermutet.

Klinik

Die Erkrankung verläuft meist asymptomatisch, kann aber von Symptomen einer Grippe mit Lymphknotenschwellung im Kopf/Halsbereich begleitet sein. Im Falle einer Erstinfektion steigt das Transmissionsrisiko mit

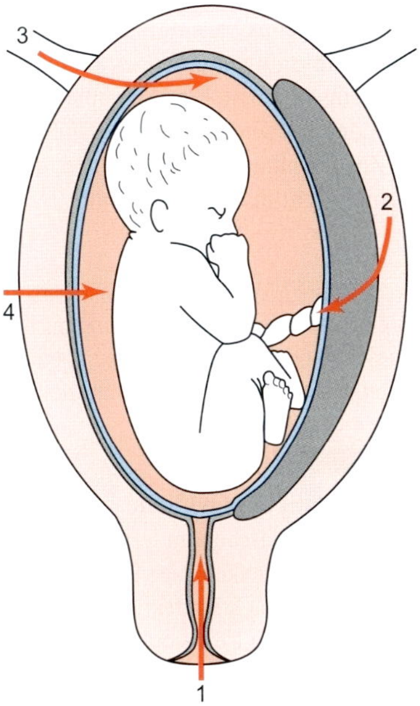

Abb. 34.1 Mögliche Infektionswege des ungeborenen Kindes. (1) Aszendierend transzervikal, (2) hämatogen transplazentar, (3) deszendierend, (4) transabdominal. [L106]

dem Gestationsalter, andererseits nimmt die Schwere des Krankheitsbildes des Feten ab.
Eine unbehandelte Infektion im 1. Trimenon kann zu schweren Schäden oder einem Abort führen. Eine spätere Infektion kann sich unterschiedlich manifestieren. Die klassische **Trias Retinochoroiditis, Hydrozephalus und intrakranielle Verkalkung** kann auftreten.

Diagnostik

Die Diagnostik erfolgt über IgG- und IgM-Antikörper-Testung. Jeder IgM-positive Befund sollte weiter abgeklärt werden. Eine niedrige Avidität ist als eine frische Infektion zu sehen.

Therapie

Bei einer Primärinfektion in der Schwangerschaft kann eine Therapie erfolgen. Bei einer Infektion bis 15. SSW wird Spiramycin, danach eine Kombinationstherapie mit Pyrimethamin, Sulfadiazin und Kalziumfolinat für 4 Wochen durchgeführt.

MERKE
Sowohl bei CMV als auch bei Toxoplasmose kommt der Aufklärung und präventiven Beratung eine Schlüsselrolle in der Vermeidung dieser Erkrankungen zu.

3. Impfung während der Schwangerschaft

In der Schwangerschaft ist ein Impfschutz besonders wichtig. Es sind „drei" Personen geschützt: die Schwangere vor Krankheitskomplikationen, das Ungeborene vor Fehlbildungen und Tod und das Neugeborene vor postnatalen Infektionen. Der sog. Nestschutz ist eine Sonderform der passiven Immunisierung. IgG-Antikörper werden diaplazentar auf das Kind übertragen. Aufgrund der Halbwertszeit der Antikörper ist der Schutz auf wenige Monate begrenzt.
Jede gebärfähige Frau sollte einen **vollständigen Impfstatus** gegen Tetanus, Diphtherie, Poliomyelitis, Hepatitis B, Masern, Mumps, Röteln und Varizellen besitzen. In der Schwangerschaft gilt „so wenig wie möglich, aber so viel wie nötig" impfen.
Die Impfungen gegen Tetanus, Diphtherie und Hepatitis A/B sind bei fehlendem Schutz in der Schwangerschaft empfohlen. Da die Influenza-Grippe zu schweren Verläufen in der Schwangerschaft führen kann, ist die jährliche **Influenza-Impfung** im 2. Trimenon empfohlen. Im April 2020 wurde die Angabe zur Influenzaimpfung im Mutterpass aufgenommen.
Die Ständige Impfkommission (STIKO) empfiehlt seit Mai 2020 die **Impfung gegen Pertussis.** Sie erfolgt als Booster-Impfung ab der 28. SSW, unabhängig davon, wann die letzte Impfung durchgeführt wurde und in jeder Schwangerschaft neu. Die Impfung dient dem Schutz des Neugeborenen. Keuchhusten hat eine hohe neonatale Morbidität (Pneumonie, Apnoe, Enzephalitis) und in > 50 % der Fälle sind die Eltern Überträger der Erkrankung (der zweite Elternteil sollte geimpft sein).

4. Nicht erlaubte Impfungen in der Schwangerschaft

Vor einer Schwangerschaft prüfen Sie Impfungen gegen **Masern, Mumps, Röteln (MMR) und Varizellen.** Sollte kein Impfschutz vorliegen, sollten Sie dies **vor** der Schwangerschaft nachholen. Da es sich um Lebendimpfstoffe handelt, die attenuierte, vermehrungsfähigen Viren enthalten, sollten Sie hier keine Impfung in der

Schwangerschaft durchführen. Eine versehentliche Impfung kurz vor oder in der Schwangerschaft ist kein Grund für einen Schwangerschaftsabbruch. Beobachtungen von Einzelfällen zeigen keinen embryotoxischen Effekt.

5. Weitere Infektionen in der Schwangerschaft

Sollte keine Impfung gegen MMR oder Varizellen in der Schwangerschaft vorliegen, wird dies unmittelbar im Wochenbett nachgeholt.

- **Masern:** Es besteht ein erhöhtes Risiko für schwer verlaufende Pneumonien in der Schwangerschaft. Fehlbildungen werden nicht berichtet.
- **Mumps:** Bei Beteiligung des zentralen Nervensystems besteht eine hohe Letalität. Es gibt keine Hinweise auf kindliche Fehlbildungen.
- **Röteln:** Vor Einführung des Impfstoffes wurden 4 auf 1.000 Kinder mit einem kongenitalen Röteln-Syndrom (CRS) geboren. Seit 1991 wird von der STIKO die Empfehlung einer Impfung ausgesprochen. Der letzte Fall eines CRS in Deutschland wurde im Jahr 2013 gemeldet. Bei einer Infektion bis zur 12. SSW ist zu 90 % mit einer Schädigung des Fetus zu rechen. Das Ungeborene zeigt die **Gregg-Trias:** Herzdefekte, Katarakt und Innenohrtaubheit. Die Letalität beträgt 20 %. Ab der 20. SSW besteht nur in Ausnahmefällen noch eine fetale Beteiligung. Der PCR-Nachweis erfolgt über einen Rachenabstrich. Die Erkrankung ist meldepflichtig.
- **Varizella-Zoster-Virus:** Obwohl prinzipiell durch eine Impfung (seit 2004 empfohlen) vermeidbar, ist dies eine der häufigsten Infektionserkrankungen in Deutschland. Varizellen sind hoch-kontagiös. Nach Exposition erkranken 90 %. Das Hauptsymptom sind Läsionen in verschiedenen Stadien aus Papeln, Bläschen und Schorf („Heubner-Sternenhimmel“). Für Schwangere bestehen zwei Risiken: Eine **diaplazentare Übertragung** kann bei 1–2 % der Schwangeren bis zur 24. SSW zu einem **fetalen Varizellen-Syndrom** (Vollbild von Hautläsionen, Hirnfehlbildungen, Augenschäden und Skelettanomalien) oder einem Abort führen. Eine maternale Infektion **5 Tage vor bis 2 Tage nach der Geburt** stellt ebenfalls eine lebensbedrohliche Situation für das Neugeborene dar. Bei ungeimpften Schwangeren wird eine postexpositionelle Prophylaxe durch passive Immunisierung mit Immunglobulinen empfohlen, ebenso bei den Neugeborenen. Eine Therapie mit Aciclovir kann um den Entbindungstermin erfolgen. Ein aktiver Zoster sollte abgeklebt werden, damit das Kind damit nicht in Kontakt kommt.

MERKE

2011 wurde eine Änderung der Mutterschafts-Richtlinie vorgenommen. Bei Nachweis durch Impfbuchkontrolle von zwei dokumentierten Impfungen gegen Röteln ist keine weitere serologische Kontrolle notwendig.

6. Herpes genitalis in graviditate

Bei schmerzenden Bläschen im Genitalbereich müssen Sie an Herpes Typ 2 denken. Nur 8 % der Schwangeren sind HSV2-positiv. Eine Erstinfektion in der Schwangerschaft kann zu Fehl- und Totgeburt oder Fehlbildungen des Neugeborenen führen. Eine Infektion des Kindes unter der Geburt kann eine lebensbedrohliche Sepsis oder Enzephalitis zur Folge haben. Bei aktivem Herpes bei Geburtsbeginn wird ein Kaiserschnitt empfohlen. Dieser kann vermieden werden, indem frühzeitig bei Symptomen eine medikamentöse Therapie eingeleitet wird. Die längsten Erfahrungen bestehen mit Aciclovir.

ZUSAMMENFASSUNG

Verschiedene Erstinfektionen bestimmter Erreger in der Schwangerschaft können zu einer fetalen Beteiligung oder Abort führen. Therapien sind nur eingeschränkt möglich, weshalb der Prävention eine zentrale Rolle zukommt. Bei CMV und Toxoplasmose spielt die Aufklärung um Hygiene eine zentrale Rolle in der Prävention. Andere Infektionen, die embryotoxisch sind, wie Röteln und Varizellen können durch eine Impfung vermieden werden. Bei Herpes genitalis kommt eine medikamentöse Therapie rund um die Geburt infrage.

WAS WÄRE, WENN …

- … bei einer Untersuchung Kondylome der Vulva darstellbar wären? Wie wäre die Geburt zu planen?
  - Kondylome sollten ab der 34. SSW therapiert werden. Eine primäre Sectio ist nicht notwendig.

Ich blute stark – nach der Geburt

Manuela Tavares de Sousa

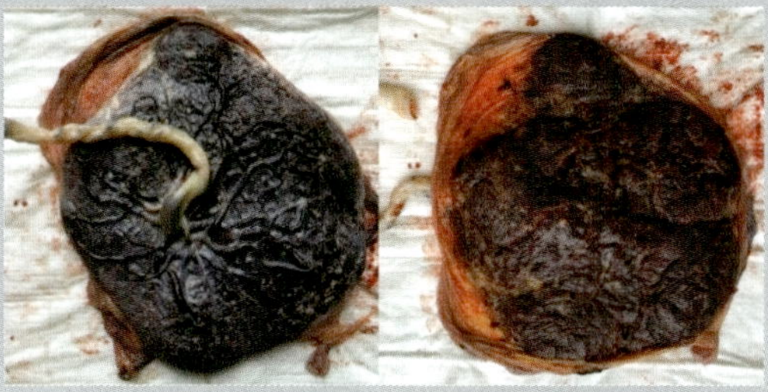

[P802]

anlegen wollen, als die Patientin über Schwindel klagte. Der Uterus sei weich, drei Querfinger über dem Nabel und es blute verstärkt. Sie treten direkt dazu.
Bei Ankunft hat die Hebamme bereits einen zweiten Zugang gelegt. Sie tasten den Uterus nun recht weich, auf Nabelhöhe. Ein orangengroßer Koagel geht vaginal ab. Die gesammelten Vorlagen sind auf 800 g gewogen.

Anamnese

Die 39-jährige VIG/IVP Frau V. hat vor 20 min ein gesundes, 4.180 g schweres Mädchen geboren. Sie hat vier Kinder vaginal geboren. Eine Fehlgeburt zog eine Kürettage nach sich. Nach Gabe von Oxytocin nach dem Abnabeln des Kindes löst sich die Plazenta. Mutter und Kind sind wohlauf. Die Damminspektion zeigt keine Geburtsverletzungen. Sie gratulieren der Patientin und verlassen den Kreißsaal zur weiteren Dokumentation der Geburt. Zehn Minuten später werden Sie von der Hebamme angerufen. Sie habe gerade das Kind in Kreißsaal 3

Untersuchungsbefund

Spekulumeinstellung: keine Verletzungen der Geburtswege, intakte Schleimhäute, keine Hinweise auf ein Hämatom.
Erneute Plazentainspektion: Sie inspizieren die Plazenta noch einmal zusammen mit der Hebamme. Die Plazenta erscheint vollständig (➤ Bild).
Tastuntersuchung des Uterus: auffallend weicher Uterus, Fundus jetzt wieder weit oberhalb des Nabels. Bei der manuellen Kompression entleert sich spontan schwallartig erneut eine beeindruckende Menge Blut.

1. **Welche Diagnose stellen Sie? Welche Differenzialdiagnosen klären Sie ab?**
2. **Wie kommt es zur spontanen Lösung der Plazenta? Was wird bei der Plazenta beurteilt?**
3. **Der Blutdruck von Frau V. ist 100/55 mmHg, Puls 95 bpm. Welche Komplikationen treten bei verstärkter postpartaler Blutung auf?**
4. **Es blutet weiterhin stark. Sie stellen die Diagnose einer postpartalen Hämorrhagie. Erläutern Sie Ihren Handlungsablauf.**
5. **Wie häufig tritt eine PPH auf? Welche Risikofaktoren kennen Sie und welche liegen in diesem Beispiel vor?**
6. **Wie gestaltet sich eine aktive Nachgeburtsperiode? Wurde sie in diesem Falle durchgeführt?**

1. Verdachtsdiagnose und Differenzialdiagnosen

Es handelt sich hier um eine **postpartale Hämorrhagie (PPH).** Definition nach WHO: Blutverlust ≥ 500 ml innerhalb von 24 h nach einer Geburt, schwere PPH ≥ 1.000 ml/24 h.

Zur weiteren Differenzierung der Ursachen einer PPH gelten die „4 T's“:

- Tonus (Uterusatonie): Fehlende Kontraktibilität der Uterusmuskulatur ist die häufigste Ursache für eine PPH.
- Trauma (Verletzungen des Geburtstrakts): Blutungen aus **Episiotomien** und **Dammrissen** haben einen wesentlichen Anteil am postpartalen Blutverlust. Bei sehr zügigen Geburten muss an einen **Zervixriss** und im Zustand nach Kaiserschnitt an eine **Uterusruptur** gedacht werden. Man sollte die Damminspektion sehr sorgfältig durchführen, um keine **Hämatome der Scheidenwand** zu übersehen; diese entstehen durch Verletzung tiefer gelegener Gefäße, während das darüber liegende Gewebe intakt bleibt.
- Tissue (plazentares Gewebe): Ein im Uterus verbliebener **Plazentarest** kann starke postpartale Blutungen verursachen. Dies ist bei Plazentaretention, unvollständiger Plazenta, Placenta increta und Placenta percreta zu erwarten.
- Thrombin (Gerinnungsstörungen): Primäre oder sekundäre Gerinnungsstörungen als Folge des Blutverlusts im Sinne einer disseminierten intravasalen Gerinnung führen zu einem hohen, teilweise unkontrollierten Blutverlust.

Bei Frau V. ist der Uterus auffallend weich und der Fundus weit oberhalb des Nabels tastbar. Dies spricht ebenso wie der Abgang von Koagel bei manueller Kompression für eine **Uterusatonie.**

MERKE

Vier **Ts** zur Abklärung der Ursachen der postpartalen Blutung: tonus, trauma, tissue, thrombin.

2. Spontane Plazentalösung

In 80 % erfolgt die spontane Lösung der Plazenta zentral **(nach Schultze).** Die Lösung beginnt in der Plazentamitte und die Plazenta wird mit der kindlichen Seite geboren. In 20 % ist die Lösung exzentrisch **(nach Duncan)** und wird vom Rand geboren. Bei der Letzten kommt es zu verstärkten Blutungen. Die Haftfläche und damit offene Wundstelle verkleinern sich rasch durch Kontraktionen und Vasokompression wie auch Thrombenbildung in den Gefäßlumina. Die hyperkoagulierte Gerinnung der Wöchnerin beeinflusst dies positiv. Die Plazenta wird auf Vollständigkeit geprüft: Die Dezidua ist glatt, es sind keine freien Gefäße auf der Eihaut darstellbar, die Nabelschnurinsertion ist zentral und drei Nabelschnurgefäße (2 Arterien, 1 Vene) sind darstellbar (➤ Abb. 35.1).

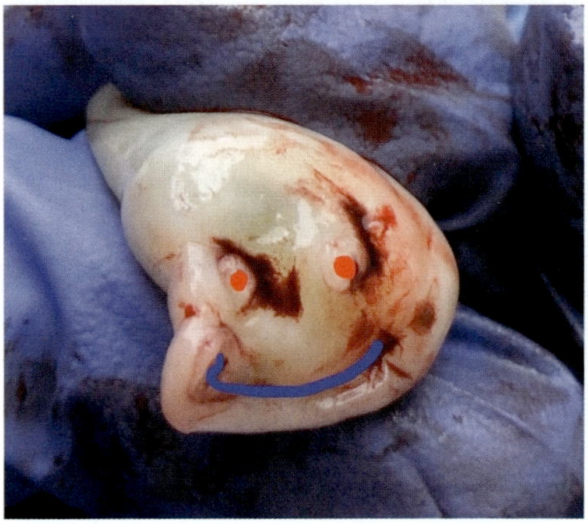

Abb. 35.1 Darstellung der Nabelschnurgefäße [P802]

3. Komplikationen

Die PPH ist die führende Ursache mütterlicher Todesfälle in den Dritte-Welt-Ländern. Weltweit ist ein Viertel aller mütterlichen Todesfälle bei Geburt einer PPH verschuldet.

Die Symptome eines Volumenmangels können zunächst meist gut kompensiert werden und zeigen sich anfangs nur durch eine leichte Tachykardie und Hypotonie. Dies kann dann plötzlich und unerwartet in einen akuten Volumenmangelschock übergehen. Im weiteren Verlauf kann es zur Organversagen und einer Verbrauchskoagulopathie kommen.

MERKE

Die postpartale Hämorrhagie kann einen massiven Blutverlust zur Folge haben. Man neigt bei visueller Beurteilung dazu, große Blutmengen um 30–50 % zu unterschätzen und kleine Blutmengen zu überschätzen. Daher ist eine objektive Erfassung der Blutmenge wünschenswert (Wiegen, Auffangbehälter).

4. Therapie

Eine postpartale Hämorrhagie ist ein **akuter Notfall.** Die Durchlaufrate im Uterus beträgt 500 ml/min. Daher kann innerhalb kurzer Zeit ein massiver Blutverlust entstehen. Die PPH erfordert daher ein schnelles, koordiniertes und zeitgleiches Handeln.
Für alle Blutungen nach der Geburt gilt, dass großlumige Zugänge gelegt werden und **Volumen** substituiert werden muss. Der Hb-Wert und die Gerinnungsparameter werden kontinuierlich überwacht. Unbedingt wird die Blutgruppe bestimmt, denn nicht unwahrscheinlich sind eine **Bluttransfusion** und/oder die Gabe von **Frischplasma** notwendig. Der massive Blutverlust kann schnell zu einer Verbrauchskoagulopathie und einem Schock führen. Frühzeitige **Schockzeichen** wie Tachykardie, Hypotonie und Kaltschweißigkeit sollten beobachtet werden.
In Abhängigkeit von der Ursache der PPH können folgende therapeutische Schritte eingeleitet werden:

Tonus

- **Entleeren der Blase** mittels Einmalkatheter. Eine stark gefüllte Harnblase verhindert die Kontraktion des Uterus.
- **Kräftige Fundusmassage und Halten des Uterus:** Der Uterus kann sich nur kontrahieren, wenn er vollständig entleert ist. Daher ist eine Massage des Fundus mit (bimanueller) Kompression des Uterus zur Entleerung und Halten des Uterus oft sinnvoll.
- **Kontraktionsmittel:** In einem ersten Schritt wird hoch dosiert **Oxytocin** i. v. verabreicht. Kommt es zu keinem Blutstillstand, stehen **Prostaglandine,** insbesondere Sulproston (*Nalador*) und Misoprostol (*Cytotec*), als potente Kontraktionsmittel zur Verfügung. Sie können allerdings schwere pulmonale und kardiale Nebenwirkungen auslösen.
- Eine **intrauterine Ballon-Tamponade** kann für 24 h eingelegt werden.
- Bei Versagen aller zuvor genannten Therapieversuche wird eine **Laparotomie** durchgeführt. Der Uterus kann mit **speziellen Nahttechniken (B-Lynch-Naht)** eingeschnürt werden. Eine **Ligatur der uterinen Gefäße** zeigt eine Reduktion der Blutung um bis zu 80 %.
- In wenigen Kliniken besteht die Möglichkeit zur **Katheterembolisation der uterinen Gefäße.** Das Team der Radiologie sollten frühzeitig informiert werden. Als Ultima Ratio kann eine **Hysterektomie** unvermeidbar sein.

Tissue

- Sollte die Plazenta sich nicht spontan lösen, wird eine **manuelle Lösung der Plazenta mit Nachkürettage** unter Singleshot-Antibiose durchgeführt.

Trauma

- Die gründliche Inspektion der Geburtswege nach der Geburt ist wichtig und die Versorgung sollte zeitnahe erfolgen. Sollten die Geburtswege intakt erscheinen, muss auch ein Zervixriss mit einer Spekulumuntersuchung ausgeschlossen werden.

Thrombin

- 1,3 % der Allgemeinbevölkerung haben ein Von-Willebrand-Syndrom. Bei einigen Patientinnen, die zuvor nie operiert wurden, ist die Geburt die erste größere mit Blutverlust einhergehende Situation, sodass die Erstdiagnose im Rahmen einer PPH erfolgt. Die Substitution von Gerinnungsfaktoren durch Frischplasma sollte frühzeitig erfolgen.

MERKE

Einer raschen Abklärung der Ursachen einer PPH folgt eine zügige, koordinierte Behandlung. Da eine stete Überwachung und oft zeitgleiche Therapie notwendig sind, ist ein frühzeitiges Hinzuziehen der Anästhesie bedeutsam. Die PPH kann nur in einem multidisziplinären Setting erfolgreich behandelt werden und fordert oft eine intensivmedizinische Überwachung. Die Handlungsabläufe werden regelmäßig in Teamtrainings geübt.

5. Inzidenz und Risikofaktoren

PPH betrifft etwa 2 % aller Gebärenden. Die Inzidenz steigt kontinuierlich durch zunehmende Sectioraten und Plazentaimplantationsstörungen in Folgeschwangerschaften. Auch wenn die meisten Gebärenden mit einer PPH keine erkennbaren Risiken zeigen, so lassen sich einige Risikofaktoren nennen:

- Höhergradige Mehrgebärende
- Protrahierter Geburtsverlauf
- Geburt bei überdehntem Uterus, z. B. bei Mehrlingsschwangerschaft, Makrosomie oder Polyhydramnion

- Plazentapathologie (Placenta increta, vorzeitige Lösung, Lösungsstörung, Placenta praevia)
- Präeklampsie, HELLP-Syndrom
- Medikamentöse Einleitung der Geburt oder Oxytocin während der Geburt
- Anamnestisch PPH
- Erhöhter BMI >35, maternales Alter > 30 Jahre
- Uterus myomatosus und Uterusfehlbildungen
- Chorionamnionitis
- Operative Entbindung (Vakuum, Forzeps, Sectio, Dammriss/-schnitt)

Bei Aufnahme zur Geburt sollte eine Risikostratifizierung jeder Gebärenden anhand der Anamnese und bestehender Risikofaktoren erfolgen, um einen erhöhten Blutverlust frühzeitig zu diagnostizieren und eine Therapie rechtzeitig zu initiieren.
Die 39-jährige Frau V. hat bereits vier Kinder geboren und dieses fünfte Kind wiegt über 4.000 g. Sie zeigt damit drei Risikofaktoren für eine PPH.

6. Prophylaxe

Die aktive Leitung der Nachgeburtsperiode (*active management of third stage of labor* – AMTSL) führt zu einer raschen Plazentalösung und reduziert das Risiko einer PPH. Da eine PPH meist ohne erkennbare Risikofaktoren vorliegt, wird die AMTSL bei jeder Gebärenden durchgeführt. Ein abwartendes Verhalten erhöht das Risiko einer PPH und ist nicht empfohlen.
Nach Geburt des Kindes wird **Oxytocin** als Kurzinfusion langsam i. v. gegeben. Eine Bolusgabe wird aufgrund der hämodynamischen Wirkung mit maternaler Vasodilatation und Hypotonie/Tachykardie nicht mehr empfohlen. Die Gabe verhindert 50–70 % der schweren PPH. Oxytocin ist ein kostengünstiges, gut wirksames Kontraktionsmittel. Sein Nachteil ist, dass es kühl gelagert werden muss. In industrialisierten Ländern stellt dies kein sonderliches Problem dar. In vielen Regionen der Welt lässt sich eine solche Kühlkette allerdings nicht einfach realisieren. Wenn Oxytocin nicht verfügbar ist, kann auch Misoprostol oder Methergin genutzt werden. Diese zeigen ein höheres kardiales Nebenwirkungsprofil.
Zur AMTSL gehört ein spätes Abnabeln nach 1–3 min, ein frühes Abnabeln unter 1 min sollte nur bei supprimierten Neugeborenen durchgeführt werden. Der Uterustonus wird in der Nachgeburtsperiode regelmäßig kontrolliert und der Kreislauf engmaschig überwacht. Ein kontrollierter Zug an der Nabelschnur zeigt nach neuen Daten einen reduzierten Blutverlust – dies sollte aufgrund des Risikos eines Nabelschnurabreißens aber nur in erfahrenen Händen erfolgen.
Bei Frau V. wurde Oxytocin appliziert. Dennoch kam es zu einer Atonie.

MERKE

Analog zur vaginalen Geburt wird auch nach Sectio eine PPH-Prophylaxe durchgeführt. Es hat sich hier zunehmend die Anwendung von **Carbetocin** durchgesetzt. Dies ist ein synthetisches Oxytocin-Analogon mit einer langen Halbwertszeit und dadurch nachhaltigeren Uteruskontraktionen. Es ist deutlich teurer als Oxytocin.

ZUSAMMENFASSUNG

Postpartale Hämorrhagien können sehr schnell zu einem massiven Blutverlust führen. Ursachen können eine Uterusatonie, Verletzungen des Geburtstrakts, plazentare Pathologien oder Gerinnungsstörungen sein. Ein schnelles Eingreifen und der Ursache adaptieres Vorgehen sind lebenswichtig. Weltweit sterben jährlich 70.000 Frauen nach einer unstillbaren Blutung im Rahmen einer Geburt. Viele davon wären durch ein aktives Management der Nachgeburtsperiode und adaptiertes Vorgehen vermeidbar. Die Simulation und das Training in einem interdisziplinären Team verbessern das Outcome.

WAS WÄRE, WENN ...

- ... es sich bei der Geburt um Zwillinge gehandelt hätte? Wie würde sich die aktive Leitung der Nachgeburtsperiode gestalten?
  - Es hat sich im klinischen Alltag eingespielt, dass bei erhöhtem Risiko (wie eine Zwillingsgeburt) eine höher dosierte Oxytocin-Infusion über 1 h nach der Geburt gegeben wird.

36

Was kann ich tun?

Lisa Kreysa

Anamnese

Sie betreuen die 40-jährige Patientin Frau O. in der onkologischen Tagesklinik Ihres Krankenhauses. Bei der Patientin ist ein triple-negatives Mammakarzinom diagnostiziert worden. Eine Therapie mit 4 Zyklen Epirubicin/Cyclophosphamid dosisdicht (alle 2 Wochen) und im Anschluss 12 Zyklen Paclitaxel und Carboplatin (wöchentlich) wurde in der Tumorkonferenz festgelegt. Die Patientin kommt heute zur Besprechung des Therapiebeginns und der Klärung möglicher Fragen zu Ihnen.

1. **Sie werden in den nächsten Wochen der wichtigste Ansprechpartner für die Patientin sein. Welche Aufgaben gehen neben den medizinischen Aspekten damit einher?**
2. **In welchen Situationen brauchen Frau O. im Speziellen und onkologische Patienten im Allgemeinen intensivere Betreuung? Welche Möglichkeiten der Intervention haben Sie?**
3. **„Am meisten fürchte ich mich vor dem Haarausfall und dass jeder direkt erkennt, dass ich krank bin. Oh, und vor der starken Übelkeit. Unter der Chemotherapie muss man sich doch ständig übergeben, oder?" Welche Perspektive können Sie der Patientin geben?**
4. **Mit welchen Nebenwirkungen muss Frau O. noch rechnen und wie kann man diese lindern?**
5. **„Was kann ich tun, um die Therapie zu unterstützen? Ich habe viel über Komplementärmedizin gelesen. Was halten Sie davon, Frau Doktor?"**

1. Psychoonkologie

Als Ärztin sind Sie in erster Linie für die Durchführung der Therapie verantwortlich. Auf der anderen Seite werden Sie in den nächsten 3 Monaten und, je nachdem wie sich der weitere Verlauf der Erkrankung entwickelt, vielleicht sogar über Jahre einer der wichtigsten Ansprechpartner der Patientin sein. Den **psychologischen Aspekt** sollten Sie daher nie außer Acht lassen und den Menschen mit der Krankheit und die seelischen Aspekte als ein Ganzes begreifen. Es ist entscheidend, dass Sie (und Ihr Team) eine Atmosphäre schaffen, in der sich die Patientin geborgen fühlt und es wagen kann, Ängste, Befürchtungen und Beschwerden zu äußern.

In Ihrem ersten Gespräch mit ihr sollten Sie die Bedeutung der Erkrankung für die Patientin erfragen, ggf. neue Perspektiven anbieten und klarmachen, dass die Patientin nicht schuld an ihrer Situation ist. Zeigen Sie Verständnis für das Ohnmachtsgefühl der Patientin, aber geben Sie ihr auch Mut, indem Sie sagen, dass man gemeinsam den Weg gehen wird und es viele Möglichkeiten gibt, die Therapie und den Krankheitsverlauf positiv zu beeinflussen. Sie können der Patientin auch eine gezielte **psychoonkologische Betreuung** durch einen Therapeuten anbieten. Sagen Sie ihr aber auch, dass sie sich nicht sofort dafür oder dagegen entscheiden muss, sondern auch im Verlauf jederzeit darauf zurückkommen kann. Auf der anderen Seite ist es aber auch Ihre Aufgabe zu erkennen, dass ein erhöhter Betreuungsbedarf besteht, auch wenn die Patientin dies eventuell nicht selbst artikulieren kann.

MERKE

Es ist entscheidend, neben der Erkrankung auch die psychologischen Aspekte zu sehen. Psychologische Belastungen müssen genauso thematisiert werden können wie Nebenwirkungen der Therapie.

2. Besondere Situationen der onkologischen Betreuung

Im Rahmen der Behandlung können immer wieder Umstände auftreten, in denen die Patientinnen und Patienten besondere Betreuung benötigen. Zunächst sind dies die Situationen, wenn die **Diagnose mitgeteilt** wird, wenn die Therapie besprochen wird und wenn die Therapie im weiteren Verlauf ggf. starke **Nebenwirkungen** mit sich bringt. Tritt die Erkrankung erneut auf **(Rezidiv)** oder bilden sich **Metastasen,** bedeutet dies ebenso eine Ausnahmesituation wie die Nachricht, dass nur noch eine **palliative Therapie** möglich ist. Zu guter Letzt setzt die **Sterbebegleitung** natürlich ebenso eine besondere Betreuung voraus.

Frau O. wurde die Diagnose bereits mitgeteilt. Besondere psychologische Betreuung benötigt sie nun vor Beginn der Therapie, um sie behutsam darauf vorzubereiten, was sie erwarten wird, und im Verlauf, wenn starke Nebenwirkungen auftreten oder z. B. auch, wenn die Therapie nicht so anschlägt, wie man es erwartet hat, wenn sie abgebrochen oder umgestellt werden müsste. In solchen Situationen können Sie auf verschiedenen Wegen versuchen, die Patientin noch besser zu unterstützen. Wie oben bereits genannt, ist die Anbindung an einen **Psychologen** möglich, um Strategien zu erarbeiten, wie man mit der Situation besser umgehen und Kraft schöpfen kann. Auch **Selbsthilfegruppen** können hilfreich sein. **Entspannungstechniken** wie autogenes Training, eine **Kunst- oder Ergotherapie** können bei der Krankheitsverarbeitung helfen.

MERKE

Sie als Therapeutin müssen lernen, Ihre Patientinnen gut einzuschätzen. Auch, wenn ein Bedarf an Unterstützung durch die Patientin nicht geäußert werden kann, sollten Sie erkennen, wenn er benötigt wird, und Maßnahmen empfehlen.

3. Chemotherapie: Haarausfall und Übelkeit

Frau O. trifft mit ihren Fragen nach Haarausfall und Übelkeit genau die Sorgen der meisten Frauen, die eine Chemotherapie beginnen. Zwar könnte man sagen, dass der Haarausfall eher nebensächlich ist und die Haare wieder nachwachsen, aber als Frau keine Haare zu haben, ist immer noch stigmatisierend und bedeutet unterbewusst Stress für die Patientin. Leider müssen Sie Frau O. sagen, dass die Präparate, die sie erhalten wird, zu einem Haarausfall führen und dieser bereits nach der ersten Applikation beginnen wird. Bei den meisten Frauen kommt in der zweiten Phase der Therapie (Paclitaxel und Carboplatin) bereits ein erster Flaum zurück. Trotzdem muss die Patientin zunächst mit dem Haarausfall umgehen. Hilfreich kann es sein, sich vor der Therapie bei einem Perückenmacher vorzustellen, der die Perücke dann besonders genau abstimmen kann. Zudem kann Informationsmaterial über Tücher und Mützen ausgegeben werden, die man tragen kann. In einigen Studien hat sich zudem gezeigt, dass die Kühlung der Kopfhaut zu einer Verminderung des Haarausfalls führen kann. Hierfür muss die Patientin während der gesamten Chemoinfusion eine Kühlhaube tragen. In vielen Kliniken ist dies mittlerweile möglich. Der Haarausfall kann hierdurch lediglich reduziert werden und es ist bislang nicht geklärt, ob es negative Auswirkungen auf die Wirkung der Chemotherapie gibt. Ratsam ist es in jedem Fall, vor Beginn der Therapie die Haare zu schneiden, um zu verhindern, dass lange Haare plötzlich nicht mehr da sind.

Mit Chemotherapie assoziieren die meisten Menschen starke Übelkeit und Erbrechen. Vor allem Epirubicin/Cyclophosphamid und Carboplatin sind stark emetogene Substanzen. Glücklicherweise gibt es mittlerweile sehr effektive Medikamente, die der Übelkeit vorbeugen, sodass diese Nebenwirkung kaum noch eine Rolle spielt. Die antiemetische Therapie sieht aktuell folgendermaßen aus:

- **5-HT3-Antagonist** (z. B. Ondansetron) und **Dexamethason** i. v. vor Beginn der Chemotherapie
- An Tag 1 zusätzlich **NK1-Antagonist** oral (z. B. Aprepitant)
- An Tag 2 und Tag 3 Aprepitant + Dexamethason oral, alternativ kann Aprepitant durch Metoclopramid oral ersetzt werden.

MERKE

Starke Übelkeit kommt im Rahmen der Chemotherapie kaum noch vor, da es mittlerweile gute Medikamente gibt, die dieser entgegenwirken.

4. Weitere Nebenwirkungen

Im Rahmen einer Chemotherapie gibt es Nebenwirkungen, die fast bei allen Substanzen auftreten, gleichzeitig gibt es aber auch spezifische Nebenwirkungen der einzelnen Präparate. Die individuelle Aufklärung ist daher entscheidend.

Frau O. erhält den ersten Teil der Therapie **dosisdicht,** d. h, die Abstände sind kürzer als normalerweise, um schneller einen höheren Spiegel zu erreichen. Die Folge kann eine **Neutropenie** sein. Ist diese stark ausgeprägt und besteht sie über mehr als 7 Tage, liegt das Risiko für eine Infektion bei 90 %. Eine solche Infektion kann für die Patientin lebensgefährlich werden. Plant man ein dosisdichtes Regime, sollte die Patientin nach jeder Gabe der Therapie **prophylaktisch G-CSF** (*granulocyte-colony stimulating factor*) erhalten. Es handelt sich um ein Peptidhormon, das die Granulozytenbildung anregt. In Bezug auf das in der zweiten Phase eingesetzte **Paclitaxel** muss die Patientin über die Nebenwirkung der **peripheren Neuropathie** aufgeklärt werden, die v. a. durch dieses Präparat hervorgerufen wird. Die Patientin muss angewiesen werden, gut darauf zu achten, ob es zu **Kribbelparästhesien** in Fingern und Zehen kommt, ob Gläser fallen gelassen werden oder das Laufen schwerfällt, weil man die Zehen nicht mehr spürt. Bislang gibt es keine verlässlichen Daten für effektive Maßnahmen zur Verhinderung. Kühlung von Händen und Füßen und Minderperfusion (durch Kompressionstrümpfe und enge Handschuhe) scheinen etwas vorzubeugen. Akupunktur kann außerdem gegen neuropathische Schmerzen helfen. Tritt eine Neuropathie auf, müssen die Intervalle zwischen den einzelnen Gaben verlängert oder die Therapie im schlimmsten Fall abgebrochen werden.

5. Komplementärmedizin

Selbst etwas beizutragen ist vielen Patienten sehr wichtig und gibt ihnen Kraft für die Therapie. Sie können Frau O. empfehlen, sich **gesund und ausgewogen zu ernähren,** um einer Kachexie vorzubeugen. Gerade unter der Chemotherapie sollte Gewichtsverlust vermieden werden. Zudem ist **Bewegung** sehr wichtig und verbessert die Verträglichkeit der Therapie; die Chemobedingte Fatigue wird gemindert. Die Patientin sollte motiviert werden, 2- bis 3-mal pro Woche ein moderates Ausdauertraining durchzuführen (schwimmen, Rad fahren, Nordic Walking).

Bezüglich Nahrungsergänzungsmitteln und Phytotherapie gibt es keine eindeutigen Daten. In einigen Studien scheint eine Substitution von **Selen, β-Carotin, Vitamin E/C und Zink** zu einer besseren Verträglichkeit der Therapie zu führen. Außerdem **kann z. B. bei Strahlenschäden die lokale Anwendung von Aloe vera helfen.** Ginseng lindert **Erschöpfungszustände**. Bei Hormonrezeptor-positiven Karzinomen sollen keine Phytotherapeutika gegeben werden. Johanniskraut beschleunigt den CYP3A4-Metabolismus und sollte deshalb ebenfalls nicht verordnet werden. Viele

Patientinnen fragen zudem nach einer Misteltherapie. Auch hier ist die Studienlage unklar. Es scheint durch Mistelpräparate zu einer Verbesserung der Lebensqualität, Appetitlosigkeit und depressiver Verstimmung zu kommen (Intervalltherapie über 8–12 Wochen).

MERKE

Für Patienten ist es sehr wichtig, selbst etwas zum positiven Verlauf der Therapie beizutragen. Zeigen Sie Möglichkeiten auf.

ZUSAMMENFASSUNG

Menschen, die die Diagnose Krebs bekommen, befinden sich in einer Ausnahmesituation. Es ist entscheidend, neben der medizinischen Komponente auch die psychologischen Aspekte der Diagnose zu sehen und den Erkrankten Hilfen aufzuzeigen. Versuchen Sie, durch gezielte Fragen, Erklärungen und individuelle Aufklärungen Ängste zu nehmen und geben Sie der Patientin Möglichkeiten an die Hand, ihre Therapie selbst positiv zu beeinflussen und etwas beizutragen.

WAS WÄRE, WENN ...

- ... Frau O. die Chemotherapie komplett ablehnen und sich ausschließlich homöopathisch behandeln lassen wollen würde?
  - Sie können Ihre Patientin nicht zu einer Therapie zwingen, aber Sie müssen sie darüber aufklären, dass sie an einer aggressiven Erkrankung leidet, sie zügig und effektiv behandelt werden sollte und dies ausschließlich mit homöopathischen Mitteln nicht möglich sein wird. Das Risiko für einen raschen Progress und Metastasierung ist sehr hoch. Homöopathische und komplementärmedizinische Ansätze können zusätzlich mit in die Therapie integriert werden, sollten die Chemotherapie aber nicht ersetzen.

37

Ich verliere Fruchtwasser

Manuela Tavares de Sousa

Anamnese

Sie haben Dienst im Kreißsaal, als der Rettungswagen eine Patientin bringt. Es handelt sich um die 29-jährige Frau I., die bereits telefonisch angekündigt war. Sie erwartet ihr erstes Kind und ist heute in 39+4 SSW. Beim Abendessen habe sie reichlich Flüssigkeitsabgang bemerkt. Sie hat keine Wehen. Die Schwangerschaft war bisher komplikationslos.

Untersuchungsbefund

Die Patientin wird liegend in den CTG-Raum gebracht, Sie sehen bei der Umlagerung bereits eine große Pfütze. Die vaginale Untersuchung bestätigt den Blasensprung, das Köpfchen ist fest in Beckeneingang, der Muttermund noch geschlossen. Das CTG ist unauffällig.
Nun nehmen Sie die Patientin mit in den Untersuchungsraum. Sonografisch zeigt sich ein fetales Schätzgewicht von 3.300 g. Die Fruchtwassermenge ist an der unteren Norm.

1. **Wie lautet Ihre Diagnose? Welche Untersuchung können Sie zusätzlich durchführen, um die Diagnose zu bestätigen?**

2. **Welche Untersuchungen werden bei der Aufnahme einer Patientin mit einem vorzeitigen Blasensprung durchgeführt? Was prüfen Sie im Mutterpass?**

3. **Frau I. möchte wissen, wie es nun weitergeht und ob sie aufstehen darf. Wie beraten Sie die Patientin?**

4. **Frau I. möchte wissen, warum sie nun Fruchtwasser verliert. Was antworten Sie?**

5. **Bevor Frau I. nun in das Vorwehenzimmer geht, fragt sie nach, wie lange sie auf Wehen warten und ob sie Antibiotika erhalten müsse. Wie beraten Sie?**

6. **Als Sie zum Ende des Dienstes die Kontrolllaborwerte von Frau I. erhalten, fallen Ihnen der grenzwertig erhöhte CRP-Wert und die Leukozytenzahl von 18.000 Leukos/l auf. Die Temperatur ist jetzt 38,5 °C. Auch das CTG hat sich verändert: Die Basalfrequenz der kindlichen Herztöne ist bei 155 bpm. Welche Diagnose vermuten Sie? Wen informieren Sie?**

1. Verdachtsdiagnose

Geht vor dem Eintreten der Wehen Fruchtwasser ab, handelt es sich um einen **vorzeitigen Blasensprung** (PROM – *pre-labour rupture of the membranes*; < 37+0 SSW PPROM – Premature pre-labour rupture of the membranes). Man unterscheidet weitere Formen:

- Beim **frühzeitigen Blasensprung** springt (so sagt man in der Umgangssprache: „springen" für „sich öffnen") die Fruchtblase während der frühen Eröffnungsperiode.
- Beim **rechtzeitigen Blasensprung** erfolgt der Sprung der Fruchtblase am Ende der Eröffnungsperiode.
- Beim **verspäteten Blasensprung** springt sie während der Austreibungsperiode.
- Bei einem **hohen Blasensprung** springt die Fruchtblase nicht am unteren Eipol, sondern im Fundusbereich.

In etwa 90 % lässt sich die Diagnose eines PROM durch eine klinische Untersuchung stellen. Bei der **vaginalen Untersuchung** geht reichlich Flüssigkeit ab. Zusätzlich ist sonografisch das Fruchtwasser an der unteren Norm. Der Nachweis normaler Fruchtwassermenge schließt die Diagnose eines PROM allerdings nicht aus.

In etwa 10 % ist von einer klinisch uneindeutigen Situation auszugehen. Ein PROM lässt sich hier durch diagnostische Methoden nachweisen. Es wird eine **Spekulum-Untersuchung** durchgeführt. Der **pH-Wert** wird aus dem hinteren Scheidengewölbe bestimmt. Dies ist eine kostengünstige und einfache Methode. Die vaginale Standardflora liegt bei 3,5–4,5 und Fruchtwasser alkalisiert diese. Falsch-positive Befunde sind häufig, da pH-Veränderungen in der Scheide auch durch vaginale Infektionen, Geschlechtsverkehr oder Kontamination durch Urin verursacht werden können. Bei Unsicherheit können **biochemische Schnelltests** durchgeführt werden, die lösliche Proteine, die nur im Fruchtwasser nachweisbar sind, mittels immunchromatografischer Assays messen. Die beiden gängigen Methoden weisen das Insulin-like-Growth-Factor-Binding-Protein-1 oder das plazentare α-Mikroglobulin-1 nach. Die Spezifität dieser Tests liegt bei nahe 100 % und ein Blasensprung kann mit einer hohen Sicherheit ausgeschlossen werden.

Bei Frau I. lässt sich der Fruchtwasserabgang wie in den meisten Fällen durch die klinische Untersuchung nachweisen. Da keine Wehentätigkeit vorliegt, handelt es sich um einen **vorzeitigen Blasensprung.**

MERKE

Der korrekte Ausschluss eines vorzeitigen Blasensprungs ist vor allem in frühen Schwangerschaftswochen unerlässlich, da diese Diagnose mit umfangreichen therapeutischen Konsequenzen einhergeht. Biochemische Schnelltests werden dafür eingesetzt.

2. Diagnostik

Bei bestätigter Diagnose eines PROM werden die **Entzündungsparameter** (Leukozytenzahl und CRP-Wert) und die maternalen Vitalparameter **(Körpertemperatur, Puls und Blutdruck)** alle 8 h kontrolliert. Die kindliche Herzfrequenz ist mit regelmäßigen CTGs zu monitoren. Im Zuge der Spekulum-Untersuchung wird in frühen Wochen ein **bakteriologischer Abstrich** entnommen. Sie prüfen, ob Frau I. einen B-Streptokokken-Test durchgeführt hat, und sehen ein negatives Abstrichergebnis im Mutterpass. Der Test auf Streptokokken der Gruppe B wird zwischen 35. und 37. SSW im Rahmen der Vorsorge angeboten. Es handelt sich dabei um eine **IGeL-Leistung,** die die Schwangere selbst bezahlen muss. Die Kosten liegen bei rund 30 Euro.

3. Maßnahmen

Die Hauptsorge bei einem PROM gilt einem **Nabelschnurvorfall (NSV)** (➤ Abb. 37.1). Ein NSV kann durch eine Kompression der vorliegenden Nabelschnur zu einer vitalen Gefährdung des ungeborenen Kindes führen. Der NSV tritt extrem selten auf (0,03 %), laut einer älteren Untersuchung in nur 2 % außerhalb der Klinik. Neuere Untersuchungen zeigen, dass ein NSV in bis zu 62 % nach einer geburtshilflichen Maßnahme (z. B. Amniotomie) auftritt und damit iatrogen hervorgerufen wird. Bei Polyhydramnion und Frühgeburt unter 32. SSW besteht ein erhöhtes Risiko, ebenso steigt das Risiko mit Lageanomalien, wie Querlage, auf 9,6 %. Das höchste Risiko ist unmittelbar zum Zeitpunkt des Blasensprungs. Sollte es in diesem Moment zu einem NSV kommen, sollte in Beckenhochlagerung ein sofortiger Transport in eine Klinik mit der Möglichkeit der sofortigen Schnittentbindung und neonatologischen Versorgung erfolgen.

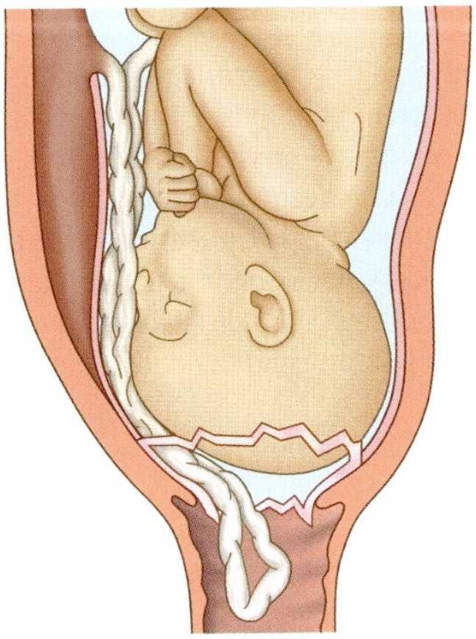

Abb. 37.1 Nabelschnurvorfall [L234]

In vielen Köpfen ist weiterhin fest verankert, dass sich Schwangere bei jeglichem PROM sofort hinlegen müssen und liegend transportiert werden. Eine klare wissenschaftliche Evidenz für dieses Vorgehen gibt es allerdings nicht. Ob durch einen Liegendtransport ein NSV verhindert werden kann, ist nicht klar belegt. Auch im Liegen kann dieser geburtshilfliche Notfall auftreten, sodass im Ausland der Liegendtransport nur Schwangeren mit höherem Risiko (Quer- oder Beckenendlage, vor der 34. SSW) empfohlen wird. Alle anderen können selbstständig in die Klinik gehen. Auch in Deutschland wird dieses Vorgehen zunehmend diskutiert.

Frau I. hätte am Termin nicht zwingend den Rettungswagen rufen müssen. Sie nehmen sich vor, die nächste Patientin bei der Geburtsanmeldung darauf hinzuweisen, sagen aber Frau I. nicht, dass sie etwas falsch gemacht hat. Sie betonen, dass der Kopf jetzt fest ist und sie nun wieder aufstehen darf.

MERKE

Die Empfehlung, sich bei PROM sofort hinzulegen, führt bei den Betroffenen nicht nur zu Verunsicherung und Ängsten, sondern verursacht erhebliche Aufwände der Rettungs- und Krankentransportdienste, ohne dass eine klare Evidenz für den Nutzen vorliegt. Bei der Beratung sollte eine individuelle Risikoabklärung erfolgen und Ängste bezüglich eines Nabelschnurvorfalls genommen werden.

4. Ätiologie

Ein PROM ist ein häufiges Geschehen, bei etwa 3 % der Schwangerschaften kommt es vor der vollendeten 37. SSW und bei etwa 8 % am Termin zu einem Blasensprung ohne Wehen. Es gibt mehrere Faktoren, die einen PROM begünstigen: Dazu gehören ein distendierter Uterus, wie beispielsweise bei Mehrlingsschwangerschaft, Querlagen oder ein Polyhydramnion. Die Anamnese PPROM und vorangehende vaginale Blutungen stellen ebenso Risiken dar. Auch lokale Infektionen, die zu einer Schwächung der Eihautmembran führen, können das Springen der Fruchtblase fördern – dies vor allem in frühen SSW. In den meisten Fällen findet sich am Entbindungstermin keine unmittelbare Ursache.

Sie erläutern Frau I., dass Sie bei ihr keine Ursache sehen und dass dieses Ereignis häufig am Termin zu finden ist.

5. Antibiotikatherapie und Geburt bei vorzeitigem Blasensprung

Bei Frau I. handelt es sich um einen PPROM am Termin ohne Zeichen einer Infektion mit einem negativen Abstrich auf Streptokokken der Gruppe B. Eine Entbindung auf natürlichem Wege ist möglich. In vielen Fällen setzen die Wehen von alleine ein. Sollte dies nicht der Fall sein, so werden nach 12–24 h eine **medikamentöse Weheninduktion** und eine **Antibiotikaprophylaxe** begonnen. Sie erklären, dass Sie eher davon ausgehen, dass spontane Wehen einsetzen, und begleiten Frau I. in das Vorwehenzimmer. Eine Antibiotikabehandlung wird bei stabilen Werten erst im weiteren Verlauf begonnen.

MERKE

Während bei der Mutter eine vaginale Infektion mit Streptokokken der Gruppe B asymptomatisch verläuft, kann sie bei dem Neugeborenen nach einer vaginalen Entbindung zu einer Late-onset-Sepsis führen. Daher ist bei positivem Abstrich unmittelbar mit einer Antibiose zu beginnen.

6. Amnioninfektionssyndrom, Chorioamnionitis, Triple I

Eine Komplikation des PROM ist das **Amnioninfektionssyndrom (AIS).** Das Fehlen der Fruchtblase als Schutzbarriere begünstigt eine aufsteigende bakterielle

Besiedlung, die zu einer Infektion des Fetus führt **(Chorioamnionitis).** Auch eine hämatogene Streuung ist möglich. Der Begriff **Triple I** wurde 2019 eingeführt, um den Zustand der intrauterinen Inflammation und/oder Infektion zu beschreiben und von maternalem Fieber anderer Genese zu unterscheiden. Er hat allerdings noch nicht überall in den klinischen Alltag Einzug genommen.

Zu Beginn eines Triple I zeigt sich **Fieber** (> 38 °C). Die Schwangere entwickelt eine **Leukozytose** (> 15.000/µl) und eine **Tachykardie** (≥ 100 bpm). Im fortgeschrittenen Stadium finden sich Druckschmerzen **(Uteruskantenschmerz)** und/oder **Kontraktionen.** Sehr selten lässt sich **purulenter Fluor** nachweisen. Unbehandelt kann sich eine maternale Sepsis entwickeln.

Beim Fetus lassen sich mit einer **erhöhten fetalen Herzfrequenz** (> 160 bpm) und einem **eingeengten Oszillationsmuster** Hinweise auf eine fetale Infektion finden. Mortalität und Morbidität des Neugeborenen sind signifikant erhöht.

Nicht jedes maternale Fieber geht mit einer intrauterinen Infektion einher. Es zeigt sich in einem Drittel aller Geburten und kann beispielsweise auf die Anlage einer Periduralanästhesie zurückgeführt werden. Eine Antibiose ist nicht immer indiziert.

Wegen der erhobenen Befunde gehen Sie im Falle von Frau I. von einem **beginnenden Triple I** aus. Eine **zeitnahe Entbindung** sollte angestrebt werden. Sie informieren die Neonatologen über den Verlauf, insbesondere über Ihren Verdacht der fetalen Infektion.

MERKE

Bei vorzeitigem Blasensprung muss immer eine intrauterine Infektion gefürchtet werden. Eine engmaschige klinische Überwachung und die regelmäßige Kontrolle der Entzündungsparameter sind essenziell, um rechtzeitig handeln zu können.

ZUSAMMENFASSUNG

Springt die Fruchtblase vor dem Eintreten der Wehen, spricht man von einem **vorzeitigen Blasensprung.** Wenn die Wehen nicht spontan einsetzen, wird die Geburt in den meisten Fällen nach 12 h medikamentös eingeleitet. Mögliche **Komplikationen** sind ein Nabelschnurvorfall sowie eine **intrauterine Infektion.** Ein engmaschiges klinisches Monitoring und die Kontrolle der Entzündungsparameter sind obligat. Bei einer manifesten Infektion ist die sofortige Entbindung unter Antibiose anzustreben.

WAS WÄRE, WENN …

- … ein PPROM (also vor 37+0 SSW) vorliegen würde? Wann wäre eine Einleitung der Geburt anzustreben?
  - Schwangere, die nach der 24+0 SSW von einem PPROM betroffen sind, können nach individueller Risikoaufklärung bis 37+0 SSW auf spontane Wehen warten (noch vor wenigen Jahren bis 34+0 SSW). Es wird in dieser Gruppe der Schwangeren eine sofortige antibiotische Therapie durchgeführt. Vaginale Untersuchungen sollten wegen des Risikos der intrauterinen Infektion gering gehalten werden.
- … ein PPROM in der 16. SSW vorliegen würde?
  - Der Fetus braucht für seine Lungenentwicklung und um die motorische Funktion auszubilden Fruchtwasser. Ein sehr früher PPROM kann zu Lungenhypoplasie und Skelettdeformitäten führen. Die Prognose ist infaust. Ein sehr individuelles Vorgehen sollte mit der Patientin besprochen werden.

38

Habe ich wirklich einfach nur Pech?

Lisa Kreysa

Anamnese

In Ihrer Sprechstunde stellt sich die 38-jährige Frau K. vor. Sie ist völlig aufgelöst, da sie am Wochenende zum jetzt dritten Mal eine Schwangerschaft verloren habe. Sie sei rechnerisch in der 7. Woche gewesen. Mit Tränen in den Augen berichtet sie, dass sie bereits seit zwei Jahren versuche, schwanger zu werden. Dreimal sei sie nun schwanger gewesen und jedes Mal sei die Schwangerschaft zwischen der 6. und 10. Woche spontan abgegangen. Auch diesen Samstag habe sie wieder eine starke vaginale Blutung bekommen. Während der gynäkologischen Untersuchung in der Klinik sei die gesamte Schwangerschaft abgegangen. Eine Kürettage sei nicht notwendig gewesen. Bei den beiden vorangegangenen Aborten sei es genauso gewesen. Sie könne sich das nicht erklären, sie versuche, alles richtig zu machen, ernähre sich gesund, trinke kaum Kaffee, Alkohol sowieso schon nicht mehr und schone sich, sobald der Schwangerschaftstest positiv sei. Sie sei erst seit zwei Wochen in der Stadt. Ihre vorherige Gynäkologin habe immer gesagt, dass dies leider passiere und man nichts tun könne. Sie schaut Sie hoffnungsvoll an und sagt: „Ist das wirklich einfach Pech und kann man wirklich gar nichts machen?"

Untersuchungsbefund

Körperliche Untersuchung: schlanke, sportliche Patientin in gutem Allgemeinzustand. BMI 21,5 kg/m^2.

Spekulumeinstellung: Vulva/Vagina glatt, wenig altes Blut im hinteren Scheidengewölbe, minimale Blutung ex CK.

Bimanuelle Palpation: Uterus antevertiert/anteflektiert, normal groß, gut beweglich, kein Portioschiebeschmerz, kein Uteruskantenschmerz, Parametrien frei.

Transvaginale Sonografie: Uterus $9 \times 7 \times 8$ cm, Endometrium homogen, 10 mm. Ovarien bds. mit unauffälligen Follikelzysten, keine freie Flüssigkeit im Douglas-Raum.

U-Stix: β-HCG: negativ.

1. **Hat Frau K. wirklich „Pech" oder liegt ein Krankheitsbild vor? Wie ist dieses definiert?**
2. **Welche Ursachen könnten den Aborten von Frau K. zugrunde liegen?**
3. **Welches weitere Vorgehen empfehlen Sie der Patientin? Können Sie ihr Hoffnung geben?**
4. **Zum Ausschluss einer organischen Ursache führen Sie eine Hysteroskopie durch. Intraoperativ zeigt sich ein Septum. Was ist für die Entfernung entscheidend? In der Gerinnungsanalyse stellen Sie zudem eine Faktor-V-Leiden-Mutation fest. Was bedeutet dies für die weitere Therapie? Alle anderen Untersuchungen sind unauffällig.**
5. **Frau K. möchte so schnell wie möglich wieder schwanger werden. Empfehlen Sie ihr weitere Medikamente? Worauf sollten Sie bei der Betreuung der nächsten Schwangerschaft achten?**

1. Definition

Frau K. berichtet von drei Aborten. Per definitionem spricht man von **habituellen Aborten,** wenn in der Anamnese **drei oder mehr Aborte** vorliegen. Man unterscheidet:

- **Primäre habituelle Aborte:** Den Aborten gehen keine Lebendgeburten voraus.
- **Sekundäre habituelle Aborte:** Den Aborten gehen Lebendgeburten voraus.
- **Tertiäre habituelle Aborte:** Die Aborte werden von Lebendgeburten unterbrochen. Das Wiederholungsrisiko steigt mit jedem weiteren Abort (➤ Tab. 38.1).

Sie können Frau K. also entlasten, weil Sie ihr erklären können, dass es sich um ein bekanntes Krankheitsbild handelt. Dafür kommen unterschiedliche Ursachen infrage, für die es in der Regel Behandlungsmöglichkeiten gibt.

MERKE

Von **habituellen Aborten** spricht man, wenn **drei oder mehr Aborte** aufgetreten sind.

2. Ätiologie

Habituelle Aborte können verschiedenste Ursachen haben:

- **Hämatologisch:** Für eine intakte Schwangerschaft müssen sich Gefäßverbindungen zwischen mütterlichem und kindlichem Kreislauf bilden können. Ist dies durch Thrombosierung nicht möglich, kann die Schwangerschaft nicht fortgeführt werden. Verschiedene Gerinnungsstörungen können hierfür ursächlich sein.
- **Anatomische Besonderheiten: Uterus (sub-) septus:** Abortrate 55 %, **Uterus bicornis/didelphys** (Dopplung von Uterus und Zervix, meist auch Vagina): Abortrate: 40 %, **Uterus unicornis** (nur ein Uterushorn ist vorhanden): Abortrate: 50 %.

Tab. 38.1 Wiederholungsrisiko nach stattgehabtem Abort

Abort	Wiederholungsrisiko in %
Nach dem 1. Abort	16
Nach dem 2. Abort	25
Nach dem 3. Abort	45
Nach dem 4. Abort	54

- **Endokrinologisch:**
  - **Hypothyreose:** gehäuft mit habituellen Aborten vergesellschaftet. L-Thyroxin kann großzügig gegeben werden, um TSH im unteren Normbereich zu halten.
  - **Insulinresistenz:** Metformin könnte in dieser Situation helfen, das Abortrisiko zu senken. Prospektive Studiendaten mit größeren Kollektiven fehlen aber noch (aktuell noch off-label).
  - **Progesteronmangel:** Man nimmt an, dass es sich nicht um einen absoluten Mangel handelt, sondern um eine reduzierte Wirksamkeit am Progesteronrezeptor Das Endometrium kann durch das Progesteron ausreichend transformiert werden, die Wirkung reicht aber nicht aus, um die Schwangerschaft aufrechtzuerhalten. Die gemessenen Progesteronspiegel sind normal, die biologische Wirksamkeit ist aber reduziert. Bei habituellen Aborten sollte **jede Patientin Progesteron** erhalten.
- **Chromosomal:** Liegt eine chromosomale Auffälligkeit des Embryos vor, kann es sein, dass die Schwangerschaft terminiert wird. Bei ca. 5 % der Eltern mit habituellen Aborten lassen sich chromosomale Veränderungen nachweisen.
- **Immunologisch:** In der Schwangerschaft muss der mütterliche Organismus den zu 50 % fremden Embryo akzeptieren und versorgen. Eine überschießende Reaktion des Immunsystems kann zu habituellen Aborten führen. Die diesbezügliche Diagnostik ist aber noch sehr schwierig.
- **Alter:** Frauen zwischen 35 und 39 Jahren haben ein 25-prozentiges Risiko, dass eine Schwangerschaft in einem Frühabort endet. Ist die Frau älter als 45 Jahre, steigt es auf 90 % an.
- **Lebensstilfaktoren** (BMI, ggf. Kaffeekonsum): Studien zeigen, dass das Abortrisiko ab einem BMI von >30 kg/m² signifikant steigt. Es wird vermutet, dass dies auch für einen Kaffeekonsum von > 2 Tassen pro Tag gilt. Dies ist aber noch nicht endgültig durch prospektive Daten belegt.

MERKE

Die Ursachen für habituelle Aborte sind vielfältig. Sie können hämatologisch, anatomisch, endokrinologisch, chromosomal, immunologisch oder durch Lebensstilfaktoren bedingt sein.

3. Weiteres Vorgehen

Natürlich befindet sich Frau K. in einer schwierigen Situation durch ihre belastete Anamnese, ihr fortgeschrittenes Alter und den dringenden Kinderwunsch. Bislang ist bei Ihrer Patientin aber noch keine Diagnostik gelaufen. Das könnte auf der einen Seite enttäuschend für sie sein, da man ihr gegebenenfalls schon viel früher hätte helfen können. Auf der anderen Seite können Sie ihr dadurch aber Hoffnung geben, dass man eine Ursache findet, diese behandeln kann und die nächste Schwangerschaft positiv ausgeht. Natürlich gibt es keine Garantie, selbst wenn man eine Ursache findet und diese behandelt, aber immerhin gibt es die Möglichkeit, etwas zu tun, was Ihrer Patientin ein viel besseres Gefühl geben wird, als nur zu sagen, „dass sie leider Pech hat."

Die Patientin ist schlank, ernährt sich gesund und trinkt kaum Kaffee, sodass es bei Lebensstilfaktoren kein Verbesserungspotenzial gibt. Um eine Insulinresistenz sicher auszuschließen, kann ein 75 g oGTT (oraler Glukose-Toleranztest) mit paralleler Insulinmessung durchgeführt werden. Außerdem nehmen Sie Blut ab, um die Schilddrüsenwerte zu bestimmen und eine Gerinnungsdiagnostik durchzuführen. Zudem planen Sie eine diagnostische Hysteroskopie, um anatomische Auffälligkeiten des Uterus festzustellen und beispielsweise ein Septum oder ein submuköses Myom im gleichen Eingriff direkt zu entfernen (➤ Fall 10).

Abschließend kann bei Frau K. und ihrem Mann eine Chromosomenanalyse durchgeführt werden, um eine Anlagenträgerschaft bei den Partnern nachzuweisen.

Frau K. ist glücklich, dass es doch diagnostische Methoden und in der Folge hoffentlich auch Behandlungsmöglichkeiten gibt, und willigt in die Untersuchungen ein. Sie planen die Hysteroskopie für den Dienstag der nächsten Woche, wenn Sie im ambulanten OP-Zentrum operieren.

MERKE

Die verschiedenen möglichen Ursachen müssen Schritt für Schritt abgeklärt werden, um die Patientin der richtigen Therapie zuzuführen.

4. Uterus subseptus und Faktor-V-Leiden-Mutation

Intraoperativ entdecken Sie bei Frau K. tatsächlich ein uterines Septum von 4 cm Länge. Entscheidend ist für Sie, das gesamte Septum zu entfernen, da man aus Studien weiß, dass ein residuelles Septum von < 1 cm das Abortrisiko weiterhin erhöhen kann. Die Entfernung in toto gelingt Ihnen komplikationslos. Ansonsten sieht der Uterus unauffällig aus. Myome lassen sich ebenfalls nicht darstellen.

Sie visitieren Ihre Patientin im Aufwachraum und berichten von der Operation. Frau K. ist zwar noch sehr müde, aber überglücklich, dass etwas gefunden und das Septum komplett entfernt wurde.

Sie verabreden sich mit Frau K. für den nächsten Tag in Ihrer Praxis, um die Ergebnisse der weiteren Diagnostik zu besprechen.

In der Gerinnungsanalyse hat sich eine Faktor-V-Leiden-Mutation gezeigt. Sie erklären Frau K., dass es sich hierbei um einen Gerinnungsstörung handelt, die zu einer Thromboseneigung führt und von der man aus Metaanalysen weiß, dass sie in direktem Zusammenhang mit habituellen Aborten steht. Die Therapie der Wahl ist in diesem Fall die prophylaktische Gabe eines niedermolekularen Heparins (Clexane® 40).

Frau K. ist bestürzt, dass die Diagnose erst so spät gestellt wird, aber auch hoffnungsvoll, dass die nächste Schwangerschaft besser laufen wird.

5. Weitere Medikation und Betreuung während einer Schwangerschaft

Obwohl die restliche Diagnostik unauffällig war, könnte es trotzdem sein, dass auch bei Frau K. ein relativer Progesteronmangel vorliegt (➤ Frage 2). Es ist daher sicherlich sinnvoll, Progesteron zu substituieren. Es empfiehlt sich, mit der Substitution ca. 4 Tage nach dem Eisprung zu beginnen und die Einnahme bis zum Schwangerschaftstest fortzuführen. Ist er negativ, kann die Einnahme zunächst beendet werden. Ist er positiv, führt man die Einnahme bis zur 12. SSW fort.

Aufgrund der zahlreichen vorangegangenen Aborte muss die nächste Schwangerschaft von Frau K. ebenfalls als Risikoschwangerschaft eingestuft werden. Frau K. und auch ihr Partner stehen unter einem hohen psychischen Druck, weswegen Ihr Verständnis und Ihre intensive Betreuung besonders wichtig sein werden. Sobald der Schwangerschaftstest positiv ist bzw. die Periode ausbleibt, sollte sich die Patientin umgehend bei Ihnen vorstellen können, um die Antikoagulation zu beginnen. Im weiteren Verlauf der Schwangerschaft wird die Patientin psychisch sehr stark von engmaschigen Kontrollen profitieren (zu Beginn ggf. wöchentlich), um regelmäßig sicherzustellen, dass alles in Ordnung ist. Wenn die Schwangerschaft die kritische Zeit überstanden hat, können die Intervalle evtl. auch ausgedehnt werden, je nach den Bedürfnissen der Patientin.

MERKE

Habituelle Aborte stellen für die Patientin eine extreme psychische Belastung dar. Ihre Anteilnahme und Verständnis sowie die enge Anbindung sind während einer weiteren Schwangerschaft von entscheidender Bedeutung.

ZUSAMMENFASSUNG

Habituelle Aborte betreffen etwa 2 % aller Frauen im fertilen Alter. Per definitionem liegen sie dann vor, wenn in der Anamnese drei oder mehr Aborte aufgetreten sind. Die Ursachen können vielfältig sein (anatomisch, endokrinologisch, hämatologisch, immunologisch, chromosomal oder durch den Lebensstil bedingt). Die genaue Anamneseerhebung und Diagnostik sind entscheidend, um die tatsächlichen Gründe herauszufinden. Nicht vergessen darf man die besondere psychische Belastung, unter der das Paar aufgrund der Situation steht. Einfühlungsvermögen, Geduld und die enge Anbindung sind ebenso wichtig wie die korrekte Diagnosestellung.

WAS WÄRE, WENN ...

- … bei der Patientin ein Antiphospholipidsyndrom diagnostiziert worden wäre?
  – Das Antiphospholipdsyndrom gehört ebenfalls zu den häufigen Thrombophilien. Bei der Therapie gibt es jedoch eine Besonderheit. Während bei den anderen Thrombophilien die Therapie mit einem niedermolekularen Heparin ausreicht, sollte beim Antiphospholipidsyndrom zusätzlich ASS 100 mg gegeben werden. Hierdurch wird das Abortrisiko um 50 % gesenkt.

Mein Kind ist zu groß

Manuela Tavares de Sousa

Anamnese

Sie erwarten Frau J. in Ihrer Praxis. Die 36-jährige Zweitgebärende ist heute in der 26. SSW und stellt sich zur regulären Vorsorgeuntersuchung vor. Bisher war die Schwangerschaft unauffällig verlaufen. Die erste Schwangerschaft war unkompliziert. Der 3-jährige Junge war damals in Ghana, ihrer Heimat, mit 4.230 g eine Woche vor dem Termin geboren.

Sie rufen Frau J. in Ihr Untersuchungszimmer. Sie gibt Wohlbefinden an. Sie sei etwas aufgeregt wie vor jeder Untersuchung. Die heutige Zuckerlösung, die sie vor 1 h getrunken habe, habe sie gut vertragen. Das Blut sei bereits abgenommen.

Untersuchungsbefund

Das CTG ist unauffällig. Blutdruck 125/80 mm Hg.

Vaginale Tastuntersuchung: Muttermund geschlossen, Zervix derb, sakral, vollständig erhalten und nicht belastet.

Abdominale Sonografie: eingeschränkte Sicht bei stark absorbierenden Bauchdecken, fetales Schätzgewicht an der 75. Perzentile, Plazenta im Fundus, FW unauffällig, Doppler im Normbereich.

1. **Während Sie mit der Patientin sprechen, erhalten Sie das Ergebnis der Untersuchung. Der Blutzucker liegt bei 141 mg/dl. Auf welche Erkrankung wurde ein Screening durchgeführt? Beschreiben Sie den Suchtest. Was wird als Nächstes empfohlen?**

2. **Frau J. war zum 75-g-oralen-Glukosetoleranztest. Die Werte sind: 89 mg/dl, 191 mg/dl und 148 mg/dl. Sie stellen die Diagnose eines Gestationsdiabetes. Frau J. möchte wissen, ob dies oft auftritt. Welche Risikofaktoren hat Frau J.? Welche weiteren Risikofaktoren kennen Sie? Sie fragt, ob man die Erkrankung hätte verhindern können. Was antworten Sie?**

3. **Was können Sie zur Pathophysiologie des GDM erläutern?**

4. **Frau J. ist schockiert. Sie hatte sich nie über ihr Gewicht Gedanken gemacht. Sie hat nun Sorgen vor den Komplikationen. Eine Zuckerkrankheit sei doch für das Kind sehr gefährlich. Wie beraten Sie bezüglich maternaler und fetaler Komplikationen?**

5. **Nun geht es in die Planung der weiteren Behandlung. Welche Schritte leiten Sie ein? Wie wird die Geburt stattfinden?**

6. **Frau J. hat diesmal ein 3.780 g schweres Mädchen geboren. Während der Schwangerschaft ist es ihr gelungen, den Blutzucker immer im Normbereich zu halten. Jetzt kommt sie nach sechs Wochen zur Nachsorge. Wie beraten Sie?**

1. Screening

Im März 2012 wurde in Deutschland das Screening auf einen **Gestationsdiabetes mellitus (GDM)** eingeführt. Es wird ein zweizeitiges Verfahren durchgeführt, d. h. zunächst ein Suchtest, dann ein Bestätigungstest. Die Blutentnahmen erfolgen unter standardisierten Bedingungen aus venösem Plasma.

Jede Schwangere erhält zwischen 24+0 und 27+6 SSW einen **Suchtest** mit 50 g Glukose in 200 ml Wasser. Dieser wird nicht nüchtern und unabhängig von der Tageszeit durchgeführt. Ein Blutzuckerwert (BZ) von **< 135 mg/dl** 1 h nach Trinken der Testlösung gilt als unauffällig.

Bei Frau J. ist der 1-h-Wert von 141 mg/dl pathologisch. Sie sprechen der Patientin Mut zu und erläutern, dass diese Ergebnisse in bis zu 26 % falsch-positiv ausfallen können. Sie empfehlen den **75 g oralen Glukosetoleranztest (oGTT).** Dieser erfolgt bei einem positiven Screening-Test. Eine Ausnahme sind Blutzuckerwerte > 200 mg/dl, hier wird die Diagnose GDM direkt gestellt.

Der **Bestätigungstest** wird nüchtern durchgeführt. Zunächst wird der Nüchternblutzucker gemessen, dann werden 75 g Glukose in 300 ml Wasser getrunken und nach 1 h und 2 h wird erneut der Blutzucker gemessen. Die Normwerte sind **< 92 mg/dl nüchtern**, **< 180 mg/dl nach 1 h** und **< 153 mg/dl nach 2 h.**

Ein **GDM** ist definiert als eine Glukosetoleranzstörung, die erstmals in der Schwangerschaft auftritt, und liegt vor, wenn **einer** dieser Werte überschritten wird. Sollte der Nüchternblutzucker > 126 mg/dl oder der Zwei-Stunden-Wert > 200 mg/dl liegen, wird zu diesem Zeitpunkt bereits ein manifester Diabetes diagnostiziert.

MERKE

Nach aktueller Evidenz sollte primär ein 75-g-oGTT eingesetzt werden. Nach den deutschen Richtlinien ist ein zweizeitiges Verfahren vorgesehen. Dieses wird nicht von den Fachgesellschaften empfohlen. Bei relevanten Risikofaktoren sollte daher auf dieses Vorgehen verzichtet werden und der direkte Einsatz des 75-g-oGTT erfolgen.

2. Prävalenz, Risikofaktoren und Prävention

Der Zwei-Stunden-Wert ist auffällig. Nach dieser Untersuchung müssen Sie Frau K. mitteilen, dass sie einen GDM entwickelt hat.

Die Prävalenz variiert weltweit zwischen 1,9 % und 25 %. Der Anstieg über die letzten Jahre liegt zum einen an der Einführung der Screeningverfahrens und neuer diagnostischer Grenzwerte, andererseits an der Zunahme der Risikofaktoren. 2017 lag in Deutschland bei 5,9 % der Geburten ein GDM vor.

Ein **Risikofaktor** für einen GDM ist ein vorausgegangener GDM (16-fach erhöhtes Risiko), das Wiederholungsrisiko liegt bei bis zu 48 %. Mit zunehmendem mütterlichen Alter steigt das Risiko, auch der mütterliche Body-Mass-Index (BMI) vor der Schwangerschaft erhöht das Risiko kontinuierlich. Eine positive Familienanamnese für Typ-2-Diabetes verdoppelt in etwa die Wahrscheinlichkeit. Frauen aus dem Mittleren Osten, Süd-/Ostasien und Afrika sind häufiger betroffen.

Bei der Vorsorge in der gynäkologischen Praxis sollten GDM-Prävalenz und Risikogruppen beachtet werden. Bei mehreren Risikofaktoren sollte bereits im ersten Trimester ein Nüchternblutzucker abgenommen werden. Durch die Anamnese können Sie bei Frau J. Hinweise für einige Risikofaktoren erhalten: Ethnizität (Ghana), Adipositas (stark schallabsorbierende Bauchdecke) möglicher vorangegangener GDM (erstes Kind 4.230 g).

Untersuchungen bezüglich einer GDM-Prävention ergeben keine konklusiven Ergebnisse. Der Beginn von körperlicher Aktivität und gesunder Ernährung in der Schwangerschaft erscheint allerdings für eine effektive Risikoreduktion zu spät. Die Lebensstiländerung sollte bereits vor der Schwangerschaft gestartet werden. Frauen mit Übergewicht und Adipositas sollten daher bereits bei Kinderwunsch bezüglich einer Gewichtsreduktion beraten werden.

3. Pathophysiologie

Die Pathophysiologie ähnelt der des Typ-2-Diabetes. Die Mechanismen sind letztlich noch nicht vollständig geklärt. Neben der genetischen Disposition spielt der Lebensstil (Ernährung, Bewegung) eine entscheidende Rolle. Eine bereits präkonzeptionell bestehende reduzierte Insulinsensitivität wird angenommen. In der zweiten Schwangerschaftshälfte setzt zusätzlich physiologisch eine Insulinresistenz ein, die bei der bestehenden verminderten Insulinsekretion zu einer Hyperglykämie führt.

Frauen, die einen Gestationsdiabetes entwickeln, weisen oft die gleichen Risikofaktoren auf wie Frauen mit Typ-2-Diabetes. Die Insulinresistenz und gestörte Beta-Zellfunktion können als eine Art chronische Funktionsstörungen gesehen werden und zeigen sich als Kontinuum bei altersbedingten Veränderungen im weiteren Leben. Eine besondere Bedeutung kommt daher der Aufklärung und Nachsorge zu.

4. Komplikationen

Zunächst versuchen Sie, Frau J. zu beruhigen. Der GDM ist frühzeitig erkannt und das kindliche Outcome kann positiv beeinflusst werden. Dennoch hat Frau J. recht, ein GDM ist nicht auf die leichte Schulter zu nehmen. Sie betonen, dass eine sorgfältige Einstellung des Blutzuckers notwendig ist. Bezüglich der Komplikationen beraten Sie über kurz- und langfristige Komplikationen für Mutter und Kind. Sie bieten der Patientin Unterstützung an und sprechen ihr Mut zu.
Sie haben während Ihrer weiteren Betreuung folgende Komplikationen im Blick:

Auf mütterlicher Seite

- Kurzfristige Komplikationen:
  - Vermehrte **Infektionen**
  - Erhöhtes Risiko für schwangerschaftsinduzierte **hypertensive Erkrankungen** und Frühgeburt
  - Durch fetale Makrosomie peripartale Risiken wie protrahierter Geburtsverlauf, **Schulterdystokie,** erhöhte Rate an Sectiones und vaginal-operativen Entbindungen, höhergradige Geburtsverletzungen, postpartale Atonie
- Langfristige Komplikationen:
  - **Depression**
  - **Kardiovaskuläre Ereignisse** (Myokardinfarkt, Schlaganfall)
  - 10–15 % der Frauen haben postpartal eine **bleibende Glukosestoffwechselstörung.**

Auf kindlicher Seite

- **Makrosomie:** Makrosomie bezeichnet ein Geburtsgewicht über 4.000 g. Da dies nicht das Schwangerschaftsalter berücksichtigt, sollte korrekterweise der Begriff *„large for gestational age"* (LGA) verwendet werden, wenn die 90. Perzentile überschritten ist. Ab einem Schätzgewicht > 4.500 g wird aufgrund des Risikos einer Schulterdystokie eine primäre Sectio empfohlen.
- **Diabetische Fetopathie:** Hypoglykämien, Atemstörungen aufgrund reduzierter Surfactantbildung Polyglobulie infolge erhöhter Erythopoetinspiegel, Hypokalzämie, Hypomagnesiämie und Hyperbilirubinämie. Dies beruht auf einem fetalen Hyperinsulinismus als Ausgleich für den plazentagängigen maternalen Blutzucker.
- **Langfristig erhöhtes Risiko für Stoffwechselerkrankungen,** Adipositas und kardiovaskuläre Erkrankungen

5. Therapie

Nach Diagnosestellung wird unmittelbar die strukturierte Weiterbetreuung erläutert. Frau J. spricht gut Deutsch, daher benötigen Sie keine Übersetzerin.
Sie informieren darüber, dass körperliche Aktivität das Risiko für LGA und Sectio und die Insulinresistenz senkt, und animieren sie, sich körperlich zu bewegen. Sie nennen ein konkretes Beispiel: 3-mal die Woche für 30 min spazieren gehen.
Als weitere therapeutische Maßnahme erfolgt die **Ernährungsberatung.** Ziel der Therapie sind normnahe, schwangerschaftsspezifische Blutzuckerwerte ohne Gefahr der Ketose und Hypoglykämie. Bei bis zu sechs kleinen Mahlzeiten am Tag sollten langsam resorbierbare Kohlenhydrate, wie Obst und Vollkornbrot, auf dem Speiseplan stehen, die Gesamtkalorien richten sich nach dem präkonzeptionellen Körpergewicht. Eine moderate Kalorienrestriktion kann bei übergewichtigen Schwangeren sinnvoll sein.
In den nächsten zwei Wochen wird Frau J. 4-mal pro Tag Blutzuckerwerte messen, dann wird 1-mal pro Tag im Rotationsverfahren (nüchtern, nächster Tag nach dem Frühstück etc.) gemessen. Die Frequenz der Kontrollen soll die Schwangere möglichst gering belasten. Die BZ-**Zielwerte** sind nüchtern < 95 mg/dl und 1 h postprandial < 140 mg/dl. In der Frühschwangerschaft besteht ein Risiko für Hypoglykämien, in der Spätschwangerschaft für Hyperglykämien.
Können die Zielwerte in über 50 % der Fälle nicht durch die Ernährungstherapie und körperliche Aktivität erreicht werden, wird die Indikation für eine **Insulintherapie** gestellt. Damit ist bei 20–30 % der Schwangeren zu rechnen. Orale Antidiabetika werden nicht eingesetzt. Die Insulintherapie wird an das Wachstum des fetalen Abdominalumfangs angepasst. Zur Anpassung

des Insulins überweisen Sie die Patientin zu einer Diabetologin.
Bei insulinpflichtigem GDM wird 40+0 SSW die Geburt eingeleitet. Bei diätetischen GDM kann auch über den Termin abgewartet werden. Bei einem Schätzgewicht von 4.500 g wird eine Sectio empfohlen. Eine vaginale Geburt kann sonst angestrebt werden.

6. Nachsorge
Die Glukosetoleranzstörung kann nach der Schwangerschaft erhalten bleiben. Es besteht ein 7- bis 8-fach erhöhtes Diabetes-Risiko, vor allem bei Vorliegen von Risikofaktoren. Die Aufklärung und Nachsorge dieser Frauen haben daher eine besondere Bedeutung.
Alle Frauen nach GDM sollten über Lebensstilmaßnahmen hinsichtlich Gewicht, Ernährung, Rauchentwöhnung und Bewegung beraten werden. Durch gezielte Interventionsmaßnahmen wird die Langzeitprognose dieser Frauen positiv beeinflusst.
Nach 6–12 Wochen wird ein **75-g-oGTT** empfohlen. Dabei wird bei einem Nüchternblutzucker von > 126 mg/dl (> 7,0 mmol/l) und/oder einem Zwei-Stunden-Wert > 200 mg/dl (> 11,1 mmol/l) ein Diabetes mellitus diagnostiziert. Da weitere jährliche Kontrollen erfolgen, überweisen Sie die Patientin zu einer Hausärztin.
Das Risiko für einen Typ-2-Diabetes und ein metabolisches Syndrom bei Müttern mit GDM lässt sich durch **Stillen** verringern. Ebenso lässt sich das Übergewicht der Kinder durch ein Stillen > 9 Monate positiv beeinflussen. Frauen mit GDM stillen ihre Kinder durchschnittlich allerdings seltener und kürzer. Sie haben bereits in der Schwangerschaft mit der Patientin darüber gesprochen und eine Stillberatung mit ihrer Praxishebamme empfohlen. Sie ermutigen und bestärken Frau J., wie gut es ist, dass sie noch stillt, und bieten Ihre Unterstützung für die kommende Zeit an.
Im Zusammenhang mit einer Schwangerschaft erkranken 10 % der Frauen an einer **Depression.** Das Risiko ist bei Frauen mit GDM signifikant erhöht. Um ein solches Auftreten besser zu evaluieren, händigen Sie der Patientin einen aus 10 Fragen bestehenden Befindlichkeitsbogen aus. Diese Bögen sind wissenschaftlich evaluiert und bei einem Summenscore > 10 besteht der Verdacht auf eine depressive Verstimmung. Sie überweisen die Patientin zu einer Psychiaterin, um eine Therapie rechtzeitig einzuleiten.

MERKE
- Kinder von an Diabetes erkrankten Müttern haben selbst ein erhöhtes Risiko für die Entwicklung von Stoffwechselerkrankungen.
- Bis zu 60 % der Patientinnen mit Gestationsdiabetes entwickeln in den nächsten 20 Jahren einen Diabetes mellitus Typ 2.

ZUSAMMENFASSUNG
Etwa 6 % aller Schwangeren in Deutschland entwickeln einen Gestationsdiabetes. Dieser wird in einem zweizeitigen Screeningverfahren in der 24+0 bis 27+6 SSW detektiert und diagnostiziert. Nach Diagnosestellung wird die Schwangere in einem ausführlichen Gespräch in angstabbauender Atmosphäre mit der Problematik und den geplanten therapeutischen Schritten vertraut gemacht. Die Risiken für Mutter und Kind werden erläutert. Zunächst wird eine Beratung bezüglich Ernährung und Bewegung durchgeführt, in einigen Fällen wird eine Insulintherapie angeschlossen. Die Nachsorge spielt eine wichtige Rolle in der Reduktion des Diabetes Typ 2.

WAS WÄRE, WENN ...?
- ... der oGTT unauffällig wäre und im weiteren Schwangerschaftsverlauf das Fruchtwasser zunehmen und der Fetus ein akzeleriertes Wachstum zeigen würde?
  – Bei einem auffälligen Ultraschallbefund kann der Test auch nach der 28. SSW hinaus wiederholt werden und eine Beratung erfolgen.

40

Mein Kind kommt – andersherum

Manuela Tavares de Sousa

Anamnese

Die 34-jährige Frau S. kommt zur Ultraschalluntersuchung in der 31. SSW zu Ihnen. Die Patientin fühlt sich wohl und freut sich auf ihr zweites Kind. Ihr erster Sohn war vor vier Jahren nach einer unkomplizierten Schwangerschaft spontan geboren.
Die in Ihrer Praxis tätige Hebamme kommt zu Ihnen und teilt Ihnen mit, dass der Fundus uteri drei Querfinger über dem Bauchnabel ist und sie dort den kindlichen Kopf vermutet. Der kindliche Rücken tastet sich linksseitig und der vorangehende Teil des Kindes ist mobil. Die weitere Vorsorgeuntersuchung zeigt keine auffälligen Befunde.
Sie bitten die Patientin nun in das Sprechzimmer zur Ultraschalluntersuchung.

Untersuchungsbefund

Befunde aus dem Mutterpass: Fundusstand entsprechend der 31. SSW, Kindslage BEL?, Herztöne knapp oberhalb des mütterlichen Bauchnabels darstellbar, keine Ödeme, Gewicht 68 kg, Blutdruck 130/80, Urin ohne Nachweis von Eiweiß, Zucker, Nitrit oder Blut, vaginale Untersuchung mit unreifer Zervix.
Ultraschall: Herzaktion positiv, Einling in I. reiner Steißlage mit einem Schätzgewicht von 1.820 g, Plazenta an der Vorderwand rechts, tiefstes vertikales Fruchtwasserdepot 4,5 cm.

1. **Welche Handgriffe hat die Hebamme durchgeführt? Beschreiben Sie diese und erklären Sie, was untersucht wird.**

2. **Welche Beckenendlagen kennen Sie?**

3. **Was wissen Sie zur Häufigkeit von Beckenendlagen und welche Ursachen kennen Sie?**

4. **Was raten Sie der Schwangeren zum jetzigen Zeitpunkt? Was raten Sie ihr fünf Wochen später in der 36. SSW, sofern sich die Situation nicht geändert hat?**

5. **Wie würde eine vaginale Entbindung aussehen?**

6. **Über welche Komplikationen müssen bei der vaginalen Entbindung aus Beckenendlage aufgeklärt werden?**

1. Handgriffe zur Feststellung der kindlichen Lage
Die Hebamme hat die **Leopold-Handgriffe** durchgeführt (➤ Abb. 40.1).

- **1. Leopold-Handgriff:** Tasten mit zwei Händen nach dem Fundus uteri und Feststellung des Fundusstands. Bei zeitgerecht entwickelter Einlingsgravidität steht der Fundus mit 24. SSW am Nabel und mit 36. SSW am Rippenbogen, bevor durch die Senkwehen der Fundus wieder tiefertritt.
- **2. Leopold-Handgriff:** Beide Hände ertasten seitlich am Uterus die Stellung des Kindes (I. Stellung: Rücken links, II. Stellung: Rücken rechts).
- **3. Leopold-Handgriff:** Eine Hand tastet nach dem vorangehenden Teil des Kindes. Kleine Bewegungen lassen den Kopf, grobe Bewegungen den Steiß des Kindes ahnen.
- **4. Leopold-Handgriff:** Zwei Hände tasten von oben nach dem vorangehenden Kindsteil Der Höhenstand in Bezug zum Beckeneingang wird damit untersucht.
- **Zangenmeister-Handgriff (5. Leopold-Hangriff):** Bei vollständigem Muttermund und gesprungener Fruchtblase liegt eine Hand auf der Symphyse, die andere knapp oberhalb davon. Es wird ermittelt, ob der Kopf in das Becken eingetreten ist oder ob ein Missverhältnis vorliegt.

2. Haltungen bei Beckenendlage
Man unterscheidet folgende Formen, je nachdem welcher Körperteil führt:

- **Reine Steißlage:** Die Beine sind ausgestreckt vor dem kindlichen Körper bei extremer Hüftbeugung. Der Steiß führt.
- **Steiß-Fuß-Lage:** Der Fetus „sitzt" mit angezogenen Beinen im unteren Uterinsegment wie im Schneidersitz. Der Hüftumfang ist größer als bei der reinen Steißlage. Man unterteilt sie weiter in vollkommen (beide Beine gebeugt) oder unvollkommen (ein Bein noch gestreckt, das andere gebeugt).
- **Fußlage:** sehr selten. Beide Beine sind gestreckt (vollkommen) oder nur eines (unvollkommen).
- **Knielage:** ist mit 1 % die seltenste Form. Das Knie ist der führende Körperteil (unvollkommen) oder beide Knie (vollkommen).

3. Epidemiologie und Ätiologie
Insgesamt befinden sich 4–6 % aller Kinder am errechneten Termin in Beckenendlage und sie ist somit die häufigste Poleinstellungsanomalie. Etwa 40 % der Kinder liegen in der 24. SSW in Beckenendlage, sodass bei Frühgeburten die Häufigkeit für eine Beckenendlage deutlich höher ist. Auch bei Mehrlingsschwangerschaften ist die Wahrscheinlichkeit, dass eines der Kinder in Beckenendlage liegt, höher als bei einer Einlingsschwangerschaft. Oft lässt sich keine Ursache für das Vorliegen einer Beckenendlage finden. Dennoch sollten Uterusanomalien (Uterus subseptus, bicornis, myomatosus), Plazentalokalisationsstörungen (Placenta praevia) sowie kindliche Fehlbildungen (Hydrozephalus, genetische Erkrankungen) ausgeschlossen werden.

4. Kommunikation und Therapieempfehlung
Frau S. ist kurz erschrocken. Sie habe bereits einen Unterschied in den Bewegungen im Vergleich zur ersten

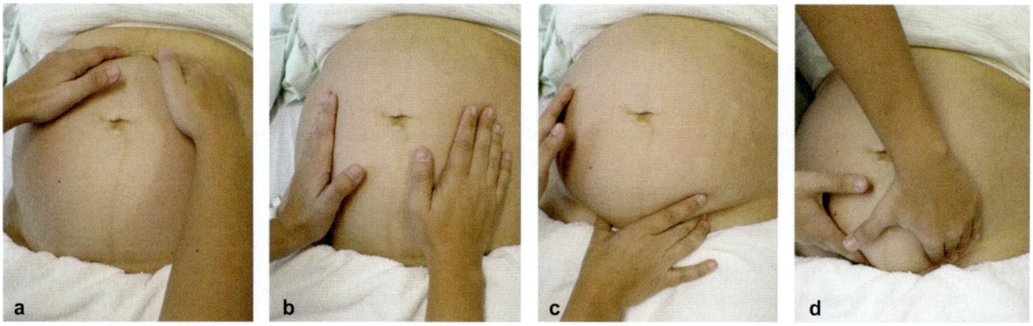

Abb. 40.1 Die Leopold-Handgriffe [O700]

Schwangerschaft gemerkt und habe sich auch darüber schon länger Gedanken gemacht.

Es ist wichtig, die Patientin zunächst zu beruhigen. Dies gelingt, indem Sie Frau S. genau ihre Lage erklären: Sie befindet sich erst in der 31. SSW. Viele Kinder drehen sich noch selbstständig in den nächsten Wochen. Sie sehen keine Ursache für die Beckenendlage und daher raten Sie ihr, zunächst entspannt abzuwarten. Sie erklären ihr auch, dass das Kind sich in einer reinen Steißlage befindet. Durch die Hüftbeugung und die ausgestreckten Beine am Körper kann sich das Kind weniger stark bewegen. Zusätzlich erklären Sie ihr, dass jedes Kind ein eigenes Temperament hat. Daher sollte sie die Bewegungen nicht mit der ersten Schwangerschaft, sondern innerhalb dieser vergleichen. Sie sagen ihr, dass dieses Kind wohl nicht so ein Rabauke werde wie ihr 4-jähriger Sohn. Sie müssen beide kurz lachen. Lachen ist gut, das löst Spannungen.

Fünf Wochen später stellt sich Frau S. erneut bei Ihnen vor. Das Kind ist weiterhin in Beckenendlage und Frau S. weiß nicht, was sie nun tun soll. Die erste Schwangerschaft und Geburt seien so unkompliziert gewesen und sie wünscht sich den möglichst natürlichsten Weg auch für dieses Kind. Sie empfehlen den Versuch einer äußeren Wendung. Ab vier Wochen vor dem errechneten Termin kann in der nahegelegenen Klinik der Versuch unternommen werden, das Kind mit einer Rolle vorwärts oder rückwärts in Schädellage zu bringen. Dazu wird unter Wehenhemmung mit speziellen Handgriffen von außen das Kind gedreht. Die Erfolgsquote liegt bei bis zu 60 %. Komplikationen sind selten. Sie ermutigen Frau S., sich dort vorstellen.

MERKE

Evidenzbasiert zeigen sich mehr Kinder in Schädellage nach einer äußeren Wendung im Vergleich zum Abwarten nach der 37. SSW. Die Kontraindikationen zu einer äußeren Wendung sind nur die, die auch eine vaginale Entbindung nicht ermöglichen (z.B. Placenta praevia).

5. Vaginale Entbindung

Zwischenzeitlich war Frau S. zum Versuch der äußeren Wendung in der Klinik. Das Kind befindet sich allerdings weiter in Beckenendlage. Nun fragt sie sich, wie sie entbinden soll.

Die heutige Untersuchung zeigt ein proportioniertes Wachstum des Kindes in I. reiner Steißlage. Frau S. hat sehr gute Voraussetzungen für eine vaginale Entbindung, sodass Sie sie ermutigen, ihrem Wunsch zu folgen.

Eine Vorstellung in der Klinik zur vaginalen Entbindung erfolgt ähnlich einer Schädellage mit Wehen oder Blasensprung. Eine Periduralanästhesie ist nicht zwingend notwendig. Die Muttermundseröffnung ist meist zügig, da der runde, kleine Steiß des Kindes symmetrisch auf den Muttermund drückt. Die Austreibungsphase kann bei reiner Steißlage durch Schienung des kindlichen Körpers durch die ausgestreckten Beine etwas länger dauern. Wenn der Steiß schließlich austritt, wird er über eine Wehe gehalten. Dann wird die Patientin angeleitet, aktiv mitzuschieben, bis der untere Rand des Schulterblattes sichtbar ist. Nach Umfassen des kindlichen Rumpfes wird in einer runden Bewegung das Kind um die Symphyse bewegt **(Manualhilfe nach Bracht).** Zunehmend entbinden Patientinnen im Vierfüßlerstand. Die Rotation um die Symphyse folgt der Schwerkraft, ohne dass eingegriffen wird. Eine Episiotomie ist nicht prophylaktisch erforderlich. Sollten die Arme oder der Kopf nicht folgen, werden weitere Handgriffe für die Lösung der Arme oder des Kopfes **(Veit-Smellie)** durchgeführt. Daher ist die Geburt in einem Team aus erfahrenen Geburtshelferinnen zu planen.

Vier Wochen später kommt Frau S. in Begleitung ihrer Tochter zur Abschlussuntersuchung. Sie berichtet über eine unkomplizierte vaginale Entbindung. Ihre Tochter sei „einfach so andersherum geboren".

MERKE

Die Veröffentlichung der Studie Term Breech Trial Collaborative Group – oft auch Hannah-Studie genannt – aus dem Jahr 2000 (Lancet 2000; 356:1375–83) veränderte weltweit den Umgang mit der Beckenendlage und legte eine Kaiserschnittgeburt nahe, da die Risiken bei der normalen Entbindung zu hoch seien. Heute weiß man, dass bei dieser Studie eine Reihe von methodischen Fehlern gemacht wurden, die zu einer Fehlinterpretation führten. Die vaginale BEL-Entbindung kann daher in einem Team erfahrener Geburtshelfer angeboten werden.

6. Komplikationen der vaginalen Entbindung

Die Geburt aus Beckenendlage hat andere Risiken als die aus Schädellage.

Bei der Beckenendlage tritt zuerst der Steiß durch den Geburtskanal. Der Kopf ist der härteste und größte Kör-

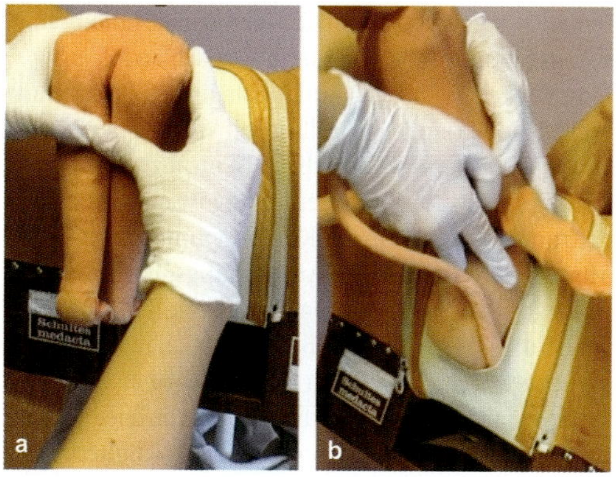

Abb. 40.2 Manualhilfe nach Bracht (a), Kopflösung nach Veit-Smellie (b) [O700]

perteil des Kindes und folgt danach. Daher muss sehr sorgfältig auf ein proportioniertes Wachstum des Kindes geschaut werden. Idealerweise liegt die Kopfbreite unter 10 cm und das Schätzgewicht unter 3.800 g. Nach Geburt des Steißes, noch bevor der Kopf geboren wird und sich noch im mütterlichen Becken befindet, besteht das Risiko einer **Nabelschnurkompression.** Die APGAR-Werte und pH-Messungen aus der Nabelschnur zeigen daher schlechtere Werte, dies zieht aber für das Kind keine langfristigen Komplikationen nach sich. Kurzfristig kommt es aufgrund von Anpassungsstörungen in 3–4 % zu Verlegungen auf die Kinderstation. Eine kinderärztliche Anwesenheit ist daher wünschenswert. Bei der Armlösung kann es zu Oberarmfrakturen kommen. Die Entwicklung des Kopfes mit dem **Veit-Smellie-Handgriff** kann zu einer Klavikulafraktur führen mit Verletzung der darunter liegenden Plexus. Dies kann Lähmungserscheinungen zur Folge haben. Die Sectio reduziert diese Risiken der Frakturen deutlich, kann sie aber nicht auf null setzen. Auch hier kommt es in 1:1.000 Kaiserschnitten zu Frakturen.
Bedingt durch die extreme Hüftbeugung während der Schwangerschaft haben die Kinder ein erhöhtes Risiko für eine **Hüftgelenksluxation.** In der Nachsorge muss deshalb ganz besonders auf die Hüftfunktion geachtet werden.
Insgesamt kann man sagen, dass die Anpassungsstörung des Kindes durch eine primäre Sectio wesentlich reduziert werden kann, aber die Langzeitergebnisse keinen Vorteil zugunsten der Sectio zeigen.

MERKE

Die Geburt aus BEL hat andere Risiken als die aus SL. Zwar sind kurzfristige Anpassungsstörungen häufiger bei einer vaginalen Entbindung, dennoch zeigt sich bei dem Langzeit-Outcome kein Benefit zugunsten der geplanten Sectio.

ZUSAMMENFASSUNG

Die **Beckenendlage** ist mit 4–6 % die häufigste Poleinstellungsanomalie. Ein Abwarten auf eine spontane Drehung wird bis zur 36. SSW empfohlen. Dann wird der Versuch der äußeren Wendung unternommen. Für eine vaginale Geburt kommt bei passendem kindlichem Kopf-Bauch-Verhältnis die Steiß- und Steißfußlage in Betracht. Die vaginale Entbindung sollte in einem erfahrenen geburtshilflichen Team mit neonatologischer Anbindung durchgeführt werden. Die Alternative ist eine primäre Sectio kurz vor dem errechneten Termin.

WAS WÄRE, WENN ...

- ... die Patientin rhesus-negativ wäre? Was würden Sie bei der äußeren Wendung empfehlen?
  - Da es bei einem Versuch der äußeren Wendung möglicherweise zu einem geringen Blutaustausch zwischen Mutter und Kind kommen kann, wird eine Rhesusprophylaxe empfohlen.
- ... wenn das Kind in Querlage liegen würde? Wie wäre die Entbindung zu planen?
  - Eine vaginale Entbindung ist nur bei Längslage (BEL/SL) möglich. Die Querlage ist eine geburtsunmögliche Poleinstellung des Kindes, die eine geplante Sectio erfordert.

Ich halte diese Schmerzen nicht mehr aus!

Lisa Kreysa

Anamnese

Sie sind diensthabende Ärztin der Gynäkologie in der Klinik. Auf dem Weg in Ihr Dienstzimmer klingelt das Telefon. Ihre allgemeinchirurgische Kollegin ruft an. Sie berichtet von einer jungen Patientin, die sie gerade in der ZNA gesehen hat. „28-jährige Frau, die sich mit starken rechtsseitigen Unterbauchschmerzen seit dem Nachmittag vorstellt. Keine Übelkeit, kein Erbrechen, kein Fieber. Entzündungswerte unauffällig. Sonografisch kein Hinweis auf Appendizitis. Gynäkologische Mitbeurteilung erwünscht." Laut Ihrer Kollegin liegen keine Vorerkrankungen vor. Ein Schwangerschaftstest sei noch nicht durchgeführt worden. Sie kehren zurück in die Notaufnahme. Vor Ihrem Untersuchungszimmer wartet eine sich krümmende, blasse junge Frau.

Untersuchungsbefund

Körperliche Untersuchung: junge, sportliche Patientin in gutem Ernährungs-, aber deutlich reduziertem Allgemeinzustand. Das Ausziehen für die gynäkologische Untersuchung fällt ihr sichtlich schwer. Aufrichten kann sie sich nicht. Letztlich nimmt sie auf dem gynäkologischen Stuhl Platz. Urin hatte sie bereits bei der Ankunft abgegeben.

Spekulumeinstellung: Vulva, Vagina, Portio glatt, Muttermund geschlossen. Minimale Schmierblutung ex CK. pH: 4,0. Abstriche werden entnommen.

Bimanuelle Palpation: Abdomen gespannt, v. a. deutlicher Druckschmerz im rechten Unterbauch mit Peritonismus und Abwehrspannung. Kein Uteruskantenschmerz, aber eindeutiger Portioschiebeschmerz mit Ausstrahlung nach rechts.

Transvaginale Sonografie: Uterus antevertiert/anteflektiert, 8,4 × 5 × 4,8 cm. Endometrium hoch aufgebaut mit zentral gelegener, leerer ovaler Struktur. Die Ovarien sind beidseits regelrecht darstellbar mit unauffälligen Follikelzysten auf beiden Seiten. Im Bereich der rechten Tube stellen Sie eine rundliche Struktur mit echogenem Randsaum dar. Wenig freie Flüssigkeit im Douglas-Raum.

Während der Untersuchung erzählt die Patientin, dass die Schmerzen heute ganz plötzlich eingesetzt hätten. Sie sei bisher immer gesund gewesen. Nur einmal vor 3 Jahren habe sie eine Eierstockentzündung gehabt, die antibiotisch behandelt werden musste. Das Einzige, was sie belaste, sei ein sehr unregelmäßiger Zyklus. Auch jetzt warte sie schon wieder seit fast zwei Wochen auf ihre Periode, aber das komme, wie gesagt, öfter vor.

1. **Was ist Ihre Verdachtsdiagnose in der vorliegenden Situation? Welcher Parameter steht zur Diagnosesicherung noch aus? Was müssen Sie zusätzlich beachten und welche Differenzialdiagnosen kommen infrage?**

2. **Welches Vorgehen besprechen Sie speziell mit Ihrer Patientin und warum?**

3. **Nachdem die Patientin die nächsten Schritte kennt, hat sie große Angst und fragt, ob es nicht eine alternative Strategie geben könnte. Sie habe von Freundinnen gehört, dass man das auch medikamentös behandeln könne. Was antworten Sie?**

4. **Während des Gesprächs wird die Patientin plötzlich unruhig und kaltschweißig und sagt, dass sie sich hinlegen müsse, weil ihr schwindlig sei. Sie rufen direkt die zuständige Krankenpflegerin zur Unterstützung. Wovon müssen Sie ausgehen und was müssen Sie jetzt tun?**

5. **Am nächsten Morgen besuchen Sie Ihre Patientin auf der Station und berichten von der OP. Wie könnte der intraoperative Verlauf gewesen sein?**

1. Verdachtsdiagnose und Differenzialdiagnosen

In der Zusammenschau der Befunde besteht in der vorliegenden Situation der hochgradige Verdacht auf eine **extrauterine Schwangerschaft (extrauterine Gravidität, EUG)**. Die **ausgebliebene Regelblutung**, die **plötzlich einsetzenden, starken Schmerzen,** das **akute Abdomen** und die sonografisch darstellbare **Raumforderung** im Bereich der rechten **Tube** sprechen klinisch eindeutig dafür, zumal eine Appendizitis als Differenzialdiagnose durch das Kollegium der Allgemeinchirurgie bereits ausgeschlossen worden war. Ein weiterer Hinweis ist die **stattgehabte Adnexitis,** die die Patientin beschreibt und die ein Risikofaktor für die Entwicklung einer extrauterinen Schwangerschaft ist.

Um eine extrauterine Schwangerschaft nachzuweisen, muss ein **Schwangerschaftstest** durchgeführt werden und dieser positiv sein. Ihre Patientin hat bereits Urin abgegeben, der aktuell getestet wird. Zudem sollte das **β-HCG im Serum** bestimmt werden. Da die Auswertung aber einige Zeit in Anspruch nimmt, ist zunächst die Testung im Urin ausschlaggebend.

Zudem müssen Vitalzeichen der Patientin und der Hb überprüft werden. Diese Parameter wurden bereits in der Allgemeinchirurgie überprüft:

- RR: 105/68 mmHg. Puls 78 bpm. Temperatur: 36,5 °C
- **Labor:** Hb: 11,3 g/dl, Lc: 9,5, CRP: 7

Differenzialdiagnosen

Aktuell ist in der Notaufnahme viel los, deshalb haben Sie das Ergebnis des Schwangerschaftstests noch nicht erhalten. Sie sind sich Ihrer Diagnose zwar sehr sicher, im Kopf gehen Sie aber noch einmal kurz die Differenzialdiagnosen durch.

- **Frühabort:** Die Symptomtrias sekundäre Amenorrhö, Unterbauchschmerzen und vaginale Schmierblutung im 1. Trimenon können auch auf einen Frühabort oder sogar eine intakte Frühgravidität hindeuten.
- **Adnexitis acuta:** kann eine ähnliche Symptomatik mit Portioschiebe- und lokalisiertem Schmerz in den Adnexlogen sowie Abwehrspannung bis hin zum akuten Abdomen hervorrufen. Hinzu kommen ein eher putrider, manchmal riechender Fluor, ein auffälliger pH und Entzündungswerte mit meist auch Fieber und allgemeinem Krankheitsgefühl.
- **Zystenruptur:** plötzliches Schmerzereignis mit Nachweis von freier Flüssigkeit im Douglas-Raum. Bei Blutung aus der rupturierten Zyste sind auch ein akutes Abdomen durch das Hämatoperitoneum und eine Kreislaufdysregulation möglich.
- **Torsionsovar:** Auch eine Ovarialtorsion löst starke abdominelle Schmerzen aus. Hierbei dreht sich das Ovar um die eigene Achse und wird nicht mehr perfundiert. Ursächlich sind große Ovarialzysten, bei z. B. Follikelpersistenz, die sich sonografisch abgrenzen lassen. Außerdem kann man die gestörte Perfusion des Ovars durch Dopplersonografie darstellen.
- **Appendizitis:** muss bei rechtsseitigen Unterbauchschmerzen immer mit in Erwägung gezogen werden. Die Anamnese und das eher unauffällige Entzündungslabor sprechen hier eher dagegen.

Sie sind gerade noch in Gedanken versunken, als Krankenpflegerin Anna in der Tür steht und Ihnen zuruft: „β-HCG ist positiv. Ansonsten unauffälliger Urinstatus!"

MERKE

Beweisend für die **EUG** ist die Darstellung einer Raumforderung im Adnexbereich mit darin enthaltenem Dottersack oder Embryo mit Herzaktion.

Cave: Wie auch hier beschrieben, kann häufig trotzdem intrauterin eine leere Struktur nachgewiesen werden. Dies ist der **Pseudogestationssack**, der aus Dezidua und Flüssigkeit gebildet wird. Er liegt immer **zentral** und unterscheidet sich dadurch von einer **intakten Fruchtanlage,** die **exzentrisch** positioniert ist. Zudem ist er in der Regel nicht rund.

Bei einer **intakten Schwangerschaft** kann sonografisch ein **double-sac-sign** vorliegen aus Gestationssack und Pseudogestationssack.

2. Weiteres Vorgehen

Sie erklären Ihrer Patientin, dass alle Befunde, die Sie bisher erheben konnten, auf das Vorliegen einer Tubargravidität hindeuten und die ausgeprägte Beschwerdesymptomatik eine **operative Intervention** notwendig macht. Sie erklären weiter, dass man einen **laparoskopischen** Zugang wählen würde und dann versucht, die extrauterine Fruchtanlage zu entfernen (➤ Abb. 41.1). Hierfür gibt es verschiedene Möglichkeiten:

- **Melking out:** Die Gravidität wird mithilfe einer atraumatischen Fasszange **exprimiert.** Dadurch

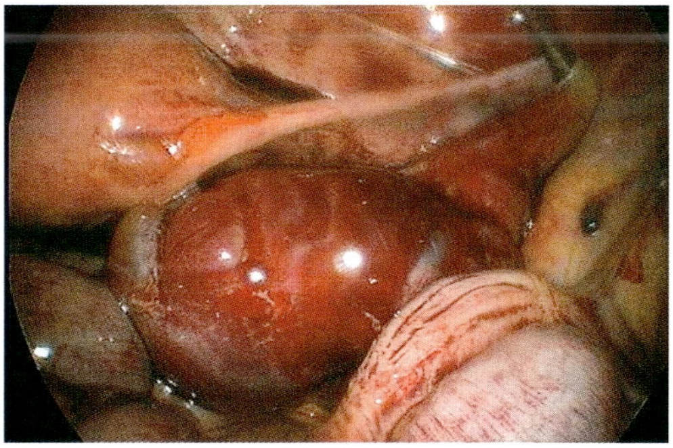

Abb. 41.1 Ampulläre Tubargravidität. Intraoperativer Situs bei Laparoskopie. [M452]

wird das Trauma im Bereich der Tube möglichst gering gehalten.

- **Salpingotomie:** Die Tube wird linear über der Gravidität eröffnet, diese entfernt und anschließend wieder verschlossen.
- **Segementteilresektion:** Der betroffene Teil der Tube wird entfernt und anschließend eine End-zu-End-Anastomose durchgeführt.
- **Salpingektomie:** Die betroffene Tube wird komplett entfernt.

Bei Tubenerhalt besteht durch postoperative Verwachsungen im Bereich der Tuben theoretisch ein erhöhtes Risiko, erneut eine Tubargravidität zu entwickeln. Zwei prospektiv randomisierte Studien (DEMETER- und ESEP-Studie) konnten allerdings zeigen, dass sowohl nach Salpingektomie als auch nach Tubenerhalt das Risiko für eine erneute Tubargravidität auf 5–10 % steigt (bei unauffälliger Anamnese ist das Risiko 1,3–2,4 %). Zudem konnte gezeigt werden, dass sich die Kumulativrate an intrauterinen Schwangerschaften nach zwei Jahren Beobachtungszeit in den beiden Gruppen nicht unterscheidet.

MERKE

Eine symptomatische Patientin mit hochgradigem Verdacht auf eine EUG muss einer operativen Therapie zugeführt werden.

3. Behandlungsalternativen

Sie erklären, dass es grundsätzlich tatsächlich noch zwei alternative Behandlungsstrategien gibt, diese aufgrund der ausgeprägten Symptomatik in diesem Fall aber nicht infrage kommen.

1. **Abwartendes Verhalten:** Ist eine Patientin komplett beschwerdefrei, findet sich kein sonografisches Korrelat und das Serum β-HCG ist < 1.000 IE/l, kann ein abwartendes Verhalten gerechtfertigt sein, da bei einer solchen Konstellation auch die intraoperative Lokalisation schwierig sein kann. Dies sollte unter klinischer Observation und regelmäßigen sonografischen und β-HCG-Kontrollen stattfinden. Entweder fällt das β-HCG regelrecht bis auf einen Wert unter 10 IE/l ab oder es steigt adäquat an und es entwickelt sich ggf. eine intakte intrauterine Gravidität.
2. **Medikamentöse Therapie** mit Methotrexat (MTX): Voraussetzungen hierfür sind:
   - Symptomfreie Patientin
   - β-HCG ≤ 5.000 IE/l
   - EUG mit einem Durchmesser von max. 4 cm und ohne fetale Herzaktion
   - Unauffälliges Labor

   Für die Durchführung gibt es zwei Schemata:
   - **MTX-Multiple-Dose:** 1 mg/kg KG MTX alle zwei Tage i. v. oder i. m., so lange, bis β-HCG-Werte deutlich abfallen.
   - **MTX-Single-Dose:** 50 mg/m^2 KOF MTX i. v. Wiederholung nach einer Woche, falls kein β-HCG-Abfall zwischen Tag 4 und 7.

   Bei dieser Therapie muss die Patientin über den Off-Label-Use aufgeklärt werden und außerdem über Nebenwirkungen wie Nausea, Emesis, Leukopenie, Stomatitis. Da MTX ein Folsäureantagonist ist, müssen am Tag nach der Applikation jeweils 6 mg Folinsäure appliziert werden.

4. Tubenruptur

Die beschriebenen Symptome deuten auf eine hämodynamische Instabilität hin. Gerade junge Patientinnen können einen solchen Zustand lange kompensieren.
Sie helfen der Patientin, sich auf die Trage zu legen. Das Abdomen tastet sich nun bretthart. Sie legen rasch einen großvolumigen Zugang und lassen eine Infusion im Schuss einlaufen, während Anna die Vitalzeichen misst. Gleichzeitig versuchen Sie, die Patientin in ein Gespräch zu verwickeln. Die junge Frau ist noch ansprechbar, antwortet aber deutlich verzögert. Parallel verständigen Sie

die Anästhesie und sagen: „28-jährige Patientin in der ZNA mit V. a. akute Tubenruptur bei Tubargravidität." In diesem Moment erscheinen Blutdruck und Puls auf dem Bildschirm des Messgeräts, sodass sie diese direkt mitteilen: „Blutdruck 63/45 mmHg, Puls 115 bpm." Sie fahren fort: „Wir bringen die Patientin jetzt direkt in den OP bei V. a. hämorrhagischen Schock." Gemeinsam mit Anna schieben Sie die Patientin unverzüglich zum Aufzug. Eine Minute später stehen Sie am Eingang zum OP, wo die Anästhesie Sie bereits erwartet und die Patientin entgegennimmt, um sie zu stabilisieren und für die OP vorzubereiten.

Sie nehmen sich einen kurzen Moment, um durchzuatmen, und rufen die Oberärztin an. Sie schildern den Verlauf. Ihre Oberärztin macht sich umgehend auf den Weg in den OP.

5. Intraoperativer Verlauf

Sie berichten, dass zunächst etwa 1 l Blut abgesaugt wurde und Sie dann den rupturierten Eileiter gut darstellen konnten (➤ Abb. 41.2). Aufgrund der starken Blutung war ein Tubenerhalt leider nicht möglich. Die Fruchtanlage lag im Douglas-Raum und konnte komplikationslos abgesaugt werden. Das restliche Abdomen zeigte sich unauffällig, insbesondere auch die linke Tube trotz der stattgehabten Adnexitis. Die Patientin hat also gute Chancen, auf normalem Wege wieder schwanger zu werden. Der postoperative Hb lag bei 7,2 g/dl. Eine Transfusion war nicht notwendig.

MERKE

Das Ziel aller Interventionen ist es, die Fruchtanlage komplett zu entfernen. Der Abfall des β-HCGs muss daher kontrolliert werden, bis es unter der Nachweisgrenze liegt. Nach erfolgreicher Intervention ist das β-HCG am Folgetag normalerweise halbiert.

ZUSAMMENFASSUNG

Bei 1,3–2,4 % aller Schwangerschaften im 1. Trimenon handelt es sich um eine EUG. Mit Abstand am häufigsten ist die Tubargravidität. Die Symptomatik kann sehr unterschiedlich sein. Die Therapie richtet sich nach der Klinik der Patientin und den Befunden. Bei einem niedrigen β-HCG (< 5.000 IE/l), symptomfreier Patientin und einer Tubargravidität, die kleiner als 4 cm (ohne fetale Herzaktion) ist, kann ein medikamentöser Therapieversuch mit MTX unternommen werden. Bei symptomatischer Patientin muss die operative Therapie erfolgen.

WAS WÄRE, WENN ...

- ... das β-HCG im Urin negativ gewesen wäre?
  - Leider sind die Urintests häufig falsch- negativ, da geringe β-HCG-Konzentrationen im Urin nicht nachgewiesen werden können. Trotzdem kann auch bei sehr niedrigen β-HCG-Werten eine EUG vorliegen, bei der das Schwangerschaftsgewebe z. B. schon avital ist. Lassen Sie sich von einem negativen β-HCG im Urin also nicht aus dem Konzept bringen. Eine derart symptomatische Patientin muss in jedem Fall operiert werden. Zusätzlich sollte das β-HCG aber auch immer im Serum bestimmt werden.

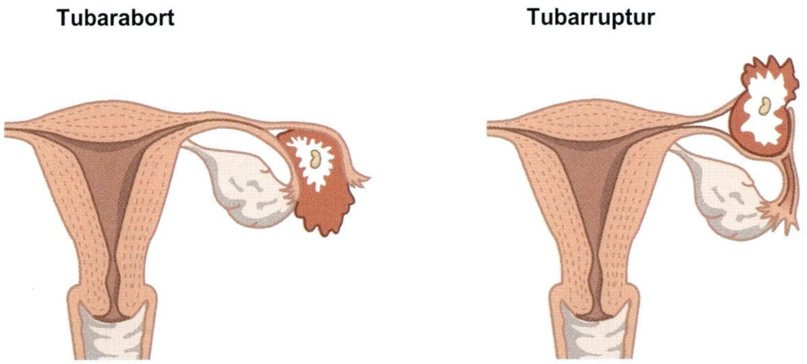

Abb. 41.2 Unterschied zwischen Tubarabort und Tubarruptur [L138]

42

Ich bin schwanger – muss ich den Test machen?

Manuela Tavares de Sousa

Anamnese

Frau M. kommt zu Ihnen in die Praxis. Sie hat einen Schwangerschaftstest durchgeführt, der positiv war. Sie möchte nun bei Ihnen die Schwangerschaft betreuen lassen. Frau M. ist 32 Jahre alt und bereits seit 2 Jahren bei Ihnen Patientin. Sie hat keine Vorerkrankungen oder Voroperationen. Sie freuen sich sehr mit ihr und beraten sie bezüglich des weiteren Ablaufs. In diesem Zusammenhang empfehlen Sie der Patientin die Durchführung eines HIV-Tests.

Untersuchungsbefund

Erste Vorsorgeuntersuchung nach Mutterschafts-Richtlinie: unauffällig.

1. **Frau M. ist kurz verwundert. Muss ich den Test machen? Wie beraten Sie?**
2. **Es wird routinemäßig ein Zweistufentest (Such- und dann Bestätigungstest) an zwei Blutproben durchgeführt. Das Ergebnis ist positiv. Sie ist in der 9. SSW. Sie bestellen Frau M. zur Beratung in Ihre Praxis. Als Sie ihr das Ergebnis mitteilen, bricht sie in sich zusammen. Wird mein Kind auch HIV-erkrankt sein?**
3. **Frau M. ist an ein HIV-Zentrum angebunden und kommt weiter zur Vorsorge. Sie ist zwischenzeitlich entspannt, dann wieder beunruhigt. Heute ist sie bereits in der 36. SSW und macht sich große Sorgen bezüglich der anstehenden Geburt. Wie wird sie entbinden?**
4. **Frau M. wollte immer auf natürlichem Wege entbinden. Sie stimmen zu, dass dies eine gute Option sei. Nun möchte sie noch wissen, ob sie stillen darf und was nach der Geburt mit dem Baby passiert.**
5. **Frau M. weiß gar nicht, ob sie in der Geburtsvorbereitungsgruppe über ihre Infektion sprechen soll. Sie hat Angst vor den Reaktionen. Wie können Sie unterstützen?**
6. **Die folgenden gynäkologischen Vorsorgeuntersuchungen verlaufen unkompliziert. Nach 2 Jahren fragt Frau M., ob es möglich ist, noch ein Kind zu bekommen. Geht das mit der Infektion, wo ihr Partner negativ ist?**

1. HIV-Test

In Deutschland leben 17.300 Frauen mit einer HIV-Infektion (*human immunodeficiency virus*). Etwa 1.800 dieser Frauen wissen nicht von ihrer Diagnose. Jede Zweite erfährt bei einer Vorsorgeuntersuchung im Rahmen einer Schwangerschaft von ihrer Infektion.
Das Nicht-Wissen über die Infektion erhöht relevant das Risiko einer **vertikalen Transmission** (= Übertragung von Mutter auf Kind). In der Schwangerschaft wird es auf 7 % geschätzt, vor und während der Geburt auf weitere 18 % und durch das Stillen erfolgt eine Übertragung des HI-Virus in 15 %. Insgesamt besteht eine vertikale Transmissionsrate von 40 %. Durch Erkennung und Einleitung der notwendigen Maßnahmen kann diese auf unter 1 % gesenkt werden. Aus diesem Grund wird jede schwangere Frau zu einem HIV-Test beraten.
Sie informieren die Patientin über die Wahrscheinlichkeit einer vertikalen Transmission ohne Behandlung und sprechen auch offen Bedenken und Ängste an. Sie stellen gezielt die Behandlungsmöglichkeiten für das Kind und die werdende Mutter dar: Es besteht eine gute Chance, das noch ungeborene Kind zu schützen, und die HIV-gerichtete Therapie hat auf die Gesundheit und Lebenserwartung der Patientin einen positiven Einfluss. Der Test sollte möglichst früh in der Schwangerschaft erfolgen.
Sie sind gut informiert bezüglich dieser Zusammenhänge und schildern sie in verständlichen Worten. Frau M. versteht, dass der Test sinnvoll ist, und entscheidet sich zu dessen Durchführung. Sie dokumentieren das Einverständnis in der Akte.

MERKE
Nach der Mutterschafts-Richtlinie hat jede Schwangere Anspruch auf eine Beratung bezüglich eines Suchtests auf HIV. Der Test wird nicht ohne ihre Kenntnis durchgeführt und bedarf einer informierten Einwilligung – dies gilt für alle durchgeführten Untersuchungen. Es besteht ein **Recht auf informationelle Selbstbestimmung** und ein **Recht auf Nicht-Wissen.**

2. Transmissionsprophylaxe

Die Diagnose einer HIV-Infektion ist für viele ein Schock. Das Verstehen der Diagnose ist ein Prozess, der von Wut und Trauer begleitet ist und ein Gefühlschaos auslösen kann. Sorgen Sie für ein ruhiges Umfeld mit angemessener Zeit, bevor Sie in ein solches Gespräch gehen.
Bei vielen Menschen wird die bisherige Vorstellung des eigenen Lebens plötzlich weit weg sein. Es kommen negative Beispiele aus der Zeit vor der antiretroviralen Kombinationstherapie (cART) auf. Möglicherweise stellt sich die Patientin sofort eine manifeste AIDS-Erkrankung vor. Sie können die Patientin beruhigen. All ihre Vorstellungen haben Bestand und die Planung ihrer Zukunft wird durch die HIV-Diagnose nicht geändert werden müssen. Die Patientin hat eine HIV-Infektion – das kann niemand ändern, dies wird sie lebenslang begleiten. Sie betonen, wie gut es ist, dies jetzt so früh in der Schwangerschaft zu wissen. Ihr ungeborenes Kind hat die Infektion jetzt nicht. Und sie werden gemeinsam dafür Sorge tragen, dass es auch so bleibt.
Sie betonen, dass in über 99 % das Kind ohne eine Infektion geboren werden kann. Da Sie wenig Erfahrung in der Behandlung HIV-infizierter Schwangerer haben, überweisen Sie zu einem HIV-spezialisierten Zentrum. Sie haben bereits einen Termin am gleichen Tag für die Patientin vereinbart. Ziele dieser interdisziplinären Zusammenarbeit (aus HIV-Behandlerin, Geburtshelferin und Pädiaterin) sind die Vermeidung einer Transmission, anderseits aber auch die optimale Einstellung der Medikamente, um unerwünschte Nebenwirkungen zu minimieren.
Sie können der Patientin mitgeben, dass ihre Therapie sich nicht von der Therapie anderer Erwachsener mit einer HIV-Infektion unterscheidet. Eine **Kombinationstherapie (cART)** aus drei Wirkstoffen wird begonnen mit dem Ziel der maximalen Hemmung der Virusreplikation.
Alle speziellen Laborkontrollen werden im Rahmen eines monatlichen Monitorings des Blutbildes in dem Zentrum durchgeführt. Die Anpassung der Therapie erfolgt dort. Die übliche Schwangerschaftsvorsorge wird bei Ihnen stattfinden. Sie bieten Ihre Unterstützung an und stellen Frau M. weitere Beratungsangebote zur Verfügung. Sie haben bereits Adressen und Telefonnummern (https://www.aidshilfe.de/telefonische-beratung) herausgesucht (➤ Abb. 42.1). Sie freuen sich auf den nächsten Termin und sprechen ihr Mut zu, dabei halten Sie ihre Hand.

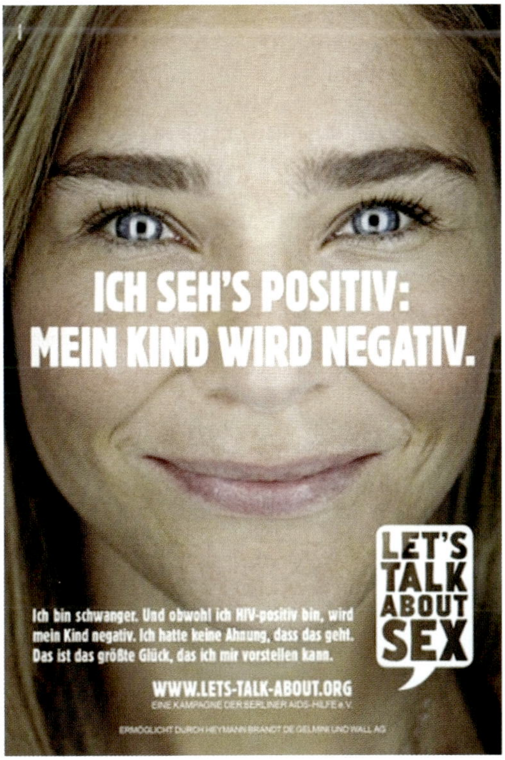
ICH SEH'S POSITIV:
MEIN KIND WIRD NEGATIV.
Ich bin schwanger. Und obwohl ich HIV-positiv bin, wird mein Kind negativ. Ich hatte keine Ahnung, dass das geht. Das ist das größte Glück, das ich mir vorstellen kann.
LET'S TALK ABOUT SEX
WWW.LETS-TALK-ABOUT.ORG
EINE KAMPAGNE DER BERLINER AIDS-HILFE e.V.

Abb. 42.1 www.lets-talk-about.org. Kampagne der Berliner Aids-Hilfe e.v. [W244-001]

MERKE
Wissen reduziert Angst. Es ist wichtig, über aktuelle Fortschritte informiert zu sein, um eine Patientin mit HIV in der Schwangerschaft gut zu beraten.

3. Geburt bei HIV

Viele Schwangere, auch ohne Belastungen einer HIV-Infektion, erleben körperliche und seelische Höhen und Tiefen. In den letzten vier Wochen vor der Geburt rückt das Ereignis der Mutterschaft nahe und Ängste bezüglich der Geburt treten auf. Besonders bei Frau M. ist es wichtig, neben der guten Einstellung der Medikamente auch diese Besonderheit einer Schwangerschaft in den Fokus zu rücken. Sie ist nicht nur die HIV-infizierte Schwangere, sie ist vor allem eine Schwangere mit allen Sorgen, die in diese besondere Lebensphase gehören. Seien Sie für die Patientin da.

Jährlich bekommen 250–300 Schwangere mit HIV in Deutschland ein Kind. Vor einigen Jahren, vor cART-Zeiten, ist immer eine Sectio empfohlen worden. Das minimalste Risiko einer vertikalen Transmission ist erreicht, wenn die **Viruslast unter Nachweisgrenze ist (< 50 Kopien/ml),** und ein zusätzlicher protektiver Effekt der Sectio per se besteht nicht. Wenn die heutige Therapie erfolgreich ist und geburtshilflich keine weiteren Risiken bestehen, kann eine **vaginale Entbindung** angestrebt werden.
Frau M. ist in der 36. SSW. Dies ist der Zeitpunkt, zu dem erneut eine Viruslast bestimmt wird. Diese liegt bei ihr unter der Nachweisgrenze. Die Frage, wie sie entbinden wird, kann nur Frau M. selbst beantworten. Alle Optionen stehen ihr frei.

MERKE
Nach **beruflicher Exposition** (z.B. Nadelstichverletzung, NSV) ist eine HIV-Postexpositionsprophylaxe durchzuführen. Das Risiko einer Infektion mit HIV ist sehr gering (1.000 NSV: 300 Hepatitis B – ohne Impfung, 30 Hepatitis C- und 3 HIV-Infektionen).

4. Stillen und postnatale Prophylaxe bei HIV

Gestillte Kinder einer HIV-positiven Mutter sind doppelt so häufig infiziert wie ungestillte. Die Transmission durch die Muttermilch kann vermindert werden, wenn die stillende Mutter weiterhin cART- und bzw. oder das Kind ebenfalls behandelt wird.
In westlichen Ländern wird eine weitere Exposition des Säuglings gegenüber der Medikation der gut zugänglichen Säuglingsnahrung entgegengesetzt. Die Risiken überwiegen und daher gilt ein **Stillverzicht.** In Ländern, in denen die Säuglingsnahrung nicht in sauberer Form erhältlich ist, wird das Stillen über 6 Monate empfohlen. Bei Stillverzicht kam es dort zu einer deutlich höheren Morbidität und Mortalität durch kontaminierte Nahrung. Wenn Frauen nicht stillen, kann dies sehr stigmatisierend sein. Sollte eine Mutter entgegen den aktuellen Empfehlungen daher in Deutschland stillen wollen, ist ein individualisiertes Vorgehen erforderlich. In Abhängigkeit von der Viruslast, dem Geburtsmodus und möglichen Komplikationen (wie z. B. Frühgeburt) wird eine **postnatale Expositionsprophylaxe (in Form eines Saftes)** des Neugeborenen durchgeführt. Im 3. Lebensmonat wird die Viruslast im kindlichen Blut

untersucht. Antikörper werden nicht abgenommen – diese sind erst nach 1,5 Jahren nicht mehr nachweisbar. Aufgrund der intrauterinen und postnatalen Exposition des Kindes gegenüber den Substanzen ist eine Nachsorge erforderlich.

Dieser Kontrolltermin des kindlichen Blutes nach 3 Monaten ist ein sehr wichtiger Moment für die Eltern und Sie vereinbaren mit Frau M. direkt danach einen Kontrolltermin bei Ihnen. Sie möchte mit der Patientin ein negatives Ergebnis feiern.

5. Stigmatisierung bei HIV

„Wann und mit wem spreche ich über meine HIV-Infektion?" – das ist eine Frage, die nur jede Person selbst beantworten kann. Die Antwort macht Angst und erfordert viel Mut.

Wenn auch der medizinische Fortschritt in den letzten Jahrzehnten enorm war, so haben sich die Gesellschaft und deren Vorstellung zu HIV nicht adäquat mitentwickelt. Betroffene berichten, dass nicht die Nebenwirkungen der Medikamente das Problem sind, sondern die Stigmatisierung in der Umgebung. Aufklärung ist notwendig und muss aktiv angegangen werden.

Leider machen einige Betroffene gerade im Gesundheitswesen negative Erfahrungen, indem „dick und in Rot" auf die Akte „HIV" geschrieben wird. HIV ist eine chronische Virusinfektion, die unter Therapie nicht mehr infektiös ist. Seien Sie woke.

Je tabuisierter die Sexualität in der Gesellschaft ist, desto mehr Diskriminierung bezüglich HIV wird die Patientin treffen. Es geht oft um Schuldzuweisungen und es gibt viel Scham. Es gibt allerdings keine Schuld. Es kann jede Person treffen.

MERKE

Die Durchführung des Tests ist laut Mutterschafts-Richtlinien im Mutterpass zu dokumentieren, das Ergebnis jedoch **nicht.**

6. Kinderwunsch bei HIV

Bei Frau M. handelt sich um ein diskordantes Paar bezüglich der Infektion (HIVpos/HIVneg). Bei einer cART mit einer dauerhaften (> 3 Monate) Viruslast unter der Nachweisgrenze kann auch ohne Verhütung Geschlechtsverkehr (GV) stattfinden. GV ohne Kondom ist nicht ungeschützter GV, denn es erfolgt eine Therapie. Besondere Aspekte der Sorgen der Patientin und des Partners sollten besprochen werden – in einem interdisziplinären Setting mit der HIV-Therapeutin. Sollte es zu Schwierigkeiten in der Erfüllung des Kinderwunsches kommen, steht wie bei jedem anderen Paar auch die Reproduktionsmedizin zur Verfügung.

ZUSAMMENFASSUNG

Eine Schwangerschaft mit einer HIV-Infektion ist heute mit dem Einsatz der **antiretroviralen Kombinationstherapie** mit einer vertikalen Transmissionsrate von < 1 % vergesellschaftet. Um die Transmission auch nach der Geburt zu minimieren, wird das Stillen in industrialisierten Ländern nicht empfohlen. Wichtig ist, neben der Senkung der Transmission auch die Gesundheit der Frau zu erhalten – dazu ist das Erkennen der Infektion notwendig. Jeder Schwangeren wird ein HIV-Test angeboten. Bei der Betreuung sind Stigmatisierungen und normale Ängste in der Schwangerschaft ein wichtiges Thema, das Sie nicht aus den Augen verlieren sollten. Die Patientin ist nicht HIV. HIV ist ein (gut therapierbarer) Teil von ihr. Seien Sie informiert und begegnen Sie der Patientin offen.

WAS WÄRE, WENN …

- … beim Ersttrimesterscreening ein erhöhtes Risiko für eine Trisomie 21 vorliegen würde?
  - Eine invasive Diagnostik wird bei HIV-positiver Schwangeren nicht empfohlen. Es sollte großzügig über eine nichtinvasive weitere Abklärung gesprochen werden.
- … das Kind in Beckenendlage liegen würde?
  - Der Versuch einer äußeren Wendung kann auch bei HIV-positiver Patientin erfolgen. Dies wird meist in der 37. SSW geplant – ein Zeitpunkt, bei dem eine aktuelle Viruslast meist vorliegt.

43

Habe ich auch Brustkrebs?

Lisa Kreysa

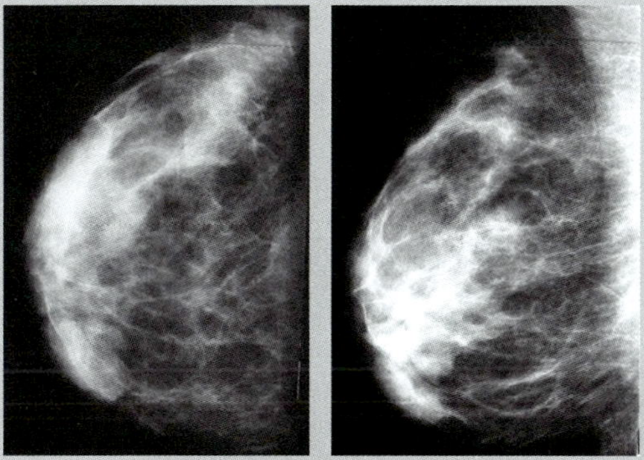

[M438]

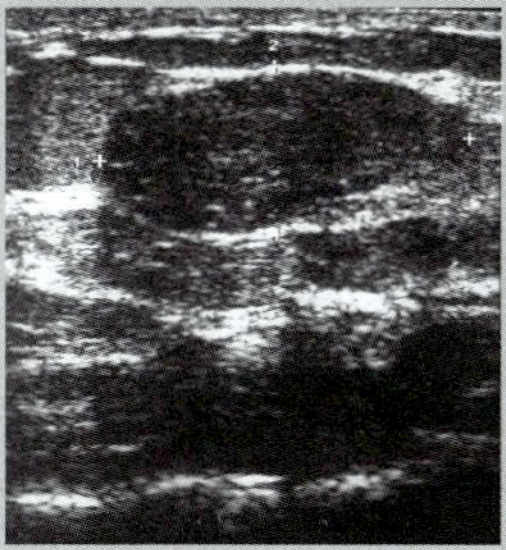

Anamnese

Angespannt sitzt die 23-jährige Frau T. auf einem Stuhl in Ihrem Sprechzimmer. Die junge Frau kommt regelmäßig zur Krebsvorsorge, bislang hat es nie Auffälligkeiten gegeben. Frau T. berichtet, dass sie vor einer Woche zum ersten Mal einen Knoten in ihrer linken Brust getastet habe. Sie untersuche ihre Brüste regelmäßig und vorher sei noch nie etwas auffällig gewesen. Sie mache sich große Sorgen, dass sie Brustkrebs haben könnte, ihre Oma sei mit 75 Jahren an Brustkrebs erkrankt. Die letzte Vorsorgeuntersuchung liegt 5 Monate zurück.

Untersuchungsbefund

Körperliche Untersuchung: junge Patientin in gutem Allgemein- und schlankem Ernährungszustand.

Nach dem Freimachen des Oberkörpers weisen Sie Frau T. an, zunächst die Arme über den Kopf zu heben und dann in die Seiten zu stemmen. Das Brustdrüsengewebe beidseits bewegt sich gleichmäßig mit. Einziehungen oder Erhabenheiten können Sie nicht erkennen.

Bimanuelle Palpation: Sie tasten zunächst die supraklavikulären und anschließend die parasternalen Lymphknoten ab. Danach erfolgt die bimanuelle Palpation der beiden Mammae. Die rechte Seite ist komplett unauffällig: dichter Drüsenkörper, aber keine abgrenzbaren Resistenzen tastbar. Linksseitig tasten Sie bei 2 Uhr einen glatt begrenzten, gut verschieblichen Knoten von etwa 2 cm Durchmesser. Die axillären Lymphknoten sind beidseits unauffällig.

Sonografie: Die rechte Brust stellt sich unauffällig dar. Korrespondierend zu Ihrem Tastbefund sehen Sie auf der linken Seite eine glatt berandete, echoarme, homogene Raumforderung von 2 × 1,5 cm Größe mit dorsaler Schallverstärkung. Der Befund lässt sich mit dem Schallkopf gut komprimieren (➤ Bild). Die axillären Lymphknoten sind auch sonografisch unauffällig.

1. **Können Sie Frau T. durch die erhobenen Befunde beruhigen? Was ist Ihre Verdachtsdiagnose und welche Differenzialdiagnosen kommen infrage?**

2. **Erklären Sie Frau T., was sonografische Benignitäts- und Malignitätszeichen sind.**

3. **„Aber das reicht mir noch nicht", sagt die junge Frau. „Wie können wir sicher sein?" Wie können Sie zu einer definitiven Diagnose gelangen?**

4. **Drei Tage später liegt der histologische Befund vor und bestätigt die Verdachtsdiagnose. „Muss ich jetzt sofort operiert werden?", fragt Frau T.**

5. **Sie wollen mit Frau T. nun noch über ihre Sorgen bezüglich einer familiären Belastung aufgrund der Erkrankung der Großmutter sprechen. Können Sie sie auch hier beruhigen?**

1. Verdachtsdiagnose und Differenzialdiagnosen

Das **Mammakarzinom** ist die **häufigste maligne Erkrankung der Frau.** Das **Lebenszeitrisiko** liegt bei **12 %,** das bedeutet, dass die meisten Menschen in ihrem näheren Umfeld jemanden kennen, der erkrankt ist. Auch wenn Frau T. sehr jung ist und eine maligne Erkrankung unwahrscheinlich, muss man doch sensibel mit den Ängsten der jungen Patientin umgehen, zumal es ja tatsächlich einen Befund in der Brust gibt.
Sie könnten das Gespräch also beginnen, indem Sie sagen, dass Sie die Sorgen verstehen können, dass der Befund, den Sie erhoben haben, aber für eine gutartige Raumforderung spricht. Ihre Verdachtsdiagnose ist ein **Fibroadenom.**
Fibroadenome sind die **häufigsten gutartigen Tumore** der Brust. In seltenen Fällen (10 %) findet man mehrere in einer Brust bzw. eine bilaterale Präsentation (5 %). Sie sind glatt berandet, verschieblich, echoarm, homogen und zeigen eine dorsale Schallverstärkung.

Differenzialdiagnosen

Differenzialdiagnostisch kommen andere benigne, aber auch maligne Prozesse der Mamma infrage:

- **Harmatom:** Entstehung aus Drüsengewebe. Proliferiert erst, nachdem der Drüsenkörper bereits voll entwickelt ist.
- **Zysten:** Entstehung durch Sekretretention. Es sind glatt berandete, prall elastische Befunde, die in der Sonografie echoleer erscheinen und eine deutliche dorsale Schallverstärkung zeigen.
- **Lipom**
- **Intramammärer Lymphknoten**
- **Medulläres oder Gallertkarzinom:** Diese sind ebenfalls glatt berandet, obwohl sie maligne sind.

MERKE

Der häufigste gutartige Tumor der Mamma ist das Fibroadenom. Meist tritt es als solitärer Befund auf. Es ist glatt berandet, verschieblich, echoarm, homogen und zeigt eine dorsale Schallverstärkung.

2. Sonografische Benignitäts- und Malignitätshinweise

Frau T. wirkt zwar schon etwas gelassener, nachdem Sie ihr gesagt haben, dass Sie von einer benignen Raumforderung ausgehen. Sie kann aber nicht glauben, dass man anhand von Ultraschallbildern zwischen Benignität und Malignität unterscheiden kann.
Sie erklären, dass Sie natürlich keine endgültige Diagnose stellen können, aber dass es sonografische Zeichen gibt, die auf einen gutartigen oder einen bösartigen Befund hindeuten.

Benignitätszeichen

- Benigne Befunde wachsen nicht in das umgebende Gewebe ein, sondern verdrängen umliegende Strukturen.
- Befunde sind glatt berandet.
- Homogenes Binnenecho
- Der Befund ist > 20 % komprimierter.
- Dorsale Schallverstärkung

Malignitätszeichen

- Konturen brechen ab, da der Tumor in das umgebende Gewebe einwächst.
- Unregelmäßiger Rand
- Dorsaler Schallschatten
- Meist echoarmer Befund, ggf. mit echoreichem Randsaum

MERKE

Anhand der Sonografie kann keine definitive Aussage bezüglich der Dignität des Befundes gemacht werden. Sonografische Befunde können aber Hinweise für Benignität oder Malignität geben.

3. Definitive Diagnostik

Frau T. hat Recht, wenn sie sagt, dass diese Aussagen noch nicht genug Sicherheit geben. Eine definitive Diagnose kann man erst durch eine histologische Untersuchung erhalten. Hierfür muss eine Probe aus dem Tumor entnommen werden. Der Befund ist sonografisch gut darstellbar, sodass Sie direkt in der Praxis eine **sonografisch gesteuerte Stanzbiopsie** entnehmen können. Hierfür muss sich die Patientin auf die Untersuchungsliege legen. Nach einer lokalen Betäubung wird eine 1,5 mm dicke Hohlnadel mithilfe des Stanzgeräts mit hoher Geschwindigkeit in die Brust geschossen. So werden aus dem Herdbefund mehrere Gewebszylinder entnommen und in die Histologie geschickt. Die Gewebeentnahme ist in der Regel nicht schmerzhaft.

Frau T. stimmt der Untersuchung zu. Sie entnehmen unkompliziert drei Stanzzylinder und schicken diese in die Pathologie. Sie erwarten das Ergebnis in etwa drei Tagen und geben Frau T. einen Termin zur Befundbesprechung mit.

MERKE

Eine definitive Diagnose kann nur mithilfe einer Probeentnahme gestellt werden. Bei sonografisch gut einsehbaren Befunden erfolgt dies mittels Stanzbiopsie. Dabei werden mehrere Gewebszylinder entnommen und in die Pathologie geschickt.

4. Therapieplan

Sie sehen Frau T. drei Tage später wieder. Der Befund der pathologischen Untersuchung liegt nun vor und bestätigt Ihre Verdachtsdiagnose des Fibroadenoms. Frau T. ist erleichtert, fragt kurz darauf aber, ob sie nun direkt operiert werden müsse.

Sie erklären der Patientin, dass sie nun sicher sein könne, dass es sich um einen gutartigen Befund handele. Die **Entfernung** des Fibroadenoms ist nicht notwendig, solange die Patientin keine **Beschwerden** hat, es kein **kosmetisches Problem** darstellt und nicht stark an **Größe** zunimmt. All das liegt bei Frau T. nicht vor, sodass man von einer operativen Therapie absehen kann. Der einzige weitere Grund, den Befund zu entfernen, wäre eine fortbestehende, ausgeprägte Angst vor einem Mammakarzinom **(Karzinophobie).**

Frau T. fühlt sich nun gut informiert und ist aufgrund des histologischen Befunds beruhigt. Eine Resektion des Befunds wünscht sie aktuell nicht.

5. Familiäre Belastung?

Kurz bevor Frau T. die Praxis verlassen möchte, wenden Sie sich ihr nochmals zu und sagen, dass die Brustkrebserkrankung der Großmutter, die mit 75 Jahren aufgetreten sei, keine familiäre Belastung für das Mammakarzinom darstelle. Sie fragen die Patientin, ob es weitere Fälle von Mamma- oder Ovarialkarzinomen in der Familie gebe. Dies wird von Frau T. verneint. Somit ist davon auszugehen, dass es kein erhöhtes Risiko für Frau T. gibt, in ihrem Leben an einem Mammakarzinom zu erkranken.

Bevor die Patientin geht, weisen Sie sie darauf hin, wie sinnvoll und wichtig es ist, dass sie ihre Brust monatlich selbst untersucht und dass sie dies bitte zukünftig unbedingt beibehalten solle.

MERKE

Um eine Testung auf familiären Brust- oder Eierstockkrebs in die Wege zu leiten, müssen bestimmte Kriterien erfüllt sein. Eine einzelne Erkrankung bei einem älteren Familienmitglied ist nicht ausreichend (➤ Kap. 15).

ZUSAMMENFASSUNG

Fibroadenome sind die häufigsten **gutartigen Tumoren der Brust.** Sie treten vor allem bei jungen Frauen auf. Sie sind glatt berandet, verschieblich, homogen, echoarm und zeigen eine dorsale Schallverstärkung. Eine histologische Sicherung sollte in jedem Fall erfolgen, um einen malignen Prozess definitiv ausschließen zu können. Ist das Fibroadenom bestätigt, bedarf es zunächst keiner weiteren Therapie, außer es ist stark größenprogredient, verursacht Schmerzen oder kosmetische Probleme. Bei ausgeprägter Karzinophobie könnte es ebenfalls operativ entfernt werden.

WAS WÄRE, WENN ...

- ... in der Familie von Frau T. die Tante an einem Ovarialkarzinom und die Mutter der Patientin mit 48 Jahren an einem Mammakarzinom erkrankt wäre?
  - In diesem Fall wären die Kriterien für eine genetische Testung erfüllt. Untersucht werden sollte die Indexpatientin, die am jüngsten erkrankte Frau (➤ Kap. 15). Stellt sich eine krankheitsauslösende Mutation heraus, könnte auch Frau T. getestet werden. Wird bei ihr eine Mutation nachgewiesen, würde man sie ab dem 25. Lebensjahr in ein spezielles, multimodales Früherkennungsprogramm einschließen.

44

Ist alles okay mit meinem Kind? Nach der Geburt

Manuela Tavares de Sousa

Anamnese

Sie haben Dienst im Kreißsaal und sind bei einer Geburt dabei. Diese verläuft unkompliziert.

1. **Sie schauen sich nach der Geburt das Neugeborene an und finden, dass es sich gut anpasst. In welchen Werten wird die Anpassung des Kindes nach der Geburt beschrieben?**

2. **Sie haben nach der Abnabelung aus der Nabelvene und -arterie Blut abgenommen. Der pH ist 7,26, der BE 3,0. Was bedeutet dies?**

3. **Am zweiten Lebenstag wird dem Kind ein Blutstropfen aus der Ferse entnommen und auf eine Filterpapierkarte getropft. Welche Untersuchung wird hier durchgeführt?**

4. **Zeitgleich zum Neugeborenenscreening wird eine Reihenuntersuchung auf Mukoviszidose angeboten. Warum?**

5. **Sie visitieren die Patientin auf der Wochenbettstation. Die Patientin berichtet, dass sie darauf wartet, einen Test zu machen, wenn das Baby schläft. Wovon spricht sie?**

6. **Bevor die Patientin nach Hause geht, wird bei dem Säugling eine Pulsoxymetrie durchgeführt. Warum? Frau W. ist überrascht, wie viele Tests das Kind bereits hinter sich hat. Sie hat auch das „Gelbe Heft" erhalten. Was wissen Sie dazu?**

1. APGAR-Score

Die amerikanische Kinderärztin Virginia Apgar entwickelte in den 1950er-Jahren ein Bewertungssystem, welches nach der Entbindung eine standardisierte Beurteilung des Neugeborenen erlaubt. Ziel ist zu beurteilen, ob das Neugeborene Beeinträchtigungen mit der Umstellung von intra- nach extrauterin zeigt. Bei auffälligen Werten wird das pädiatrische Team hinzugezogen. Der klinische Zustand des Neugeborenen wird in der 1., 5. und 10. Lebensminute mithilfe eine Punktesystems beurteilt. Der Nachname von Virginia Apgar ergibt gleichzeitig das Akronym der fünf Vitalzeichen, die in 0/1/2 Punkten eingestuft werden:

- **A**tmung: keine/unregelmäßig/regelmäßig
- **P**uls: keiner/< 100/> 100 bpm
- **G**rundtonus: schlaff/träge/leichte Spannung/aktive Bewegungen
- **A**ussehen: blass-blau/Körper rosig, Extremitäten blau/überall rosig
- **R**eflexe beim Absaugen: keine/gering/schreit, hustet oder niest

(im Englischen **A**ppareance, **P**ulse, **G**rimace, **A**ctivity, **R**espiration)

In der Summe können maximal 10 Punkte erreicht werden. Bei den absoluten Werten handelt es sich um eine Beurteilung zu einem fixen Zeitpunkt. Andere Faktoren (Frühgeburtlichkeit, Fehlbildungen, Sedierung der Mutter), die für die Anpassung relevant sind, werden nicht einbezogen. Daher sind die Werte immer in der Zusammenschau der Umstände des Neugeborenen zu interpretieren und das American College of Obstetricians and Gynecologists und die American Academy of Pediatrics warnen vor der alleinigen Anwendung und empfehlen ergänzende Beurteilungen. Werte von < 7 in der 5. und 10. Lebensminute erhöhen allerdings die Wahrscheinlichkeit für die Morbidität und Mortalität und ein ungünstiges neurologisches Outcome.

2. Nabelschnur-pH und Base Excess

Der **Nabelschnurarterien-pH** wird als Parameter zur Beurteilung einer perinatalen Asphyxie herangezogen. Die meisten Kinder kommen mit Werten von 7,21 bis 7,31 zur Welt. Der Zusammenhang zwischen einem niedrigen Nabelarterien-pH und der neonatonalen Morbidität und Mortalität ist in Studien belegt. Auch wenn bereits eine fetale Azidose bei Werten von 7,0–7,20 vorliegt, liegt die kritische Schwelle für eine schwere fetale Azidose bei einem Wert von 7,0. Unterhalb dieses Werts steigen die neonatale Morbidität und Mortalität. Dies ist bei reifgeborenen Kindern in 0,2–0,3 % aller Geburten zu erwarten.

Der **Basendefizit** (*base excess*, BE) zeigt die metabolische Komponente einer Azidose an. Der BE der meisten Kinder ist bei Geburt 4–5 mmol/l. Das Risiko für Organkomplikationen steigt ab 16 mmol/l, sodass hier die kritische Grenze gesehen wird.

Die Blutwerte alleine eignen sich nicht für eine konkrete Prognose der neurologischen Schädigung. Die Mehrzahl der Kinder mit einer Azidose trägt keine Folgeschäden davon. Zur Diagnose eines fetalen Stresses sollte neben dem pH und BE auch der 5-Minuten-APGAR < 6 hinzugezogen werden. Der weitere klinische Verlauf und weitere laborchemische Veränderungen sind für die weitere Einschätzung der kindlichen Prognose bei **Vorliegen eines pH < 7** notwendig.

Bei dem vorliegenden Fall handelt es sich um physiologische Werte.

3. Erweitertes Neugeborenenscreening

Die Einführung eines Screenings der Neugeborenen auf Endokrinopathien ist eng mit dem Krankheitsbild der **Phenylketonurie** verknüpft. Anfang der 1960er-Jahre wurde es als Guthrie-Test bekannt. Bundesweit wurden seit 1968 alle Neugeborenen getestet. Es folgte die Testung auf **Galaktosämie** und auf die **Hypothyreose.** In den 1990ern kam das **adrenogenitale Syndrom** hinzu. Fortschritte in der Behandlung und der Einsatz der Tandemmassenspektrometrie haben die Testung sukzessive auf weitere Zielerkrankungen erweitert: Ahornsirupkrankheit, Biotinidasemangel, Carnitinzyklusdefekte, Fettsäurestoffwechseldefekte (MCAD-Mangel, LCHAD-Mangel, VLCAD-Mangel), Glutarazidurie Typ I, Hyperphenylalaninämie, Hypothyreose, Isovalerianazidämie, schwere kombinierte Immundefekte, Tyrosinämie Typ I.

Das Screening auf angeborene Stoffwechselerkrankungen, endokrine Störungen und Immundefekte ist eine wichtige Präventionsmaßnahme, die 36–72 h nach der Geburt durchgeführt wird. In der Summe treten bei **1 von 1.000** Neugeborenen eine dieser Erkrankungen auf. Unbehandelt können sie zu schweren Organschäden, körperlichen und geistigen Behinderungen oder sogar zum Tod führen. Bis auf die meisten Fälle der Hypothyreose sind die Zielkrankheiten genetisch bedingt. In den meisten Familien war zuvor allerdings niemand betroffen. Der individuelle Phänotyp ist variabel und es ist nicht abzusehen, ob die Erkrankung behandlungsbedürftig sein wird. Auf der anderen Seite besteht das Risiko einer schwer verlaufenden Erkrankung und es gibt eine gute Chance, eine erfolgreiche präventive Behandlung zu initiieren. Das Neugeborenenscreening fällt unter das Gendiagnostikgesetz und eine Aufklärung durch eine Ärztin ist zwingend erforderlich. Eltern dürfen nur deshalb in Vertretung für ihre Kinder dem Screening zustimmen, da es sich um genetische Erkrankungen handelt, die im Kindesalter eine Behandlung erfordern.

MERKE

Seit 2005 ist das „erweiterte Neugeborenenscreening" eine Regelleistung der Krankenkassen. Es fällt unter die Bestimmung des Gendiagnostikgesetzes. Die Teilnahme ist freiwillig.

4. Reihenuntersuchung auf Mukoviszidose

Die zystische Fibrose ist eine genetische Erkrankung, die **1 von 3.300** Kindern betrifft. Der Salzaustauch in den Drüsenzellen ist durch eine Genveränderung im sog. CFT-Gen verändert. Dies führt zu zähflüssigem Schleim in Atemwegen und anderen Organen. Es gibt keine heilende Therapie, aber die Krankheitszeichen können verbessert und gelindert werden, sodass die Lebenserwartung kontinuierlich gestiegen ist – vor allem bei frühem Behandlungsbeginn. Daher wird das Screening angeboten.

Die Untersuchung erfolgt zur gleichen Zeit und aus derselben Blutprobe wie das erweiterte Neugeborenenscreening. Entsprechend den gesetzlichen Vorgaben des Gendiagnostikgesetzes ist vor der Durchführung eine ärztliche Aufklärung erforderlich. Nur 1 von 5 Kindern mit einem auffälligen Befund hat tatsächlich eine Mukoviszidose. Ein Bestätigungstest, in der Regel ein Schweißtest, ist erforderlich.

5. Neugeborenen-Hörscreening

Bei **2 von 1.000** Neugeborenen treten Hörstörungen auf. Diese führen unbehandelt zu Störungen der Hör-, Sprach- und Kommunikationsentwicklung und können geistige, soziale und emotionale Entwicklungsstörungen zur Folge haben. Alle Behandlungen sind umso erfolgreicher, je früher sie erfolgen. Daher wird auf freiwilliger Basis das Hörscreening in den ersten Lebenstagen angeboten.

Eine Sonde wird **am schlafenden Kind** in den äußeren Gehörgang eingeführt und es wird überprüft, ob Schallsignale vom Innenohr empfangen oder in den Hirnstamm übertragen werden. Ein auffälliges Ergebnis bedeutet noch nicht, dass eine Hörstörung vorliegt. Nur 1 von 40 Kindern wird tatsächlich betroffen sein. Weitere Kontrollen sind erforderlich.

6. Pulsoxymetrie, „Gelbes Heft"

Pulsoxymetrie

Angeborene Herzfehler sind die häufigsten Organfehlbildungen bei Geburt und treten bei 1 von 100 Neugeborenen auf, viele werden bereits pränatal durch eine Ultraschalluntersuchung erkannt. Bei **4 von 10.000** Neugeborenen liegt ein schwerer Herzfehler vor, der zuvor nicht erkannt wurde.

Die Pulsoxymetrie wird mittels Lichtsensor 24–48 h nach der Geburt durchgeführt. Sollte die Sauerstoffsättigung unter 96 % liegen, deutet dies auf einen möglichen Herzfehler hin und es werden unverzüglich weitere Untersuchungen wie ein Herzultraschall angeschlossen. Je früher Kinder mit schweren Herzfehlern behandelt werden, desto besser sind die Überlebenschancen und das neurologische Langzeitergebnis. Ein auffälliges Ergebnis kann auch andere Ursachen wie Infektion oder pulmonale Erkrankungen haben.

„Gelbes Heft"

Früherkennungsuntersuchungen spielen eine zentrale Rolle in der Überwachung des kindlichen Wachstums. Die Ergebnisse werden im **Kinderuntersuchungsheft,** dem „Gelben Heft", dokumentiert. Es werden die zehn Untersuchungen U1 (unmittelbar nach der Geburt) bis U9 (zum Schulalter mit 6 Jahren) dokumentiert. In den ersten U-Untersuchungen werden Beratungen bezüglich Vitamin D und K durchgeführt und ab der U3 zu jeweiligen Impfungen beraten.

Alle Untersuchungen beinhalten neben Größe und Gewicht auch körperliche und geistige Fähigkeiten und Reaktionen. Wenn bedeutsame Verzögerungen im

Verhältnis zu gleichaltrigen Kindern auffallen, werden weitere Untersuchungen zur Abklärung eingeleitet. Weitere Themen wie Ernährung, Zahngesundheit, Schlafumgebung und andere werden altersabhängig mit den Eltern besprochen.

MERKE

In großen Studien konnte gezeigt werden, dass die Anwendung der Pulsoxymetrie drei der 4:10.000 nicht pränatal erkannten, schweren Herzfehler entdeckt.

ZUSAMMENFASSUNG

Unmittelbar nach der Geburt wird über den APGAR-Wert und den arteriellen Nabelschnur-pH die Notwendigkeit einer kinderärztlichen Versorgung beurteilt. Die meisten Kinder kommen gesund auf die Welt. Zur frühen Feststellung asymptomatischer, aber behandelbarer Erkrankungen werden ein erweitertes Neugeborenenscreening, ein Hörscreening und eine Pulsoxymetrie angeboten. Die Durchführung erfordert eine ärztliche Aufklärung und ist freiwillig. In Deutschland werden darüber hinaus ab der Geburt bis zum Schulalter zehn Früherkennungsuntersuchungen angeboten. Bei Abweichungen im Vergleich zu Gleichaltrigen werden weitere Untersuchungen angeschlossen.

WAS WÄRE, WENN ...

- ... eine ambulante Entbindung durchgeführt werden würde? Über was klären Sie auf?
  - Die Patientin kann eine ambulante Entbindung durchführen und nach 4 h in das häusliche Umfeld entlassen werden. Es erfolgt eine ärztliche Aufklärung über das Stoffwechselscreening, welches erst später stattfinden kann. Die Durchführung des Tests kann auch durch eine Hebamme erfolgen.

45

Das ist doch nur ein eingewachsenes Haar!

Lisa Kreysa

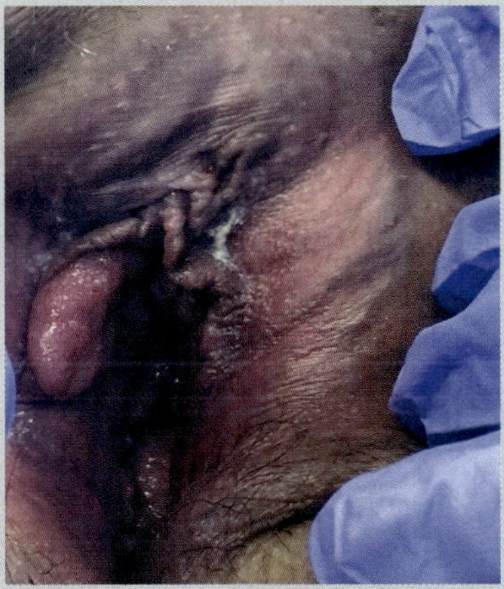

[O698]

Anamnese

In der Dysplasiesprechstunde stellt sich die 72-jährige Frau P. bei Ihnen vor. Die Patientin wird von einer niedergelassenen Kollegin geschickt, da diese im Bereich der vorderen Kommissur links einen Ulkus gesehen hat. Frau P. habe die Läsion bereits vor 6 Monaten zum ersten Mal festgestellt, sich aber zunächst nichts dabei gedacht. Die Anwendung einer Wundsalbe habe aber nichts geholfen, weshalb sie sich bei der Gynäkologin vorgestellt habe. Zuvor war keine regelmäßige Vorsorge erfolgt, da Frau P. mit 58 Jahren eine Hysterektomie und Adnektomie beidseits bei Uterus myomatosus erhalten hatte. Außer einem leichten Typ-2-Diabetes habe sie keine Vorerkrankungen. Frau P. hat zwei Kinder spontan geboren. „Ich weiß gar nicht, warum ich jetzt hier in die Klinik muss. Das wird doch nur ein eingewachsenes Haar sein", sagt sie.

Untersuchungsbefunde

Inspektion: Labia majora in der Aufsicht unauffällig. Nach dem Spreizen zeigt sich im Bereich der vorderen Kommissur links der Mittellinie bei 1–2 Uhr ein ca. 2 × 1,5 cm großes Ulkus, das nicht druckdolent ist, aber bei Berührung leicht blutet (➤ Bild).
Spekulumeinstellung: Vagina glatt bis ins hintere Scheidengewölbe. Mäßige Atrophie. Wenig Fluor vaginalis.
Bimanuelle Palpation: Paravaginal und im Douglas keine Resistenzen tastbar. Inguinale Lymphknoten klinisch unauffällig.

1. **Frau P. blickt Sie erwartungsvoll an: „Frau Doktor, was ist denn nun? Können Sie das eingewachsene Haar nicht einfach entfernen?" Wie vermitteln Sie Ihre Verdachtsdiagnose? Wie sichern Sie diese? Wie verbleiben Sie mit Frau P.?**

2. **Sie sehen die Patientin drei Tage später wieder. Ihre Verdachtsdiagnose hat sich bestätigt. „Aber wie kann das denn sein? Entsteht das einfach so aus dem Nichts?" Erklären Sie Frau P. bekannte Vorläuferläsionen und fragen Sie damit zusammenhängende Symptome ab.**

3. **Wie wird das Vulvakarzinom eingeteilt? In Ihrer Stanzbiopsie hat sich ein Plattenepithelkarzinom mit einer Eindringtiefe von > 1 mm gezeigt. In der Zusammenschau von Untersuchung und histologischem Ergebnis ergibt sich welches Stadium? Sind weitere Staginguntersuchungen notwendig?**

4. **„Wie soll es denn jetzt weitergehen? Muss ich eine Chemotherapie machen?" Wie lautet die Therapieempfehlung für Frau P.? Muss ein Lymphknotenstaging erfolgen? Wäre auch ein Sentinelverfahren möglich?**

5. **Ist das Vulvakarzinom hauptsächlich eine Erkrankung der älteren Frau? Wie unterscheidet sich die Erkrankung bei der jungen und bei der alten Frau?**

Fall 45 Das ist doch nur ein eingewachsenes Haar!

1. Verdachtsdiagnose

Sie bitten Frau P., sich noch einmal an Ihren Schreibtisch zu setzen, sammeln kurz Ihre Gedanken und sagen dann: „ Sicher hat Ihre Frauenärztin Ihnen auch schon gesagt, dass ihr die Stelle an der großen Schamlippe auffällig vorkommt und sie Sie deshalb für eine zweite Meinung nochmal zu uns schicken wollte. Ich muss die Einschätzungen Ihrer Gynäkologin nun bestätigen und Ihnen sagen, dass auch ich den Befund auffällig finde. Wir müssen noch eine weitere Untersuchung durchführen, um genau herauszufinden, worum es sich dabei handelt. Ich möchte gleich noch eine **Kolposkopie** machen, bei der ich mir das Areal ganz genau unter einem Mikroskop anschauen kann. Zudem werde ich **Essigsäure** auftragen, um die genaue **Ausdehnung** beurteilen zu können. Dysplastisch verändertes Gewebe verfärbt sich durch die Essigsäure weiß. Aus dem auffälligen Gebiet entnehme ich dann eine **Gewebeprobe**." Frau P. blickt Sie entsetzt an: „Eine Gewebeprobe? Heißt das, dass ich Krebs habe?" Sie antworten: „Der Befund deutet leider darauf hin, deshalb müssen wir die Probe entnehmen, um uns ganz sicher zu sein. Sollte sich dies tatsächlich bestätigen, scheint die Erkrankung aktuell aber nur auf einen kleinen Bereich beschränkt zu sein, die Vagina und die Lymphknoten waren in meiner Untersuchung unauffällig, sodass es auch im Falle einer Krebsdiagnose gute Therapieoptionen geben wird und eine vollständige Heilung sehr wahrscheinlich ist."

Sie geben Frau P. einen Moment Zeit, um sich zu sammeln. Anschließend fragen Sie sie, ob sie eventuell ein Familienmitglied anrufen kann, das sie abhole könnte. Frau P. ruft Ihre Tochter an, die sich umgehend auf den Weg macht. Anschließend führen Sie die besprochene Kolposkopie und die Probeentnahme unkompliziert durch.

Als die Tochter angekommen ist, besprechen Sie die Situation noch einmal mit beiden zusammen und bestellen Frau P. zur Befundbesprechung wieder ein. Ihre Tochter wird sie begleiten.

MERKE

Eine Krebsdiagnose in den Raum zu stellen, ist immer ein Schock für die Patientin. Versuchen Sie, Familienmitglieder oder Freunde miteinzubinden, damit die Patientin mit ihren Ängsten nicht allein sein muss.

2. Vorläuferläsionen

Drei Tage später sehen Sie Frau P. und ihre Tochter wieder. Beide sind äußerst angespannt. Sie bitten sie in Ihr Besprechungszimmer und sagen, dass die Ergebnisse der Gewebeuntersuchung vorliegen und sich die Verdachtsdiagnose – ein Vulvakarzinom – leider bestätigt hat. Nach einer kurzen Pause fragt Frau P., wie es dazu kommen konnte. „Entsteht das einfach so?"

Sie erklären, dass es tatsächlich so sein kann, dass ein Vulvakarzinom ohne eine Vorläuferläsion entsteht. Es ist aber auch möglich, dass es auf dem Boden einer **vulvären intraepithelialen Neoplasie (VIN)** entsteht. Hier unterscheidet man zwei Formen:

- **Gewöhnlicher (usual) Typ = u-VIN**
- **Differenzierter Typ = d-VIN**

Die **u-VIN** ist oft **HPV-assoziiert** (v. a. HPV 16, 31 und 33) und betrifft häufiger junge Frauen. Die **d-VIN ist HPV-unabhängig** und tritt eher bei der älteren Frau auf. Sie entsteht **häufig aus einem Lichen sclerosus.** Symptome der VINs sind Pruritus, Schmerzen und Brennen. Der Verlauf der Läsionen kann sehr unterschiedlich sein. Sie können sich spontan zurückbilden, persistieren oder sich zu einem invasiven Karzinom entwickeln. Auch eine VIN muss per Punch-Biopsie gesichert werden. Je nachdem, um welchen Grad es sich handelt (VIN 1/2/3), kann abgewartet (VIN 1) oder eine operative Resektion/Laserevaporisation (VIN 2/3) durchgeführt werden. Die Rezidivrate liegt bei bis zu 40 % innerhalb von 5 Jahren.

MERKE

Man unterscheidet zwei Formen der vulvären intraepithelialen Neoplasie (VIN), die u- und d-VIN. Die u-VIN betrifft eher jüngere Frauen und ist HPV-assoziiert, die d-VIN eher ältere Frauen. Sie ist HPV-unabhängig.

3. Einteilung

Gemäß der oben genannten Klassifikation ergibt sich bei Frau P. ein Stadium IB (Invasionstiefe > 1 mm, Tumor auf die Vulva begrenzt) (➤ Tab. 45.1). Ein Staging zum Nachweis von Fernmetastasen muss erst ab einem Stadium III erfolgen. Das **Staging** der **inguinofemoralen Lymphknoten** erfolgt **operativ** und ist in jedem Stadium, außer dem Stadium IA, notwendig. Für Frau P. schließen sich also zunächst keine weiteren Staginguntersuchungen an.

Tab. 45.1 FIGO- und TNM-Klassifikation des Vulvakarzinoms [W1146/G924]

FIGO	Charakteristik (entsprechende TNM-Klassifikation)
I	Tumor auf Vulva begrenzt (≙ T1)
IA	< 2 cm horizontale Ausdehnung **und** < 1 mm Invasionstiefe (≙ T1a N0 M0)
IB	> 2 cm horizontale Ausdehnung **oder** > 1 mm Invasionstiefe (≙ T1b N0 M0)
II	Tumor jeder Größe mit Übergang auf das untere Drittel der Vagina, Urethra oder Anus; **keine LK-Metastasen** (≙ T2 N0 M0)
III	Tumor jeder Größe mit pos. inguinofemoralen Lymphknoten
IIIA (i) IIIA (ii)	1 LK-Metastase ≥ 5 mm (≙ T1/T2 Na1 M0) 1–2 LK-Metastasen < 5 mm (≙ T1/T2 N1b M0)
IIIB (i) IIIB (ii)	2 oder mehr LK-Metastase ≥ 5 mm (≙ T1/T2 N2a M0) 3 oder mehr LK-Metastase ≥ 5 mm (≙ T1/T2 N2b M0)
IIIC	Positive LK mit extrakapsulärem Befall (T1/T2 N2c M0)
IV	Tumorbefall anderer regionärer Lokalisationen (obere zwei Drittel der Vagina/Urethra, Blase, Rektum) oder Fernmetastasen
IVA (i) IVA (ii)	Befall der oberen Urethra und/oder Mukosa der Vagina, Blase oder Rektum oder pelvine ossäre Fixation (≙ T3 jedes N M0) Fixierte oder ulzerierte inguinofemorale Lymphknoten (≙ T1/T2 N3 M0)
IVB	Fernmetastasen (≙ jedes T, jedes N M1)

MERKE

Das operative Staging der inguinofemoralen Lymphknoten muss in jedem Stadium, bis auf das Stadium IA, erfolgen. Der mögliche Lymphknotenbefall ist **prognoseentscheidend.** Die Größe des Karzinoms spielt eine untergeordnete Rolle.

4. Therapie

Zunächst erklären Sie Frau P., dass sich die Therapie des Vulvakarzinoms nach dem jeweiligen Stadium richtet. Bei ihr liegt mit IB ein frühes Stadium vor, sodass eine **operative Therapie** angestrebt wird. Je nach Sitz des Karzinoms kann im Stadium I (A oder B) eine **weite Exzision** des Befunds erfolgen, wenn das Karzinom < 2 cm groß ist. Der Sicherheitsabstand zum gesunden Gewebe sollte mindesten 3 mm, besser 8–10 mm betragen. Die **R0-Resektion** ist das Ziel. Bei Ihrer Patientin ist der Tumordurchmesser > 2 cm, sodass Sie ihr zu einer **partiellen** oder **kompletten Vulvektomie** raten sollten. Zusätzlich muss eine **bilaterale inguinofemorale Lymphonodektomie** zum Staging erfolgen. Der Lymphknotenstatus ist prognoseentscheidend. Zeigen sich im Schnellschnitt oder in der endgültigen Histologie zwei oder mehr befallene Lymphknoten, eine Lymphknotenmetastase ≥ 5 mm (Ergebnis der AGO Care-1 Studie), ein Kapseldurchbruch oder fixierte, exulzerierende Lymphknoten, muss auch die **pelvine Lymphonodektomie** erfolgen. Liegt eines der genannten Kriterien vor, wird eine **adjuvante Radiatio** der Lymphabflussgebiete durchgeführt. Sind die pelvinen Lymphknoten nicht befallen, kann auf ein pelvines Strahlenfeld verzichtet werden. Die komplette Lymphonodektomie geht mit einer erhöhten postoperativen Morbidität einher, da es häufiger zu **Seromen, Lymphödemen, Wundheilungsstörungen** und **Erysipelen** kommt. Um diese Komplikationen zu reduzieren, kann nach genauer Indikationsstellung auch eine **Sentinellymphonodektomie** (SNL) erfolgen. Folgende Kriterien müssen erfüllt sein:

- Tumorgröße maximal 4 cm
- Die inguinalen Lymphknoten müssen palpatorisch und sonografisch unauffällig sein.
- Bei mittelliniennahen Tumoren müssen beide SNL dargestellt werden.

→ Zeigt sich in einem SNL eine (Mikro-)Metastase, muss die komplette Lymphonodektomie erfolgen.

Im **FIGO-Stadium II und III** kann ebenfalls die **radikale Vulvektomie mit bilateraler inguinofemoraler Lymphonodektomie** erfolgen, außer die Kontinenz ist durch die Radikalität der Operation gefährdet. Dann sollte eine **präoperative Radiochemotherapie** durchgeführt werden. Im Stadium IV A kann je nach Befund ebenso wie im Stadium II/III vorgegangen, alternativ kann die primäre Radiochemotherapie empfohlen werden.

Mit Frau P. vereinbaren Sie einen Termin zur radikalen Vulvektomie und Sentinellymphonodektomie beidseits.

5. Ein Karzinom der alten Frau?

Leider ist in den letzten Jahren die Inzidenz des Vulvakarzinoms angestiegen, vor allem jüngere Frauen erkranken, relativ gesehen, häufiger als früher. Insgesamt liegt das mittlere Erkrankungsalter aber weiterhin bei ca. 70 Jahren.

Ältere Frauen erkranken häufiger an verhornenden Plattenepithelkarzinomen. Diese sind die häufigste Form der Vulvakarzinome (80 %) und nicht HPV-abhängig. Sie entstehen oft auf dem Boden von degenerativen und inflammatorischen Dermatosen, wie z. B. dem Lichen sclerosus.

Jüngere Frauen erkranken häufiger an nicht verhornenden Plattenepithelkarzinomen, die oft mit HPV-Infektionen (insbesondere HPV 16, 31 und 33) assoziiert sind. Vulväre intraepitheliale Neoplasien sind zudem Risikofaktoren.

MERKE

Auch bei jüngeren Frauen muss an das Vulvakarzinom gedacht werden. Eine Lokaltherapie sollte nur kurzfristig erfolgen und die Wirksamkeit engmaschig überprüft werden. Ulzerationen sollten auch bei jungen Frauen bioptisch abgeklärt werden.

ZUSAMMENFASSUNG

Das Vulvakarzinom ist das vierthäufigste Genitalkarzinom der Frau. Der Altersgipfel liegt bei etwa 70 Jahren, wobei zunehmend auch jüngere Frauen erkranken. Während ältere Frauen meist an verhornenden Plattenepithelkarzinomen erkranken, die nicht HPV-abhängig sind, erkranken jüngere Frauen an HPV-assoziierten, nicht ver-hornenden Plattenepithelkarzinomen. Die Diagnose sollte bioptisch gesichert werden. Je nach Stadium erfolgen in der Regel eine operative Therapie (weite Exzision oder radikale Vulvektomie) und das inguinofemorale Lymphknotenstaging. Der Lymphknotenstatus ist entscheidend für die Prognose. Auch große Karzinome (> 8 cm) haben eine 5-Jahres-Überlebensrate von 88 %, wenn es keine Lymphknotenmetastasen gibt. Bei lokal weit fortgeschrittener Erkrankung kann präoperativ oder primär die Radiochemotherapie erfolgen.

WAS WÄRE, WENN …

- … Sie die abschließende Histologie erhalten und der Tumor nur R1 reseziert wäre und es keine Möglichkeit zur Nachresektion gäbe?
  – Im Falle einer R1/R2-Resektion, einem Sicherheitsabstand von < 3 mm ohne Möglichkeit zur Nachresektion oder wenn eine Nachresektion nicht gewünscht ist, muss eine adjuvante Radiochemotherapie erfolgen.

Mein Blutdruck ist so hoch

Manuela Tavares de Sousa

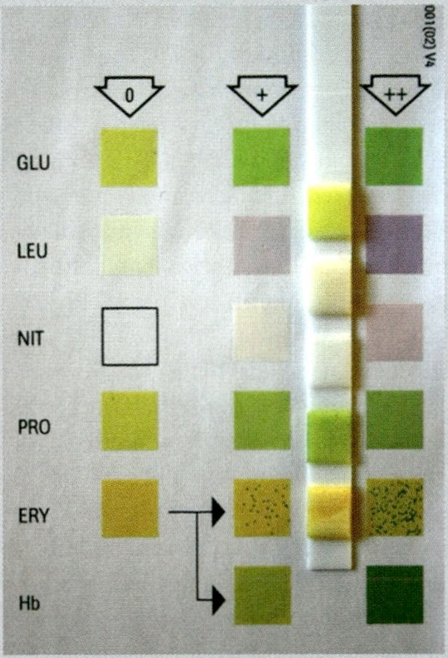

[P803]

Anamnese

Frau W. ist eine 39-jährige Schwangere in der 29. SSW. Sie hat heute einen Termin bei Ihnen in der Praxis für eine reguläre Vorsorgeuntersuchung. Dies ist ihr erstes Kind und Frau W. ist bei jedem Termin sehr nervös. Sie hatte schon sehr lange einen Kinderwunsch. Bisher verlief die Schwangerschaft komplikationslos und das Kind entwickelte sich zeitgemäß.

Untersuchungsbefund

Die Medizinische Fachangestellte (MFA) misst einen Blutdruck von 155/95 mmHg. Das CTG ist unauffällig.

Sie führen eine Ultraschall- und Doppleruntersuchung durch. Der Fetus ist zeitgerecht gewachsen und zeigt eine unauffällige fetale Dopplerkurve, die Aa. uterinae zeigen sich beidseits mit erhöhtem Widerstand.

Die MFA reicht Ihnen zwischenzeitlich den Urinteststreifen nach (➤ Bild). Da Sie befürchten, dass die Nervosität der Patientin einen Einfluss auf den Messwert haben könnte, bitten Sie darum, die Blutdruckmessung an der sitzenden Patientin nach einer ausreichenden Ruhephase an beiden Oberarmen zu wiederholen. Bei der zweiten Blutdruckmessung hat sich nichts geändert, die MFA berichtet Ihnen Werte von 156/94 und 158/96 mmHg.

1. An welche Verdachtsdiagnose denken Sie? Welche Maßnahmen leiten Sie ein?

2. Der Blutdruck ist im Durchschnitt bei 158/96 mmHg. Der Protein-Kreatinin-Quotient liegt bei 55 mg/mmol, der sFlt-1/PlGF-Quotient bei 24. Frau W. ist ganz aufgelöst und fragt, was sie falsch gemacht habe. Was antworten Sie? Wie erklärt sich das Auftreten dieser Erkrankung?

3. Sie betreuen die Patientin zunächst ambulant weiter. Welche antihypertensive Therapie beginnen Sie? Worauf soll die Patientin achten?

4. Wann würden Sie die Patientin in die Klinik einweisen? Welche Untersuchungen schließen sich in der Klinik an?

5. Mit stabilen Werten ist Frau W. nun in der 37. SSW. Sie möchte wissen, ob sie vaginal entbinden darf. Ist eine frühzeitige Entbindung sinnvoll?

6. Frau W. kommt 6 Wochen später zur Nachsorge. Die Geburt sei unkompliziert verlaufen. Sie sei so glücklich, dass sie sich noch ein Kind vorstellen könne. Sie habe allerdings Sorge, dass es sich wiederholt. Was können Sie dazu sagen? Gibt es ein frühes Screening/eine Prophylaxe?

1. Verdachtsdiagnose und Diagnostik

Die bei Frau W. nachgewiesene Hypertonie ≥ 140/90 mmHg mit einer Proteinurie sind Hinweise auf eine **Präeklampsie (PE).**

Zur Sicherung der Diagnose besprechen Sie mit der Patientin die **Erstellung eines Blutdruckprofils:** Dabei misst die Patientin morgens und abends selbst den Blutdruck mit einem automatischen Oberarmmessgerät. Sie wollen damit eine „Weißkittelhypertonie" ausschließen. Frau W. ist immer sehr nervös, wenn sie bei Ihnen ist. Sie beruhigen sie also und sprechen ihr gut zu, dass in dem häuslichen Umfeld der Blutdruck sicher besser sein werde.

Bei Nachweis einer Eiweißausscheidung im Urinteststreifen wird die **Proteinquantifizierung** empfohlen. Diese kann im Spontanurin über einen Protein-Kreatinin-Quotient (auffällig bei ≥ 30 mg/mmol) oder in einem 24-Stunden-Sammelurin (auffällig bei ≥ 300 mg/d) erfolgen.

Da bei einem pathologischen Befund Präeklampsie-spezifischer Marker-Systeme die Diagnose PE gestellt werden kann, wird die Blutentnahme für die **sFlt-1** (*Fms-like thyrosinkinase-1*)**/PlGF** (*placental growth factor*)**-Ratio** ergänzend zur klinischen Untersuchung empfohlen. Ein sFlt-1/PlGF-Quotient ≤ 38 schließt mit einem negativen Vorhersagewert von 99,3 % das Auftreten einer schweren Erkrankung in der folgenden Woche aus.

Sie entscheiden sich für die ambulante Weiterbetreuung und veranlassen die Bestimmung der Protein-Kreatinin- und der sFlt-1-/PlGF-Quotienten. Die Werte werden zwei Tage später eintreffen. Sie verabreden sich mit der Patientin, um die Blutdruckwerte mit den Laborwerten gemeinsam zu betrachten.

MERKE

Nach der überarbeiteten Leitlinie „Hypertensive Schwangerschaftserkrankungen" von März 2019 wird jede Blutdruckerhöhung in Kombination mit einer weiteren Organmanifestation (typischerweise an der Niere, aber auch Leber-, Nieren-, Blutbild- oder neurologische Beteiligung) als **Präeklampsie** bezeichnet. Auch das gemeinsame Auftreten einer Hypertonie mit einer intrauterinen Wachstumsrestriktion oder einem pathologischen Befund des sFlt-1-/PlGF-Quotienten wird als Präeklampsie bezeichnet.

2. Ätiologie

Die Diagnose einer PE war mit der Blutdruckmessung und einer einfachen Urinuntersuchung schon sehr wahrscheinlich. Sie haben nun die einzelnen Parameter quantifiziert und können die Diagnose stellen. Viele Patientinnen in der Geburtshilfe, besonders nach langem Kinderwunsch, haben große Ängste, etwas falsch zu machen oder gemacht zu haben. Allerdings gibt es zu den meisten der typischen schwangerschaftsspezifischen Erkrankungen (Fetales Alkoholsyndrom sei hier als Ausnahme genannt) keinen wissenschaftlichen Nachweis, dass die Erkrankung durch ein Fehlverhalten der Patientin ausgelöst wurde.

Das Auftreten einer PE ist bei 2–3 % der Schwangeren zu erwarten. Die Ätiologie der Erkrankung ist nicht abschließend geklärt. Es wird von einer Störung der Trophoblasteninvasion im Bereich der uterinen Spiralarterien ausgegangen. Die fehlende Invasion führt zu einer Hypoxie der nachfolgenden Strombahn und zu einer endothelialen Dysfunktion. Eine zentrale Rolle bei der Pathogenese spielen Angiogenesefaktoren. Die bei der PE wichtigsten sind sFlt-1 und PlGF. Eine Dysbalance zwischen diesen kann als Ratio angegeben und als prädiktiver Test genutzt werden.

Sie versichern Frau W., dass sie nichts falsch gemacht habe.

MERKE

Viele Schwangere suchen bei Auftreten von Komplikationen in der Schwangerschaft nach einer Ursache, oft sehen sie sich selbst als Auslöserin. Es gilt, der Patientin davon abzureden und ihr Mut für den Verlauf zuzusprechen.

3. Ambulante Betreuung

Der sFlt-1-/PlGF-Quotient liegt bei 24 und sagt mit einer hohen Wahrscheinlichkeit einen stabilen Verlauf in der nächsten Woche voraus. Sie entscheiden, bei Ihrer asymptomatischen Patientin eine ambulante Behandlung durchzuführen. Blutdruckwerte von 150/100 mmHg oder höher sollen medikamentös behandelt werden, daher starten Sie eine Therapie mit alpha-Methyldopa Dies ist aufgrund der umfassenden Erfahrungswerte in der Schwangerschaft das Mittel der ersten Wahl. Der Zielblutdruck liegt bei 130–150 mmHg systolisch und 80–100 mmHg diastolisch.

Nach gegenwärtigem Wissensstand dient die **Blutdrucksenkung** der Prävention maternaler Komplikationen wie hämorrhagische oder ischämische Insulte. Der beste Prädiktor für das Auftreten solcher Komplikationen ist der systolische Blutdruck – der diastolische sollte zur Aufrechterhaltung der plazentaren Perfusion und somit der fetalen Durchblutung nicht unter 80 mm Hg gesenkt werden.
Sie sensibilisieren Frau W. für die **Prodromalsymptome eines HELLP-Syndroms** und erläutern, dass sie sich bei Oberbauchschmerzen, Übelkeit, Erbrechen, thorakalen Schmerzen oder Dyspnoe umgehend in der Geburtsklinik vorstellen soll und Sie jederzeit telefonisch tagsüber für sie erreichbar sind.
Da Sie bei Frau W. den Eindruck haben, dass sie sich sehr viele Sorgen macht und mit der Situation überfordert ist, schreiben Sie die berufstätige Frau einige Tage krank und verordnen ihr Schonung. Sie soll sich erst einmal an die neue Situation gewöhnen und sich mit der regelmäßigen Blutdruckmessung vertraut machen. Sie vereinbaren nun wöchentliche Verlaufskontrollen bei Ihnen in der Praxis.

MERKE
Neben einer **Arbeitsunfähigkeitsbescheinigung** (Krankschreibung) können Sie ein **individuelles Beschäftigungsverbot** nach §3 Absatz 1 Mutterschutzgesetz ausstellen, das die Arbeitszeit der Schwangeren anteilig reduziert oder ganz aussetzt.

4. Stationäre Einweisung

Eine stationäre Einweisung bei Präeklampsie ist bei jeder Verschlechterung des Zustands, bei Blutdruckwerten ≥ 160/110 und Verdacht auf HELLP-Syndrom angezeigt. Bei einer Eklampsie, schweren neurologischen Symptomen, Dyspnoe oder hypertensiver Entgleisung wird ein Transport mit einem Rettungswagen empfohlen. Unabhängig von der Mutter kann auch eine fetale Indikation (z.B. auffälliges CTG oder intrauterine Wachstumsrestriktion) zu einer Einweisung in die Klinik führen. In der Klinik wird ein 24-Stunden-Blutdruckprotokoll erstellt und ein 24-Stunden-Urin für die Quantifizierung der Proteinurie durchgeführt. Der Blutdruck wird medikamentös eingestellt, ggf. wird eine internistische Kollegin dafür einbezogen.
Erfreulicherweise zeigen sich die nächsten Wochen stabile Blutdrücke und es kommt zu keinen weiteren Symptomen. Sie vereinbaren mit Frau W. eine frühzeitige Vorstellung in der Geburtsklinik. So haben sowohl Frau W. als auch die Klinik ausreichend Zeit, den weiteren Ablauf in einem ruhigen Umfeld zu besprechen.

5. Entbindung

Die einzige kausale Therapie der PE ist die Entbindung. Eine Fortführung der Schwangerschaft dient der Vermeidung einer Frühgeburt und deren Komplikationen für das Kind. Die Schwangere profitiert zu keinem Zeitpunkt von einer Prolongation; im Gegenteil werden die Symptome sich über die Zeit verschlechtern. Der Vorteil für das Kind unter Inkaufnahme der Risiken für die Mutter ist nach 37+0 SSW nicht mehr gegeben. Bei optimaler Überwachung und stabilen mütterlichen und kindlichen Zuständen besteht kein erhöhtes kindliches Risiko und eine vaginale Entbindung kann angestrebt werden. Dafür wird eine Einleitung der Geburt empfohlen. Eine Periduralanalgesie kann gelegt werden.
Frau W. befindet sich in der 36+2 SSW. Die Werte sind weiterhin stabil. Sie empfehlen ihr, sich in der Klinik vorzustellen. Frau W. ist ganz aufgeregt. Sie freut sich schon, mit ihrem Sohn in 6 Wochen zur Nachsorge zu kommen.

MERKE
Die Entscheidung, die Schwangerschaft frühzeitig zu beenden, ist abhängig vom Schwangerschaftsalter. Nach Abwägung von maternalen und kindlichen Nutzen und Risiken sollte möglichst bald eine Entbindung geplant werden.

6. Wiederholungsrisiko, Screening, Prävention

Das Wiederholungsrisiko für eine PE liegt im Mittel bei 14–18 % und hängt davon ab, wann sich diese manifestiert hat. Je früher und schwerer eine PE in der Schwangerschaft auftritt, desto wahrscheinlicher kommt es zu einem erneuten Auftreten.
Ein **Screening** ist eine Untersuchung asymptomatischer Patientinnen auf eine konkrete Erkrankung, die in dieser Population häufig auftritt, behandelbar ist und für die durch die Behandlung ein verbesserter Verlauf entsteht. Die Untersuchung soll zeit- und kostengünstig wie auch wenig belastend sein. Bei der PE sind diese Voraussetzungen erfüllt. Eine individuelle Risikokalkulation im 1. Trimenon wird berechnet durch:

- Maternale Charakteristika: Alter, Anamnese/Risikofaktoren, Body-Mass-Index, ethnische Zugehörigkeit
- Biophysikalische Faktoren: Pulsatilitätsindex der Aa. uterinae, mittlerer arterieller Blutdruck
- Biochemische Risikomarker: *Pregnancy-associated plasma protein A* [PAPP-A], PlGF

Die frühe PE kann bis 81 % detektiert werden.

Zeigt sich im 1. Trimenon durch das Screening ein erhöhtes Risiko, so wird derzeit eine Behandlung mit niedrig dosierter Acetylsalicylsäure (ASS: 150 mg/Tag) begonnen. Eine generelle Prophylaxe ist nicht indiziert. Sie beraten Frau W. über diese Zusammenhänge. Ebenso empfehlen Sie, aufgrund des erhöhten Risikos für kardiovaskuläre Ereignisse eine Hausärztin aufzusuchen.

MERKE

Die Erkenntnisse der **ASPRE-Studie** (NEJM 2017; 377: 613–22) waren ein großer Meilenstein der jahrzehntelangen Forschung der PE und zeigten signifikante Wege weg von der Diagnose und Entbindung hin zum Screening und der Prophylaxe. Die Studie zeigte eine Reduktion einer PE um 82 % vor der 34. SSW durch die Einnahme von ASS 150 mg/d.

ZUSAMMENFASSUNG

Die Präeklampsie tritt bei 2–3 % aller Schwangerschaften auf. Sie hat eine hohe neonatale und maternale Mortalität und Morbidität und erfordert eine engmaschige Kontrolle der Schwangeren.

Für die Behandlung des Hypertonus wird u. a. alpha-Methyldopa eingesetzt. Acetylsalicylsäure hat hinsichtlich einer Präeklampsie einen präventiven Effekt nach Screening im 1. Trimenon. Es existiert keine kausale Therapie außer der Entbindung – diese wird in Abhängigkeit vom Schwangerschaftsalter indiziert.

WAS WÄRE, WENN ...?

- ... die Patientin eine therapierefraktäre hypertensive Krise in der 27+4 SSW hätte? Wie wäre die Behandlung?
  - In jedem Einzelfall muss der Abschluss einer Lungenreife-Prophylaxe (für die Verbesserung der kindlichen Morbidität) gegen die Dringlichkeit der Beendigung aus maternaler Indikation abgewogen werden. Zur Vermeidung maternaler Mortalität und langfristiger Morbidität muss u. U. auch in frühen Schwangerschaftswochen eine Entbindung empfohlen werden.

47

Ich habe Fieber – im Wochenbett

Manuela Tavares de Sousa

Anamnese

Die 35-jährige Frau S. hat vor zehn Tagen ihr erstes Kind zur Welt gebracht. Sie waren selbst bei der Geburt dabei, die ganz unkompliziert verlief. Vor sieben Tagen hatten Sie die Patientin nach Hause entlassen. Nun steht sie bei Ihnen am Kreißsaaltresen. Sie erkennen sie kaum wieder. Frau K. sieht blass und mitgenommen aus. Sie sind kurz erschrocken und fragen unmittelbar nach ihren Beschwerden. Frau S. habe Fieber und Schüttelfrost, antwortet der begleitende Partner, der die Patientin stützt. Frau S. nickt, sie habe jetzt drei Tage ausgehalten, aber nun gehe es nicht mehr. Der ganze Körper tue weh, vor allem die Gelenke. Ihre nachsorgende Hebamme habe sie in die Klinik geschickt.

Untersuchungsbefunde

Körperliche Untersuchung: Temperatur 39,5 °C, RR 110/70 mmHg, HF 100/min, AF 15/min, Urinstix mit einfach Erythrozyten, reduzierter AZ, Bauchdecke weich, keine Druckdolenz, Uterus drei Finger breit über der Symphyse tastbar, nicht druckdolent, Nierenlager nicht klopfschmerzhaft.
Spekulumeinstellung: Scheidenwände und Portio glatt mit regelrecht verheilten Geburtswunden, bräunliche Lochien aus der Portio. Kein Portioschiebeschmerz.

1. **An welche Differenzialdiagnosen denken Sie bei Fieber im Wochenbett? Welche Untersuchung führen Sie durch?**
2. **Bei der Untersuchung der Mammae beidseits fällt Ihnen eine lokale Rötung im unteren äußeren Quadranten der linken Brust auf. An was denken Sie? Welche Differenzialdiagnose kommt infrage? Welche Therapie würden Sie jeweils einleiten?**
3. **Sie tasten eine 2 cm große, runde, pralle Struktur links unten. Welche Untersuchung führen Sie durch? Welche Therapie sehen Sie vor?**
4. **Nach einigen Tagen hat sich der Befund deutlich gebessert. Die Patientin hat keinerlei Beschwerden mehr. Dennoch ist sie antriebslos, weiterhin sehr müde und hat kein richtiges Interesse an ihrem Kind. An was denken Sie?**
5. **Welche psychischen Störungen können im Wochenbett auftreten?**
6. **Wie erfolgen die Diagnostik und Therapie psychischer Störungen im Wochenbett?**

1. Differenzialdiagnosen

Etwa 8 % aller Wöchnerinnen zeigen eine Temperaturerhöhung in den ersten 10 Tagen nach der Geburt. Bei Fieber im Wochenbett ist zunächst an geburtsassoziierte Infektionen zu denken:

- **Infektion der Geburtswege:** Dies haben Sie durch die Spekulumuntersuchung ausgeschlossen, die reizlose Wunden zeigt.
- **Endometritis puerperalis:** Geht oft mit einem stark eingeschränkten Allgemeinzustand einher. Die Spekulumeinstellung zeigte regelrechte, bräunliche Lochien. Der Uterus ist indolent und nicht vergrößert, sodass diese Diagnose nicht wahrscheinlich ist.
- **Lochialverhalt:** Der Uterus ist vergrößert und es fließen keine Lochien. Dies liegt hier nicht vor.

Nachdem diese Infektionswege nicht infrage kommen, denken Sie auch an:

- **Pyelonephritis:** starke Flankenschmerzen und Fieber mit Schüttelfrost. Symptome eines Harnwegsinfekts wie Pollakisurie und Dysurie können begleitend auftreten, sind aber kein Muss. Die Nierenlager der Patientin sind frei. Erythrozyten im Urin sind bei bestehenden Lochien nicht wegweisend.
- **Mastitis puerperalis**: eine Entzündung der Brustdrüse in der Stillzeit. Neben lokalen Symptomen der Brust (Rötung, Schwellung, Schmerzen; ➤ Abb. 47.1) werden systemische (Fieber, Gelenkschmerzen) gefunden. Sie haben bisher nicht die Brüste untersucht und fragen die Patientin, ob Sie diese Untersuchung noch anschließen können.

Andere, nicht schwangerschaftsassoziierte Erkrankungen sind auch zu bedenken, sollten alle oben angegebenen Ursachen ausgeschlossen sein.

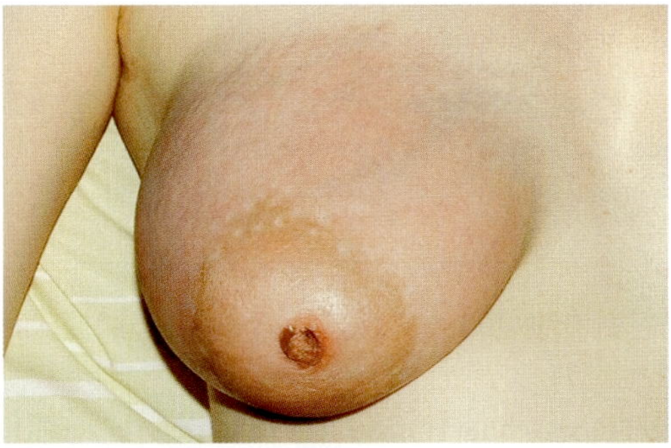

Abb. 47.1 Mastitis puerperalis [M438]

MERKE
Pyelonephritis, Endometritis und Mastitis puerperalis sind die drei wichtigsten Ursachen von Fieber im Wochenbett.

2. Initiale Brustdrüsenschwellung, Milchstau, Mastitis puerperalis

Initiale Brustdrüsenschwellung

Die initiale Brustdrüsenschwellung beginnt einige Tage nach Geburt und ist ein physiologischer Prozess der Laktogenese. Die Schwellung tritt langsam auf und ist nicht mit Schmerzen verbunden. Bei einigen Wöchnerinnen kommt es nach dem 3.–5. Tag zu einer verstärkten initialen Brustdrüsenschwellung, die meist bilateral auftritt und mit Ödemen der Brust einhergeht. Die Temperatur ist leicht erhöht (meist < 38,4 °C). Es liegt keine Infektion vor. Das regelmäßige Entleeren der Brust entlastet den venösen und lymphatischen Abfluss. Auch wenn es keine eindeutige Evidenz bezüglich einer Kühlung gibt, so hat sich die im klinischen Alltag durchgesetzt.

Milchstau

Bei einem Milchstau kann durch einen blockierten Milchgang die Brustdrüse lokal nicht ausreichend entleert werden. Er führt zu unilateralen Beschwerden, die mit einer Rötung und Schwellung vergesellschaftet sein können. Weder Fieber noch systemische Erkrankungszeichen liegen vor. Es kann vor dem Anlegen Wärme und danach Kälte eingesetzt werden.

Mastitis puerperalis

Die Mastitis puerperalis kann durch eine Behinderung des effektiven Milchflusses oder durch eine Infektion verursacht sein. Ein Risikofaktor sind wunde Brustwarzen. Es handelt sich meist um unilaterale Schmerzen mit einer systemischen Reaktion (Fieber > 38,4 °C, grippeähnliche Symptome). Als Haupterreger für die Infektion der Brustdrüse gilt *Staphylococcus aureus*. Die bakterielle Mastitis sollte antibiotisch behandelt werden. Bei der Wahl des Antibiotikums sollte dessen Vereinbarkeit mit dem Stillen berücksichtigt werden. Ein Abstillen ist nicht erforderlich.

Bei einer Temperatur von 39,5 °C und begleitenden Beschwerden vermuten Sie das Vorliegen einer Mastitis puerperalis. Um das Infektionsausmaß zu erfassen und ein Therapiemonitoring zu ermöglichen, nehmen Sie Blut auf Entzündungsparameter (Differenzialblutbild, CRP) ab. Sie empfehlen regelmäßig Kontrollen der Temperatur.

MERKE

Eine vollständige Entleerung der Brust durch Stillen oder Pumpen (alle 2–3 h, auch nachts) und das Überprüfen und Korrigieren der Anlegetechnik sind die Grundlagen für die Behandlung einer schmerzhaften Brust in der Stillzeit. Ein Abstillen ist nicht notwendig. Zur Schmerzreduktion können nichtsteroidale Antiphlogistika eingesetzt werden.

3. Therapie

Die Beschwerden einer Mastitis führen häufiger dazu, dass weniger gestillt wird. Dies führt zu einer Verschlechterung des Befunds. Eine Stillberatung sollte durchgeführt werden.
Wird eine Temperaturerhöhung über 24 h beobachtet, sollte mit einer antibiotischen Therapie begonnen werden. Eine Mastitis puerperalis kann, wenn unzureichend behandelt, in einen **Abszess** übergehen. Die Diagnose wird durch die Palpation einer prallen, runden, gut verschieblichen Struktur in der Brust vermutet und durch eine **Ultraschalluntersuchung** bestätigt. Es erfolgt eine **Punktion** unter Ultraschallkontrolle und der Eiter wird entleert. Die Erfolgsrate ist > 90 %, auch wenn Punktionen meist wiederholt werden müssen. Eine primär chirurgische Inzision und Drainage sind nur selten indiziert (➤ Abb. 47.2). Ein Abstillen ist zu keinem Zeitpunkt erforderlich. Die betroffene Brust kann weiter gestillt werden.

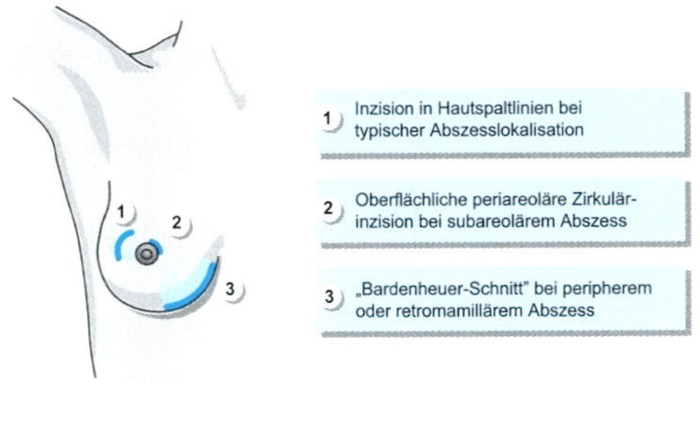

Abb. 47.2 Drainage eines Abszesses bei Mastitis puerperalis. Inzisionsstellen je nach Lage des Abszesses. [L157]

4. Wochenbettdepression

Die Symptome einer **postpartalen Depression** sind Niedergeschlagenheit, Freudlosigkeit und/oder Antriebsmangel. Das innere Gefühl der Leere und ein Interessensverlust für das Kind können vorliegen. Ängste treten oft auf und müssen von einer unabhängig vorliegenden Angststörung unterschieden werden.
Eine Wochenbettdepression tritt bei 10–15 von 100 Müttern auf, meist innerhalb der ersten 3 Monate nach der Geburt. Frauen, die bereits vor der Schwangerschaft betroffen waren, zeigen ein höheres Risiko. Ebenso scheint es eine genetische Veranlagung zu geben. Die Erkrankung ist multifaktoriell bedingt, so spielen soziale, gesellschaftliche und psychische Faktoren eine Rolle.
Es kann passieren, dass die Symptome als normale Erschöpfungsreaktion auf die Geburt und Pflege des Kindes wahrgenommen werden. Eine postpartale Depression kann daher erst verspätet oder gar nicht von der Mutter oder den Familienmitgliedern erkannt werden und folglich wird nicht zeitnah behandelt. Dies kann schwere Langzeitfolgen haben.
Es ist wichtig, dass medizinisches Personal die Symptome kennt und bei Vorliegen an eine Depression denkt. Sind Sie darauf gekommen?

MERKE

Die postpartale Depression unterscheidet sich nicht von einer Depression außerhalb dieser Zeit. Die Symptome können sehr mild vorliegen – ein geschultes Auge sollte diese erkennen.

5. Postpartale psychische Störungen

Zu den psychischen Störungen im Wochenbett gehören:

Babyblues

Bedingt durch einen starken Hormonabfall nach der Geburt tritt bei der Hälfte der Mütter ein **postpartales Stimmungstief** (Babyblues) auf. Die Symptome sind vorübergehend und dauern Stunden bis wenige Tage. Die Mütter klagen in unterschiedlicher Häufigkeit über Weinen, Ängstlichkeit, Stimmungsschwankungen, starke Erschöpfung sowie Konzentrations-, Appetit- und Schlafstörungen. Der Babyblues klingt folgenlos ab und sollte nicht über einen Zeitraum länger als 2 Wochen bestehen.

Postpartale Depression
Die Symptome einer postpartalen Depression sind davon kaum zu unterscheiden, der wesentliche Unterschied ist die Dauer. Symptome, die längere Zeit (> 2 Wochen) bestehen, sollten ärztlich abgeklärt werden.

Postpartale Psychose
Etwa 0,2 % der Mütter sind von einer postpartalen Psychose betroffen. Oft haben sie bereits zuvor an einer bipolaren oder schizoaffektiven Störung gelitten. Extreme Angstzustände, Wahnvorstellungen und Halluzinationen können von einer manischen oder depressiven Phase begleitet sein. Es bestehen starke Persönlichkeitsveränderungen.

Posttraumatische Belastungsstörung
Bei etwa 2 % der Mütter besteht postpartal eine posttraumatische Belastungsstörung, die wiederholte innere Bilder einer als traumatisch erlebten Geburt zeigt. Dies kann Bindungsängste im Umgang mit dem Kind nach sich ziehen.

6. Diagnostik und Therapie

Da psychische Störungen im Wochenbett häufig auftreten, die Symptome übersehen werden können und eine frühzeitige Therapie essenziell ist, empfiehlt es sich, den Müttern im Wochenbett einen Selbstbeurteilungsbogen auszuhändigen. Als Screening-Instrument hat sich der **Edinburgh Postnatal Depression Scale** etabliert. Anhand von 10 Fragen wird ein Score ermittelt. Körperliche Beschwerden werden im Gegensatz zu anderen Depressionsbögen nicht erfasst – da diese durch die Umstände des Wochenbetts auftreten können. Bei einem Gesamtwert > 10 sollte eine psychiatrische Untersuchung erfolgen.
Erfreulicherweise sind psychische Störungen im Wochenbett sehr gut behandelbar – sofern sie frühzeitig erkannt wurden.

Babyblues
Beim Babyblues ist die Information von Müttern und Familienmitgliedern über das Vorliegen dieses Stimmungszustands meist ausreichend. Die Symptome klingen ohne professionelle Therapie nach wenigen Tagen ab.

Postpartale Depression
Leichte Formen der postpartalen Depression lassen sich ambulant mit psychotherapeutischen Maßnahmen behandeln. Bei schweren Formen kann eine medikamentöse Therapie notwendig werden, diese führt schnell zu einer Besserung. Neben dieser therapeutischen Begleitung ist die Aufklärung über die Erkrankung ein Angelpunkt der Behandlung. Viele fühlen sich erleichtert, wenn sie erfahren, dass jede zehnte Mutter betroffen ist und dass niemand schuld an der Erkrankung ist. Vor allem der Interessensverlust am Kind führt zu starken Schuldgefühlen. Den Alltag zu bewältigen erscheint vielen unmöglich, sodass dort gezielt Hilfe (Haushaltshilfe) angeboten werden kann. Die Familienmitglieder sollten im Therapieplan integriert sein. Die Etablierung einer guten Mutter-Kind-Beziehung steht ebenso im Fokus wie die Stärkung des Selbstvertrauens der Mütter. Es gibt viele Selbsthilfegruppen, die in der Bewältigung helfen können. In einigen Fällen kann eine stationäre Aufnahme notwendig sein. Dies ist immer der Fall, wenn die Mutter suizidale Gedanken äußert. Dabei wird stets versucht, die Mutter zusammen mit dem Kind aufzunehmen.

Postpartale Psychose
Eine postpartale Psychose bedeutet eine große Gefahr für Mutter und Kind – es bestehen eine hohe Mord- und Selbstmordneigung. Eine sofortige stationäre Einweisung ist in jedem Fall einzuleiten.

ZUSAMMENFASSUNG

Fieber im Wochenbett triff häufig auf und ist oft durch eine Endometritis, eine Mastitis oder Pyelonephritis bedingt. Nach differenzialdiagnostischen Untersuchungen wird ursachengemäß behandelt.
Die **postpartale Depression** kommt häufig vor, bleibt oft unterdiagnostiziert und geht unbehandelt mit potenziell schweren Folgen für Mutter und Kind einher. Geeignete Screeningtests lassen diese frühzeitig erkennen und behandeln. Alle Andeutungen eines Suizids sollen immer ernst genommen werden und es sollte entsprechend reagiert werden.

WAS WÄRE, WENN ...

- … ein großer, nicht schmerzhafter Tastbefund der Brust darstellbar wäre?
  - Bei jedem Tastbefund der Brust sollte ein Karzinom ausgeschlossen werden. Sie würden eine Mammasonografie veranlassen und ggf. eine zeitnahe histologische Abklärung anstreben.

48

Mein Kind kommt – nicht allein

Manuela Tavares de Sousa

Anamnese

Frau B. stellt sich mit einem positiven Schwangerschaftstest vor. Sie ist sehr aufgeregt und erfreut, sie wünscht sich schon sehr lange ein Geschwisterkind für ihre Tochter. Die 37-jährige Patientin hat keine Vorerkrankungen. Sie war vor sechs Monaten zur gynäkologischen Vorsorge bei Ihnen. Die erste Schwangerschaft und Geburt verliefen unkompliziert.

Untersuchungsbefund

Spekulumeinstellung: Vulva und Vagina unauffällig, Portio glatt, MM strichförmig geschlossen.
Vaginale Untersuchung: Uterus aufgelockert, weich, anteflektiert, Portio erhalten, derb, geschlossen.
Ultraschall: intrauterine Darstellung zweier Embryonen, beide mit Herzaktion, Scheitelsteißlänge 14 mm/15 mm, Vorderwandplazenta.

1. **Die Patientin ist überrascht und zittert. Zwillinge? Kommt das oft vor? Nach einem kurzen Schreck möchte sie wissen, ob diese eineiig seien. Wie gehen Sie mit der Patientin um? Was antworten Sie?**

2. **Sie kommt mit 12+5 SSW zum First-Trimester-Screening. Was sind die Besonderheiten bei Zwillingen, über die Sie die Patientin aufklären?**

3. **Frau B. erwartet monochoriale Zwillinge. Sie fragt, ob es schlimm sei, dass nur eine Plazenta vorliegt. Auf welche Besonderheiten achten Sie?**

4. **Welche besonderen Risiken stehen für die Patientin selbst, Frau B., im Vordergrund?**

5. **Mit 32+5 SSW stellt sich die Zervix der Patientin mit 14 mm verkürzt dar. Sie wollen sie in die Klinik einweisen. Wie würde Ihre Übergabe an die diensthabende Ärztin des Kreißsaals lauten? Was sagen Sie Frau B.?**

6. **Frau B. ist nach zwei Tagen mit einer stabilen Zervix entlassen. Sie ist 35+1 SSW und fragt, welchen Geburtsmodus Sie empfehlen. Beide Kinder liegen in Schädellage und sind gleich groß geschätzt. Was raten Sie ihr?**

1. Mitteilung der Diagnose Zwillinge und Aufklärung über Zygotie versus Chorionizität

Die Neuigkeit, Zwillinge zu erwarten, ist für viele Patientinnen zunächst erschreckend. Auch wenn eine Schwangerschaft erwünscht war, sehen viele Patientinnen eine große Herausforderung auf sich zukommen. Es ist wichtig, sich Zeit für die Patientin zu nehmen. Sie reichen Frau B. etwas Wasser und halten ihre Hand. Sie teilen ihr mit, dass Sie gut nachvollziehen können, dass sie erschrocken ist. Sie können sich noch erinnern, wie es war, als Frau B. das erste Mal schwanger war. Auch damals war die Situation beängstigend und wurde mit der Zeit besser. Sie ermutigen sie, dass es diesmal auch so wird. Sie erklären ihr, dass 2 % aller Kinder Zwillinge sind. Sie ist also nicht allein. Viele Schwangere, die Zwillinge erwarten, wollen direkt wissen, ob es sich um eineiige Zwillinge handelt. Aus Sicht von Frau B. können Sie die Frage gut verstehen. Es ist sicherlich interessant zu wissen, ob beide Kinder gleich aussehen. Aus medizinischer Sicht spielt dies für den Verlauf der Schwangerschaft allerdings keine Rolle. Hier sind die Chorion- und Amnionverhältnisse wichtig. Diese beiden Fakten beeinflussen die weitere Schwangerschaft und Geburt. Sie erklären Frau B., dass Sie dies im Rahmen des First-Trimester-Screening anschauen wollen.

Um zurück auf die Frage der eineiigen Kinder zu kommen, erläutern Sie, dass dies pränatal nicht sicher zu sagen ist. Gene können sonografisch nicht angeschaut werden. Sie werden im Verlauf die Verteilung des Mutterkuchens anschauen; vielleicht werden sie zu diesem Zeitpunkt der Antwort näher kommen.

- **Zygotie:** bezieht sich auf den genetischen Hintergrund und die Anzahl ursprünglich befruchteter Eizellen. Monozygt = eineiig, dizygot = zweieiig
- **Chorionizität:** bezieht sich auf die Anlage der Plazenta. Monochorial = eine gemeinsame Plazenta, dichorial = zwei getrennte Plazenten
- **Amnionizität:** bezieht sich auf die Anlage der Fruchthöhlen. Monoamnial = eine gemeinsame Fruchthöhle, diamnial = zwei getrennte Fruchthöhlen
- ➤ Abb. 48.1

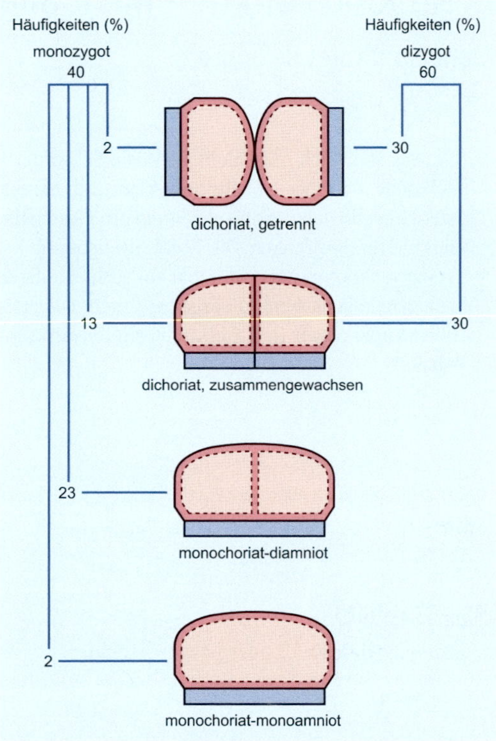

Abb. 48.1 Verschiedene Plazentas und Eihautverhältnisse bei eineiigen und zweieiigen Zwillingen [L234]

MERKE

Die Zygotie einer Zwillingsschwangerschaft ist für den Verlauf der Schwangerschaft irrelevant. Aus medizinischer Sicht sind die Chorionizität und Amnionizität von entscheidender Bedeutung.

2. Ersttrimesterscreening

Die Fehlbildungsrate ist bei Zwillingen höher als bei Einlingen. Sie führen daher eine differenzierte Ultraschalluntersuchung durch. Anhand der Nackentransparenz berechnen Sie das Risiko für mögliche Chromosomenanomalien. Darüber hinaus ist die sichere Unterscheidung zwischen di- und monochorialen Zwillingen ein wichtiger Bestandteil der Untersuchung. Bei **dichorialen Zwillingen** (zwei Drittel der Fälle) finden sich zwei getrennte Plazenten. Sonografisch lässt sich ein λ-Zeichen darstellen, ein keilförmiger Ausläufer

des Chorions. Dies kann aus einer frühen Trennung einer Eizelle oder aus zwei getrennt befruchteten Eizellen entstehen. Die Berechnung des Risikos für diese Kinder erfolgt für jeden Fetus individuell.
Bei **monochorialen Zwillingen** (ein Drittel der Fälle) findet sich eine gemeinsame Plazenta. Sonografisch lässt sich ein T-Zeichen ohne chorialen Gewebekeil darstellen. Dies entsteht durch die späte Trennung einer Eizelle. Somit sind beide Kinder genetisch identisch. Die Berechnung des Risikos für eine Chromosomenstörung wird für die gesamte Schwangerschaft berechnet.
Bei Frau B. sehen Sie ein typisches T-Zeichen. Die gemeinsame Plazenta ist an der Vorderwand. Es handelt sich um eine monochoriale-diamniale Zwillingsschwangerschaft.

MERKE
Im 1. Trimenon ist zwischen mono- und dichorialen Zwillingen zu unterscheiden. Im Mutterpass ist hierfür eine separate Dokumentation vorgesehen.

3. Monochoriale Zwillingsschwangerschaft

Alle monochorialen Zwillinge weisen Gefäßanastomosen auf (➤ Abb. 48.2). Diese können bei unbalanicertem Blutfluss zu spezifischen Komplikationen führen: Es können sog. **Zwillingstranfusionssyndrome** entstehen. Hier werden zwei differenziert:

- **Transfusionssyndrom mit Oligo-Polyhydramnion (TOPS):** ein Fetus mit viel, der andere mit wenig Fruchtwasser, vor allem zwischen 16.–26. SSW, 10 % Inzidenz

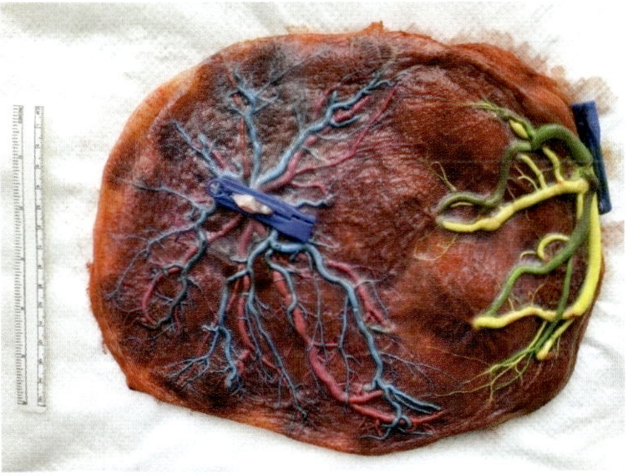

Abb. 48.2 Zwillingsplazenta mit Gefäßanastomosen [P802]

- **Transfusionssyndrom mit Anämie-Polyglobulie:** ein anämischer Fetus, ein polyglobuler Fetus, vor allem im 3. Trimenon, 8 % Inzidenz

Zudem kann es durch eine ungleiche Verteilung der Plazenta zu **selektiven intrauterinen Wachstumsrestriktionen** (ein Fetus deutlich kleiner, 15 % Inzidenz) kommen. Aufgrund dieser Risiken sind die monochorialen Zwillinge besonders gefährdet für ein schlechtes Outcome.
Sie werden zur frühzeitigen Erkennung dieser spezifischen Komplikationen Frau B. alle zwei Wochen sehen und sonografisch die Größe der Kinder, die Fruchtwassermenge und die Dopplersonografie zur frühzeitigen Erkennung einer fetalen Anämie durchführen. Sie beruhigen Frau B. Es ist nicht schlimm, dass eine Plazenta vorliegt. Mit einem zwinkernden Auge sagen Sie, dass Sie sich häufiger sehen werden und sich darauf freuen. In mehr als der Hälfte der Fälle wird alles gut ausgehen.

4. Maternale Komplikationen einer Zwillingsschwangerschaft

Die gesamte Schwangerschaft belastet den mütterlichen Körper stärker. Der Bauch ist größer, der Zwerchfellhochstand kann zu Einschränkungen in der Atmung führen. Schwangere mit Zwillingen haben 5-fach häufiger schwere **hypertensive Komplikationen** wie Präeklampsie und Eklampsie als Schwangere mit Einlingen. Auch der **Gestationsdiabetes** tritt häufiger auf. Neben dem erhöhten Risiko für **Blutungen** bei der Geburt durch die vermehrte Uterusdehnung werden Zwillinge häufiger per Sectio geboren. Dies zieht für die Mutter deutlich mehr Risiken als die vaginale Geburt nach sich.

5. Übergabe einer Patientin an die Klinik und Kommunikation an die Patientin

Die Zervixlänge sollte größer als 20 mm sein. Die Zervix der Patientin Frau B. ist verkürzt. Sie entscheiden, sie in der Klinik vorzustellen, da Sie wissen, dass Zwillinge häufiger früher geboren werden.
Für die Übergabe der Patientin an die Klinikärztin sind folgende Punkte wichtig:

- Gravidität
- Schwangerschaftswoche

- Grund der Einweisung (in diesem Falle kurze Zervix)
- Besonderheiten der Schwangerschaft oder in der Anamnese (monochoriale Zwillinge)
- Zeitpunkt, wann die Patientin zu erwarten ist

Sie rufen den Kreißsaal an und bitten, mit der diensthabenden Ärztin zu sprechen. Ihre Übergabe lautet (o. ä. in Ihrem eigenen Wortlaut):

„Begrüßung. Ich würde Ihnen gerne ein zweitgebärende Patientin in der 32+5 SSW einweisen. Sie stellt sich heute bei mir mit einer Zervix von 14 mm vor und erwartet monochoriale Zwillinge. Sie hat keine Beschwerden und wird daher mit ihrem eigenen Pkw in etwa 20 min bei Ihnen eintreffen. Verabschiedung."

Gleichzeitig ist auch wichtig, Frau B. im Fokus zu haben. Sie erklären ihr, dass die Einweisung in die Klinik eine Vorsichtsmaßnahme ist. Die Zervix ist kürzer als erwartet, daher möchten Sie die Patientin in der Klinik vorstellen. Sie solle sich keine Sorgen machen und sich gerne bei Ihnen melden, sobald Neuigkeiten bekannt sind.

MERKE

Bei einer Übergabe mit Einweisung in eine Klinik ist eine **exakte Darstellung** der Patientin in **kurzen Worten** hilfreich. Beispielsweise ist in diesem Fall das Alter der Patientin unwichtig für die weitere Behandlung. Denken Sie daran, dass am Telefon nur beschränkt Informationen wahrgenommen werden. Versuchen Sie daher, maximal 3–5 wichtige Informationen zu extrahieren und weiterzugeben.

6. Geburtsmodus

Bei einer monochorialen-diamnialen Zwillingsschwangerschaft wird eine Entbindung in der 37. SSW empfohlen. Das Risiko eines späten Transfusionssyndroms wird dadurch umgangen, ohne ein Risiko der Frühgeburtlichkeit einzugehen. Frau B. bestätigt, dass sie dies auch in der Klinik gehört habe. Aber wie soll sie nun entbinden?

Beide Kinder sind in Schädellage und gleich groß. Daher ist eine vaginale Entbindung möglich, wenn Frau B. es wünscht. Hinzu kommt, dass Frau B. bereits einmal vaginal geboren hat. Sie bestärken Frau B. in ihren Wünschen.

Zehn Tage später erhalten Sie eine Fax-Benachrichtigung aus der Klinik. Beide Kinder sind spontan und unkompliziert geboren. Sie freuen sich schon auf die Nachsorgeuntersuchung in fünf Wochen.

MERKE

Eine randomisierte Studie (NEJM, 2013;369: 1295–305) zeigte bei etwa 1.400 Frauen in jeder Gruppe, dass eine vaginale Entbindung bei Zwillingen mit führenden Feten in Schädellage ab 32+0 SSW im Vergleich zu einer geplanten Sectio nicht mit einem erhöhten Risiko der kindlichen Morbidität einhergeht. Auch das 2-Jahres-Follow-up dieser Kinder (AJOG, 2016; 214: 371.e1–371.e19) zeigte keinen Benefit zugunsten der geplanten Sectio. Die vaginale Geburt wurde von den Schwangeren bevorzugt und wies eine höhere Zufriedenheit mit der Entbindung auf (Birth 2016; 43: 285–292), sodass Schwangere mit Zwillingen mit dem Wunsch einer vaginalen Entbindung ermutigt werden sollten.

ZUSAMMENFASSUNG

Das Risiko einer **Zwillingsschwangerschaft** ist vielfältig für Mutter und Kinder. Engmaschige Verlaufskontrollen sind notwendig, vor allem, wenn es sich um monochoriale Zwillinge handelt. Eine Entbindung kann bei führendem Kind in Schädellage vaginal erwogen werden und richtet sich vom Zeitpunkt her nach den Eihaut- und Plazentaverhältnissen.

WAS WÄRE, WENN ...

- ... die Zwillinge dichorial wären? Zu welchem Zeitpunkt wäre die Geburt zu planen? Wann bei monoamnialen?
  - Bei dichorialen Zwillingen wird eine Entbindung in der 38. SSW empfohlen. Ein weiteres Abwarten zeigt keinen Vorteil und geht mit einer höheren Rate an Sectiones einher. Dies liegt daran, dass die Kinder ab einem Schätzgewicht von 3.000 g dazu neigen, sich unter der Geburt zu verkeilen und die vaginale Geburt dadurch zu erschweren. Aufgrund bestehender Nabelschnurverknotungen ist bei monoamnialen Zwillingen ein Kaiserschnitt bereits in der 33. SSW notwendig. Unter Inkaufnahme der Komplikationen einer Frühgeburtlichkeit wird das Risiko eines IUFT reduziert.

Ist alles okay mit meinem Kind? Ich bin doch noch so jung

Manuela Tavares de Sousa

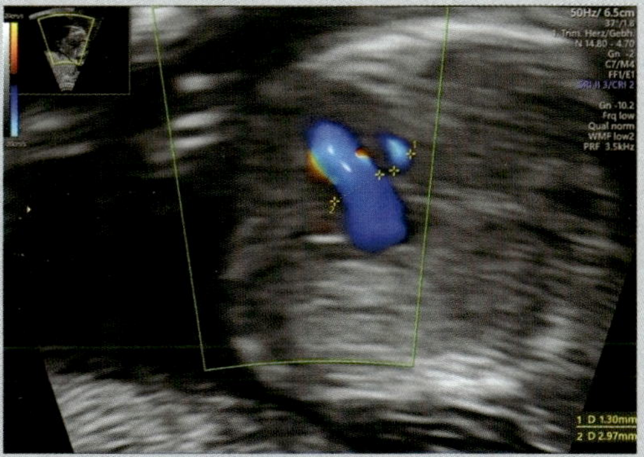

[P802]

Anamnese

Frau Y. stellt sich zum Ersttrimesterscreening in Ihrer Praxis vor. Die 26-jährige Patientin erwartet ihr zweites Kind. Die 4-jährige Tochter begleitet das Paar bei der Untersuchung. Sie freut sich auf ihr Geschwisterchen.

Anamnese: spontane Konzeption, regelmäßiger Zyklus, Nichtraucherin, alle Kinder beider Familien gesund geboren, keine Vorerkrankungen oder -operationen.

Untersuchungsbefund

Ultraschall: SSL 70,5 mm = 13+4 SSW, 3,43 mm Nackentransparenz, Nasenbein, Trikuspidalklappe und Ductus venosus unauffällig, der Vierkammerblick ist suspekt (➤ Bild), die linke Kammer ist deutlich weniger gefüllt als die rechte.

1. **Sie teilen der Patientin Ihren Befund mit. Die Patientin weint sehr. Sie ist erst 26 Jahre. Was können Sie ihr zu Wahrscheinlichkeiten genetischer Erkrankungen sagen?**

2. **Frau Y. fragt nach der Möglichkeit einer zellfreien DNA-Testung. Was sagen Sie dazu? Welche Untersuchung empfehlen Sie?**

3. **Sie möchte zunächst die Verlaufskontrolle abwarten. Sie stellt sich jetzt mit 15+1 SSW vor. Sonografisch zeigt sich nun der Verdacht auf eine Fallot-Tetralogie. Sie möchte nun doch eine invasive Abklärung. Welche Untersuchung können Sie jetzt anbieten?**

4. **Unter welchen Umständen ist ein Schwangerschaftsabbruch in Deutschland straffrei?**

5. **Es sind 10 Tage vergangen und Sie erhalten die endgültige molekulargenetische Untersuchung, die auffällig ist. Wie überbringen Sie die Nachricht?**

6. **Die Patientin fragt nach den Möglichkeiten eines Schwangerschaftsabbruchs. Was können Sie zur Durchführung einer Interruptio sagen?**

1. Altersrisiko für Chromosomenstörungen und organische Fehlbildungen

Das statistische Risiko einer 35-Jährigen bei Geburt ein Kind mit **Trisomie 21** zu bekommen, ist 1:380. Das eingriffsbedingte Risiko einer Fehlgeburt nach einer invasiven Diagnostik ist mit 1:400 kleiner. Dies rechtfertigte lange Zeit die Empfehlung zu einer invasiven Diagnostik bei jeder Schwangeren über 35 Jahre. Zur Zeit der Einführung der Empfehlung waren 5 % in dieser Risikogruppe. Das Alter von 35 Jahren als „at risk" zu beschreiben, ist historisch bedingt und stammt aus der Ära vor dem Ersttrimesterscreening. In Wahrheit erhöht sich das Risiko für eine Trisomie 21 nicht sprunghaft ab dem Alter von 35 Jahren, sondern steigt kontinuierlich mit jedem Jahr. Heute sind inzwischen etwa 20 % der Schwangeren über 35 Jahre alt. In dieser Gruppe sind lediglich 50 % der Kinder mit Trisomie 21 enthalten, die andere Hälfte wird bei Frauen unter 35 Jahren auftreten.
Etwa die Hälfte der pränatal diagnostizierten Befunde sind **strukturelle Malformationen,** also organische Fehlbildungen, die nicht mit dem mütterlichen Alter zusammenhängen. Dies ist mit einer Häufigkeit von insgesamt 2 % der Schwangeren viel häufiger als eine chromosomale Störung. Etwa 1 % der Neugeborenen weist kongenitale Herzfehler auf. Erst ab einem Alter von 45 Jahren kommt es zu einer Häufung der Trisomien, die dann so häufig vertreten sind wie organische Befunde. Für junge Frauen gilt, dass es viel wahrscheinlicher ist, ein Kind mit einer Organfehlbildung zu bekommen als eines mit einer Trisomie 21.
Mikrodeletionssyndrome treten in 1:1.000 Schwangeren auf. Submikroskopische kleine Substanzverluste (Deletionen) von Chromosomen führen zu bestimmten genetischen Syndromen mit schwerer gesundheitlicher Beeinträchtigung. Das Auftreten ist altersunabhängig. Das bekannteste ist das **Deletionssyndrom 22q11.2.** Die betroffenen Kinder werden mit Herzfehler, Immunsystemveränderungen und leichten bis mittelschweren geistigen Behinderungen geboren.
Frau Y. hat mit 26 Jahren nicht mit einem auffälligen Befund gerechnet. So geht es vielen Frauen. Sie können ihr sagen, dass organische Fehlbildungen auch in jungen Jahren vorkommen und Herzfehler mit 1 % sehr häufige Fehlbildungen sind. Bei der Aufklärung wird es besonders relevant sein, eine gute Kommunikation zu führen. Die 4-jährige Tochter ist dabei – vielleicht fragen Sie auch, ob diese mit der Partnerin aus dem Raum geht, bevor Sie weitere Einzelheiten besprechen, und bieten einen erneuten Termin für das Paar an.

MERKE
Die Mitteilung eines pränatalmedizinischen Befundes erfordert eine Patientinnen-orientierte Kommunikation, die auf die Ängste und Sorgen der Patientin eingeht. Achten Sie dabei auch besonders auf ein angemessenes Umfeld.

2. Chorionzottenbiopsie

Die Patientin befindet sich in der 12+4 SSW. Der pränataldiagnostische Befund ist auffällig und zeigt eine organische Fehlbildung des Kindes. In einem solchen Fall sollte **keine zellfreie DNA-Testung** durchgeführt werden. Auch hier werden, ähnlich wie beim Ersttrimesterscreening, Wahrscheinlichkeiten angegeben – eine Diagnose wird damit nicht gestellt. Hinzu kommt, dass bei auffälligen organischen Fehlbildungen über die drei Trisomien hinausgehende genetische Befunde auftreten können, die durch ein konventionelles Karyogramm mit Microarray, aber nicht durch die cffDNA abgeklärt werden können.
Sollte die Patientin einen genetischen Befund abklären wollen, so empfehlen Sie in dieser SSW die Durchführung einer **Chorionzottenbiopsie.** Diese ist ab 11+0 SSW möglich. Unter Ultraschallsicht wird mit einer Nadel die Plazenta punktiert, ohne die Fruchthöhle dabei zu punktieren (➤ Abb. 49.1). Die Chorionzotten werden durch ein Aspirat gewonnen und den molekulargenetischen Untersuchungen zugeführt.

3. Amniozentese

Eine **Amniozentese (AC)** kann ab 15+0 SSW durchgeführt werden. Auch hier wird unter Ultraschallkontrolle punktiert, es wird jedoch Fruchtwasser aspiriert. Dieses enthält fetale Zellen, die zytogenetisch untersucht werden. Neben der Bestimmung des Karyotyps kann auch bei Infektionen der Erregernachweis im Fruchtwasser die Indikation für eine Amniozentese sein.
Zur genetischen Abklärung einer Fallot-Tetralogie können Sie der Patientin eine AC anbieten. Eine Array-Untersuchung sollte bei unauffälligem Befund angeschlossen werden.

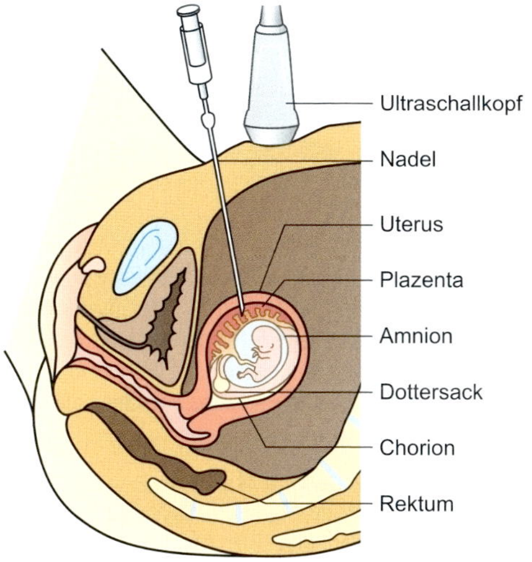

Abb. 49.1 Chorionzottenbiopsie [L234]

MERKE

Vor einem invasiven Eingriff wird eine humangenetische Abklärung angeboten.

4. §218 Strafgesetzbuch

Wer in Deutschland eine Schwangerschaft abbricht, muss nach §218 Strafgesetzbuch (StGB) mit Freiheitsstrafen von bis zu 3 Jahren, in schweren Fällen bis zu 5 Jahren oder einer Geldbuße rechnen. In dem Zusatzartikel des Paragrafen werden bestimmte Bedingungen genannt, nach denen ein Abbruch straffrei erfolgen kann.

Nach §218a StGB ist ein Schwangerschaftsabbruch bis **12 Wochen nach Empfängnis oder 14 Wochen post mentruationem** straffrei, wenn eine vorangehende Schwangerschaftskonfliktberatung (mit einer Bedenkzeit von 3 Tagen) stattgefunden hat und der Abbruch von einer Ärztin durchgeführt wird. Es muss keine spezifische Indikation für den Abbruch geben.

Nach der 14. SSW p. m. (= 13+6 SSW) darf ein Abbruch der Schwangerschaft nur noch mit einer medizinischen Indikation erfolgen. Damit ist die Gefährdung der körperlichen und/oder seelischen Gesundheit der Frau in gegenwärtigen oder zukünftigen Lebensverhältnissen bei Fortführung der Schwangerschaft gemeint.

Der §218 ist und war seit der Aufnahme in das StGB oft Grundlage erbitterter gesellschaftlicher und politischer Diskussionen. Es geht bei den Auseinandersetzungen immer wieder auch um die Frage, ob das Recht des (ungeborenen) Kindes oder das Recht der Frau auf Selbstbestimmung den Vorzug erhält. Auch die Gesetzesgrundlagen ändern sich oft. So ist erst im Mai 2018 in Irland das Totalverbot (14 Jahre Haftstrafe bei jeglichem Abbruch) aufgehoben und in Polen im April 2020 die Gesetzesgrundlage für einen Abbruch verschärft worden.

5. Schlechte Nachrichten überbringen

Bei der Überbringung schlechter Nachrichten gibt es unterschiedliche Ansätze. Hier wird ein Beispiel aufgeführt.

Bevor Sie in ein Gespräch gehen, sollten Sie **gut informiert sein,** um Fragen beantworten zu können. Sie lesen sich daher das Erscheinungsbild der vorliegenden Erkrankung noch einmal durch. Versuchen Sie, die Diagnosen in **kurzen und einfachen Worten** zu überbringen. Die Patientin soll Sie verstehen.

Auch wenn Sie es vielleicht anfangs schlecht aushalten können, sind **Pausen essenziell.** Nur so kann Frau Y. ihre ganz individuelle Reaktion und momentanen Bedürfnisse zeigen. Je nach Reaktion gehen Sie mehr auf **Emotionen** oder mehr auf **Informationen** ein. Die Patientin ist vielleicht im Schock und kann Ihnen nicht gut folgen. Setzen Sie immer wieder Pausen. Versuchen Sie, Emotionen zu erkennen, sie zu benennen und Verständnis zu zeigen.

Zum Abschluss können naheliegende **Ziele festgelegt** werden. Sie können Fragen wie „Wie geht es weiter?", „Was kann ich tun?" beantworten und bieten einen erneuten Termin an. Den Patientinnen hilft es, wenn sie wissen, dass Sie immer erreichbar sind.

6. Durchführung eines Schwangerschaftsabbruchs

Je nachdem, zu welchem Zeitpunkt der Schwangerschaft ein Abbruch durchgeführt wird, gibt es die Möglichkeit eines medikamentösen und/oder operativen Vorgehens:

- **Medikamentöse Methode:** ≤ 9. SSW. Der Frau wird Mifepriston (ein Antigestagen) verabreicht. Dies bewirkt eine Öffnung des Muttermunds und ist bis zur 9. Woche (63. Tag nach Beginn der letzten Regelblutung) zugelassen. 24–48 h danach erhält die Patientin ein Prostaglandin, das zur Uteruskontraktion und zur Ausstoßung des Fruchtsacks und des Embryos führt. Mifepriston ist auch für Spätabbrüche im 2. Trimester zugelassen.

- **Primär operatives Vorgehen:** ≤ 14. SSW. Nach der Zervixreifung mittels lokaler Prostaglandinapplikation wird der Muttermund mit speziellen Stiften gedehnt. Daraufhin wird mit einer (Saug-)Kürette der Fruchtsack mit dem Embryo mit plazentaren Anteilen entfernt.
- **Zweizeitiges Vorgehen:** > 14. SSW. Durch die hoch dosierte Gabe von Prostaglandinen (systemisch oder lokal) erreicht man kräftige Wehentätigkeit, die zu einer Geburt des Fetus führt. Der Fetus verstirbt während der Geburt. In einem zweiten Schritt werden mittels einer Kürettage die im Uterus verbliebenen Eihäute und die Plazentareste entfernt.

Frau Y. ist in der 16. SSW. Es kommt nur die medizinische Indikation infrage. Sie versuchen, auf die Ängste der Patientin einzugehen, und bieten verständliche Informationen und psychologische Unterstützung an. Sie unterstützen sie, indem Sie Kontakt zu Selbsthilfegruppen organisieren und ihr Termine für die Beratung bei einer Kinderkardiologin und Humangenetikerin anbieten. Die Entscheidung sollte auf Grundlage ausführlicher Beratungen in unterschiedlichen Fachdisziplinen erfolgen. Einige Ängste können in Gesprächen geklärt werden und die Schwangerschaft wird dann weiter fortgesetzt. Bei anderen wird sich der Wunsch nach einem Abbruch weiter verstärken.

MERKE

Eine Schwangerschaftskonfliktberatung ist die Voraussetzung für die straffreie Durchführung eines Schwangerschaftsabbruchs in der Zeit vor der 14. SSW. Danach ist er nur durch eine medizinische Indikation zulässig.

ZUSAMMENFASSUNG

Viele Schwangere sind bei Auffälligkeiten der pränatalen Untersuchung zunächst in einem Schock. Es gilt, die Patientin in ihren Ängsten aufzufangen und Zuversicht auszusprechen, ihre Sorgen gleichzeitig aber auch ernst zu nehmen. Bei einem auffälligen Befund ist eine invasive Diagnostik mittels Chorionzottenbiopsie oder Amniozentese möglich.

In Deutschland ist ein Abbruch bis zur 12. Woche nach Empfängnis rechtswidrig, jedoch straffrei, wenn er nach einer Konfliktberatung auf Wunsch der Schwangeren erfolgt und durch eine approbierte Ärztin durchgeführt wird. Dies kann ohne medizinische Indikation auf Wunsch einer Frau erfolgen. Später bedarf es einer medizinischen Indikation.

WAS WÄRE, WENN ...

- ... der Herzfehler erst in der 24. SSW diagnostiziert würde und die Patientin einen Abbruch wünschen würde?
  - Nach der 22. SSW ist damit zu rechnen, dass ein Kind lebend geboren werden kann. Bei einem späten Abbruch wird daher durch eine intrakardiale Injektion zunächst ein Herzstillstand herbeigeführt (Fetozid). Eine Tagung einer Ethikkommission wird empfohlen, in der die Tragweite der Entscheidung ausführlich diskutiert wird. Das Votum der Ethikkommission unterstützt die Patientinnen und entlastet alle beteiligten Ärztinnen und Ärzte in der Entscheidung.

50

Ich bin schwanger und taste einen Knoten in der Brust

Manuela Tavares de Sousa

Anamnese

Die 38-jährige Frau E. stellt sich bei Ihnen in der 24. SSW zur Vorsorge vor. Bisher ist in dieser ersten Schwangerschaft der Patientin alles unkompliziert verlaufen. Die Patientin berichtet direkt am Anfang der Untersuchung, dass sie vor 2 Tagen beim Duschen etwas in ihrer linken Brust getastet habe. Sie habe erst überlegt, direkt zu Ihnen zu kommen, habe dann aber doch auf den heutigen Termin gewartet. Sie hat keinerlei weitere Beschwerden.

Untersuchungsbefund

Klinische Untersuchung: linke Brust mit tastbarem Befund von 2 cm Größe, Lymphknoten ispilateral geschwollen.

1. **An welche Diagnose denken Sie? Wie häufig erwarten Sie diese Erkrankung in der Schwangerschaft?**
2. **Frau E. ist entspannt. Bei ihrer Freundin wurde auch ein Brusttumor in der Schwangerschaft getastet. Es war nur ein Milchstau. Sie würde gerne nochmal abwarten und in vier Wochen zur Kontrolle kommen. Was sagen Sie?**
3. **Der histologische Befund bestätigt Ihre Diagnose. Welche Untersuchungen stehen jetzt an? Wie oft werden Metastasen gefunden?**
4. **Die onkologische Tagesklinik der Universitätsfrauenklinik hat die Patientin gesehen und ihr eine Chemotherapie empfohlen. Sie hat große Angst bezüglich der Gefährdung des ungeborenen Kindes. Sie weiß nicht, ob sie das machen soll. Wie beraten Sie?**
5. **Der Entbindungszeitpunkt rückt näher. Wie wird die Geburt ablaufen? Werden Besonderheiten beachtet?**
6. **In der Schwangerenvorsorge ist ein PAP-Abstrich vorgesehen. Worum geht es dort?**

1. Verdachtsdiagnose

Sie vermuten ein schwangerschaftsassoziiertes Mammakarzinom (Ca). In Deutschland erkranken etwa 500.000 Menschen jährlich neu an Krebs, davon ist etwa die Hälfte weiblich. Je älter eine Frau ist, desto wahrscheinlich ist das Auftreten eines bösartigen Tumors. Mit 70.000 Neuerkrankungen im Jahr macht das Mammakarzinom (Ca) ein Drittel aller Karzinome aus. Auch in der Schwangerschaft ist mit einem Mamma-Ca in einer Häufigkeit von 1:3.000 zu rechnen. Das sind 1–3 % der neu diagnostizierten Mammakarzinome pro Jahr. Die meisten Befunde (> 90 %) werden durch die Patientin selbst entdeckt.

MERKE
Durch eine vermehrte Durchblutung und Vergrößerung der Brust in der Schwangerschaft werden Karzinome klinisch häufig übersehen.

2. Weitere Diagnostik

Die geschwollenen Lymphknoten könnten auf eine Entzündung deuten. Dies ist aufgrund des sonst blanden Befundes ohne Rötung und/oder Schmerzen eher unwahrscheinlich. Bei einem Tastbefund der Brust in der Schwangerschaft müssen Sie bis zum Beweis des Gegenteils zunächst von einem bösartigen Befund ausgehen.
Zunächst nehmen Sie wahr, dass Frau E. nicht verängstigt ist, und erkennen dies an. Dies kann wirklich so sein oder ist ein Mechanismus der Verdrängung. Möglicherweise zeigt sich dies erst im Verlauf eines Gesprächs. Sie betonen, dass es gut ist, dass sie entspannt ist. Sie möchten allerdings bei einem solchen Befund noch weitere Ursachen abklären und klären sie ergebnisoffen darüber auf, dass Sie heute eine Ultraschalluntersuchung der Brust durchführen möchten. Frau E. überlegt und ist schließlich damit einverstanden.
Sie führen die **Ultraschalluntersuchung der Brust** durch. Sie sehen einen unregelmäßig begrenzten Tumor mit breitem, dorsalem Schallschatten, welcher Ihre Verdachtsdiagnose erhärtet. Sie nehmen sich erneut Zeit für die Patientin und schildern Ihre Vermutung. Sie achten dabei besonders auf eine vertrauensvolle und respektvolle Kommunikation und nutzen verständliche Worte. Sie erläutern, dass Sie keine Expertin in diesem Gebiet sind und sie daher gerne in ein Brustzentrum überweisen möchten. Sie haben die direkte Durchwahl zu der Kollegin und möchten noch für den Folgetag einen Termin vereinbaren. Sie nehmen sich Zeit, lassen Pausen und unterstützen mit Informationen und/oder emotionalem Beistand. Ebenso bieten Sie an, dass die Patientin eine unterstützende Person mitbringen kann. Frau E. stimmt der Vorstellung im Brustzentrum zu. Neben dem Recht der Selbstbestimmung als Patientin, haben Sie auch Ihre ärztliche Fürsorge im Blick – Sie sind sehr froh, dass Frau E. einverstanden ist, den Befund weiter abzuklären. Sie denken mit großer Sicherheit, dass es sich um ein Karzinom handelt.
Mammografie und/oder **Kernspintomografie (MRT)** können grundsätzlich auch in einer Schwangerschaft sicher durchgeführt werden. Die Mammografie erfolgt mit einem Schutz des schwangeren Bauches und die Grenzdosis für das ungeborene Kind von 10 rad (100 mGy) wird nicht erreicht. Eine MRT setzt für die Bildgebung der Brust Gadolinium als Kontrastmittel ein. Dies zeigte in Tierversuchen embryotoxische Wirkung. Daher wird diese MRT in der Schwangerschaft nicht empfohlen.
Die Ultraschalluntersuchung ist eindeutig und Sie wollen keine Zeit verlieren. Sie empfehlen zur Diagnosesicherung eine histologische Abklärung. Dies erfolgt über eine sonografisch gesteuerte **Stanzbiopsie.**

MERKE
Die Zeitspanne zwischen dem ersten Verdacht und der Diagnose eines Mammakarzinoms ist in einer Schwangerschaft deutlich verlängert. Jeder Tastbefund sollte abgeklärt werden!

3. Staging

Schwangerschaftsassoziierte Mammakarzinome werden bis zu 11 Monate später als außerhalb einer Schwangerschaft diagnostiziert, sodass viele Schwangere zum Zeitpunkt der Diagnose bereits in einem eher fortgeschrittenen Stadium der Erkrankung sind. Sie haben ein hohes Risiko für Fernmetastasen. Bei bis zu 79 % werden Lymphknoten bereits befallen sein, was deutlich seltener außerhalb einer Schwangerschaft aufzufinden ist. Die Tumorcharakteristika unterscheiden sich nicht zu nicht schwangeren Frauen gleichen Alters.
Nachdem ein Mammakarzinom histologisch bestätigt ist, sollte ein **Staging** zum Ausschluss von Metastasen

durchgeführt werden. Dazu gehören eine Ultraschalluntersuchung der Leber, ein Röntgen beider Lungen (unter Bauchschutz) sowie eine MRT der Wirbelsäule. Aufgrund der Strahlenbelastung wird ein Knochenszintigramm nicht durchgeführt.
Es besteht keine schlechtere Prognose, vergleicht man das Alter und Stadium der schwangeren Frauen mit solchen außerhalb der Schwangerschaft. Die 5-Jahres-Überlebensrate ist mit Lymphknotenbefall 59 % und ohne 82 %.

4. Chemotherapie und fetale Nebenwirkungen

Die Informationsvermittlung und gut verständliche Aufklärung von Patientinnen spielen eine zentrale Rolle. Der **partizipativen Entscheidungsfindung** kommt ein hoher Stellenwert zu (*shared decision making*). Zahlreiche Studien belegen deren Bedeutung für den Krankheitsverlauf und das Erreichen der Therapieziele.
Die Patientin soll in ihrer Selbstbestimmung und ihrer Autonomie gestärkt werden. Sie kann sich für oder gegen eine Maßnahme aussprechen und hat auch das Recht auf Nicht-Wissen. Eine **informative Entscheidung** (*informed consent*) zu treffen, kann nur erfolgen, wenn grundlegend verstanden ist, worum es geht. Für den Informationsfluss sind Sie als Ärztin verantwortlich. In verständlichen Worten sollten Sie Informationsdefizite ausgleichen – dabei haben Sie Ihre ärztliche Fürsorge im Blick und halten sie gegenüber der Autonomie der Patientin in der Waage. Dies ist manchmal nicht ganz einfach.
Die Behandlung des schwangerschaftsassoziierten Mammakarzinoms wird so nah wie möglich an der Standardbehandlung junger, nicht schwangerer Patientinnen mit Mammakarzinomen ausgerichtet. Die Behandlung umfasst verschiedene Säulen einer Systemtherapie, Operation und/oder Bestrahlung.
Anthrazykline und Taxane können im 2. und 3. Trimenon verabreicht werden und sind in der Behandlung in der Schwangerschaft gut beschrieben. Grundsätzlich hängt die Schädigung des Fetus vom Zeitpunkt der Anwendung ab. Die Fehlbildungsrate im 1. Trimenon wird auf 10 % beschrieben, danach sinkt sie auf 1 %. Transiente Blutbildveränderungen und fetale Wachstumsrestriktionen können bei Geburt auftreten, Berichte über Spätschäden zeigen eher keine Wachstumsverzögerung oder geistige Veränderungen auf. Eine endokrine, anit-HER2- und/oder Bisphosphonat-Therapie wird in der Schwangerschaft aufgrund fehlender Datenlage nicht eingesetzt.
Eine Operation kann sicher und ohne Komplikationen für den Fetus in der Schwangerschaft durchgeführt werden.
Die Strahlentherapie wird auf den Zeitpunkt nach der Schwangerschaft gelegt. Eine Verzögerung bis zu 6 Monate ist ohne negativen Effekt vergesellschaftet.
Die Koordination erfolgt über ein onkologisches Zentrum, während Sie die Schwangere in Ihrer Praxis weiter nach den Mutterschafts-Richtlinie versorgen. Eine **psychoonkologische Anbindung** ist Bestandteil des Gesamtkonzepts. Sprechen Sie immer wieder Aspekte an, die im Bereich der **Eigenverantwortung der Patientin** liegen. Fragen Sie regelmäßig nach Wünschen und ob die Patientin weiterhin die Entscheidung tragen kann. Animieren Sie die Patientin zu **körperlicher Aktivität.** Sie gehen auf die Ängste der Patientin individuell ein. Insgesamt können Sie Frau E. sagen, dass die Gabe von Zytostatika in der Schwangerschaft nach dem 1. Trimenon sicher erscheint und Sie ihr diese empfehlen.

MERKE

Eine notwendige Therapie in der Schwangerschaft ist keine Indikation zu einem Schwangerschaftsabbruch und sollte nicht verzögert werden.

5. Geburtsverlauf

Die Schwangere sollte eine Geburtsklinik mit angeschlossener Neonatologie und onkologischem Schwerpunkt wählen – damit sowohl die Mutter mit ihrer Karzinomerkrankung als auch das Kind pränatal und geburtshilflich bestens versorgt sind.
Grundsätzlich gilt, dass die Wünsche der Patientin bezüglich ihrer Entbindung unabhängig von der Erkrankung gesehen werden können. Frau E. kann ihre Entbindung planen, ohne dabei an ihre Krebserkrankung zu denken. Sollte es keine geburtshilfliche Notwendigkeit geben, spricht nichts gegen eine vaginale Entbindung – sofern es die Vorstellung von Frau E. ist. Da bei einer **vaginalen Entbindung** mit einer geringeren maternalen Morbidität zu rechnen ist, wird ihr sogar der Vorzug gegeben. Obwohl eine Metastasierung der Plazenta nur selten gesehen wird, ist eine histologische Untersuchung der Plazenta postpartal erforderlich.

Einige Zytostatika sind lipophil und in erhöhter Konzentration in der Muttermilch zu finden. Ist eine Chemotherapie nach der Entbindung weiter geplant, sollte abgestillt werden.
Um bezüglich der Erkrankung möglichst viele Informationen zu sammeln, werden idealerweise alle Frauen, die während der Schwangerschaft an einem Mammakarzinom erkranken, in einem deutschlandweiten, prospektiven Register aufgenommen.

6. PAP-Abstrich

Im Rahmen der Mutterschafts-Richtlinie ist ein PAP-Abstrich vorgesehen. Dadurch können **Zervixkarzinome in frühen Stadien** erkannt werden (➤ Fall 14). Die Indikation zur Kolposkopie erfolgt wie außerhalb der Schwangerschaft und ein suspekter Befund sollte in einer Dysplasie-Sprechstunde vorgestellt werden.
Zervikale intraepitheliale Neoplasien (CIN) tendieren in frühen Formen nicht zu einem Progress. In 86 % wird der Befund bei der Kontrolle 6–8 Wochen nach der Geburt nicht mehr darstellbar sein. Auch CIN2/3 sind meist nicht mehr darstellbar (48–70 % Regression), sollten aber alle 3 Monate per erneuter Biopsie kontrolliert werden. Sollte ein Karzinom ausgeschlossen sein, bedarf es keiner weiteren Therapie. Die Geburt ist von dem CIN-Befund unbeeinflusst.
Bei invasiven Karzinomen wird die Behandlung entsprechend den FIGO-Stadien durchgeführt. Die Inzidenz ist 1–2 auf 1.200–10.000 Schwangere. 3 % aller neu auftretenden Zervixkarzinome betreffen Schwangere. Die Behandlungsoptionen gehen von Verlaufskontrollen, einer Konisation, der Notwendigkeit eines Schwangerschaftsabbruchs zur Durchführung einer Radiochemotherapie hin zur frühzeitigen Entbindung mit Hysterektomie und Lymphonodektomie. Die ausführliche Beratung sollte immer mit einem gynäkoonkologischen Schwerpunkt erfolgen und die besonderen emotionalen Zustände berücksichtigen.

ZUSAMMENFASSUNG

Eine Krebserkrankung in der Schwangerschaft trifft etwa jede tausendste Schwangere, meist handelt es sich um ein **Mamma-** oder **Zervixkarzinom.** Ausgewählte Chemotherapien sind in der Schwangerschaft ab dem 2. Trimenon ohne fetale Gefährdung möglich. Die Therapie sollte nicht verzögert werden. Selten kommt es bei einem Zervixkarzinom zur Empfehlung eines Schwangerschaftsabbruchs. Die Situation erfordert eine individuelle Beratung und Entscheidung, dabei kommt dem *informed consent* und der *shared decision* eine besondere Rolle zu.

WAS WÄRE, WENN ...

- … die Patientin eine andere Krebserkrankung in der Schwangerschaft erleiden würde? Welche Prioritäten würden Sie setzen?
  - Eine Krebserkrankung in der Schwangerschaft ist immer eine belastende Situation für alle Beteiligten. Die Schwangere und deren Langzeitüberleben stehen immer im Fokus der Behandlung. Eine psychologische Anbindung ist wichtig, die die Lebensumstände berücksichtigt. Fast alle Therapien können wie außerhalb der Schwangerschaft durchgeführt werden.

Register